Kohlhammer

Münchner Reihe Palliative Care
Palliativmedizin – Palliativpflege – Hospizarbeit

Band 19

Schriftleitung

Prof. Dr. med. Gian Domenico Borasio (federführend)
Prof. Dr. med. Monika Führer (federführend)
Prof. Dr. med. Dr. phil. Ralf Jox (federführend)
Prof. Dr. rer. biol. hum. Maria Wasner (federführend)

Prof. Dr. med. Johanna Anneser
Dipl.-Psych. Urs Münch
Dipl.-Soz.-Päd. Dipl.-Theol. Josef Raischl
Prof. Dr. theol. Traugott Roser
Prof. Dr. rer. biol. hum. Henrikje Stanze

Eine Übersicht aller lieferbaren und im Buchhandel angekündigten Bände der Reihe finden Sie unter:

 https://shop.kohlhammer.de/muenchner-reihe-palliative-care

Der Herausgeber

Dr. med. Matthias Thöns ist Palliativmediziner in Witten, Bestsellerautor und erfolgreicher Verfassungskläger gegen das Suizidhilfeverbot.

Matthias Thöns (Hrsg.)

Assistierter Suizid

Rechtliche Debatte und klinische Praxis aus interdisziplinärer Sicht

Verlag W. Kohlhammer

Dieses Werk einschließlich aller seiner Teile ist urheberrechtlich geschützt. Jede Verwendung außerhalb der engen Grenzen des Urheberrechts ist ohne Zustimmung des Verlags unzulässig und strafbar. Das gilt insbesondere für Vervielfältigungen, Übersetzungen, Mikroverfilmungen und für die Einspeicherung und Verarbeitung in elektronischen Systemen.

Pharmakologische Daten, d. h. u. a. Angaben von Medikamenten, ihren Dosierungen und Applikationen, verändern sich fortlaufend durch klinische Erfahrung, pharmakologische Forschung und Änderung von Produktionsverfahren. Verlag und Autoren haben große Sorgfalt darauf gelegt, dass alle in diesem Buch gemachten Angaben dem derzeitigen Wissensstand entsprechen. Da jedoch die Medizin als Wissenschaft ständig im Fluss ist, da menschliche Irrtümer und Druckfehler nie völlig auszuschließen sind, können Verlag und Autoren hierfür jedoch keine Gewähr und Haftung übernehmen. Jeder Benutzer ist daher dringend angehalten, die gemachten Angaben, insbesondere in Hinsicht auf Arzneimittelnamen, enthaltene Wirkstoffe, spezifische Anwendungsbereiche und Dosierungen anhand des Medikamentenbeipackzettels und der entsprechenden Fachinformationen zu überprüfen und in eigener Verantwortung im Bereich der Patientenversorgung zu handeln. Aufgrund der Auswahl häufig angewendeter Arzneimittel besteht kein Anspruch auf Vollständigkeit.

Die Wiedergabe von Warenbezeichnungen, Handelsnamen und sonstigen Kennzeichen in diesem Buch berechtigt nicht zu der Annahme, dass diese von jedermann frei benutzt werden dürfen. Vielmehr kann es sich auch dann um eingetragene Warenzeichen oder sonstige geschützte Kennzeichen handeln, wenn sie nicht eigens als solche gekennzeichnet sind.

Es konnten nicht alle Rechtsinhaber von Abbildungen ermittelt werden. Sollte dem Verlag gegenüber der Nachweis der Rechtsinhaberschaft geführt werden, wird das branchenübliche Honorar nachträglich gezahlt.

Dieses Werk enthält Hinweise/Links zu externen Websites Dritter, auf deren Inhalt der Verlag keinen Einfluss hat und die der Haftung der jeweiligen Seitenanbieter oder -betreiber unterliegen. Zum Zeitpunkt der Verlinkung wurden die externen Websites auf mögliche Rechtsverstöße überprüft und dabei keine Rechtsverletzung festgestellt. Ohne konkrete Hinweise auf eine solche Rechtsverletzung ist eine permanente inhaltliche Kontrolle der verlinkten Seiten nicht zumutbar. Sollten jedoch Rechtsverletzungen bekannt werden, werden die betroffenen externen Links soweit möglich unverzüglich entfernt.

1. Auflage 2025

Alle Rechte vorbehalten
© W. Kohlhammer GmbH, Stuttgart
Gesamtherstellung: W. Kohlhammer GmbH, Heßbrühlstr. 69, 70565 Stuttgart
produktsicherheit@kohlhammer.de

Print:
ISBN 978-3-17-043069-3

E-Book-Formate:
pdf: ISBN 978-3-17-043070-9
epub: ISBN 978-3-17-043071-6

Verzeichnis der Autorinnen und Autoren

Matthias Dose, Prof. Dr. med.
FA für Psychiatrie/Psychotherapie
kbo Fachberater für Autismus-Spektrum-Störungen im Erwachsenenalter und Huntington-Krankheit
c/o IAK-Klinikum München-Ost
Vockestr. 72, D-85540 Haar b. München
matthias.dose@kbo.de

Rita Gabler
Lehrerin für Pflegeberufe, Palliative-Care-Fachkraft
Leitung Sophienhospiz Erding
Sternweg 11, 85435 Erding
rita.gabler@gmx.net

Eric Hilgendorf, Prof. Dr. jur. Dr. phil.
Juristische Fakultät
Julius-Maximilians-Universität Würzburg
Domerschulstraße 16, 97070 Würzburg
eric.hilgendorf@uni-wuerzburg.de

Georg Marckmann, Univ.-Prof. Dr. med.
Ludwig-Maximilians-Universität München
Institut für Ethik, Geschichte und Theorie der Medizin
Lessingstraße 2, 80336 München
marckmann@lmu.de

Gita Neumann, Dipl.-Psych., Dipl.-Soz.
Humanistischer Verband Deutschlands (HVD) – Bundesverband
Wallstr. 61–65, 10179 Berlin
gita.neumann@humanismus.de

Wolfgang Putz
Rechtsanwalt für Medizinrecht
Putz-Sessel-Soukup-Steldinger/Kanzlei für Medizinrecht
Uhlandstraße 5, 80336 München
Lehrbeauftragter für Recht und Ethik der Medizin
Ludwig-Maximilians-Universität München
wolfgangputz@web.de

Thomas Sitte, Dr. med.
Vorstandsvorsitzender Deutsche PalliativStiftung
Geranienstraße 6, 36041 Fulda-Kämmerzell
info@doc-sitte.de

Matthias Thöns, Dr. med.
Facharzt für Anästhesiologie
Notfall-, Palliativmedizin, spez. Schmerztherapie
Palliativnetz Witten e.V.
Wiesenstr. 14, 58452 Witten
thoens@sapv.de

Michael A. Überall, PD Dr. med.
Präsident Deutsche Schmerzliga (DSL) e.V.
Privates Institut für Neurowissenschaften, Algesiologie & Pädiatrie
Nordostpark 51, 90411 Nürnberg
michael.ueberall@schmerzliga.de

Tanja Unger
Rechtsanwältin, Fachanwältin für Medizinrecht
Putz Sessel Soukup Steldinger
Kanzlei für Medizinrecht, Partnerschaftsgesellschaft von Rechtsanwälten mbB
Uhlandstraße 5, 80336 München
tanja.unger@putz-medizinrecht.de

Roland Wefelscheid, Erster Kriminalhauptkommissar
Polizeipräsidium Bochum, Direktion K, KK 11
Uhlandstraße 35, 44791 Bochum
roland.wefelscheid@polizei.nrw.de

Inhalt

Verzeichnis der Autorinnen und Autoren 5

1 Einführung in die Thematik 9
  Matthias Thöns

2 Assistierter Suizid – eine legale Form der Sterbehilfe 22
  Wolfgang Putz

3 Zur rechtlichen Regulierung der Suizidassistenz nach dem
  Urteil des Bundesverfassungsgerichts 41
  Eric Hilgendorf

4 Assistierter Suizid: Perspektiven für eine ethisch
  verantwortete Praxis 55
  Georg Marckmann

5 Assistierter Suizid – Pro und Kontra 72
  Thomas Sitte und Matthias Thöns

6 Ergebnisoffene Konfliktberatung bei Sterbewunsch –
  Prävention, Freiverantwortlichkeit und Suizidhilfe 91
  Gita Neumann

7 Sterbehilfe und Psychiatrie 113
  Matthias Dose

8 Sterbehilfe aus Sicht der Betroffenen 133
  Michael Überall und Matthias Thöns

9 Polizei und Sterbehilfe 149
  Roland Wefelscheid

10 Sterbehilfe aus Sicht der Pflege 159
   Rita Gabler

| 11 | **Herausforderungen und Tendenzen in der Praxis** .... | **172** |

Gita Neumann, Matthias Thöns und Tanja Unger

Danksagung **194**

1 Einführung in die Thematik

Matthias Thöns

Der Wunsch zu sterben ist – neben vielen individuellen Gründen – in zunehmendem Maße dem Eintreten eines Würdeverlustes bzw. eines langen unerträglichen Leidens bzw. der Angst davor geschuldet (Fries, 2008). In entwickelten Ländern macht sich die Sorge vor einer inhumanen Apparatemedizin breit, die ein Sterben nicht zulässt und einen Sterbeprozess unnötig und qualvoll verlängert (Janssens, 2010).

1.1 Apparatemedizin und Patientenverfügung

Einen rasanten und anhaltenden Fortschritt der Intensivmedizin erleben wir seit den 1960er Jahren. Vor allem ist der umfangreichere Einsatz der Beatmungsmedizin zu nennen, der seinerzeit vielen Kindern im Rahmen von Polioepidemien das Leben rettete. Mit dem Einzug diverser intensivmedizinischer Techniken, hochwirksamer Medikamente und vielen anderen Eingriffsmöglichkeiten wurden viele Leben gerettet und Krankheiten geheilt (Schöne-Seifert, 2020). So war eine schwere Störung der Hirnfunktion in der Generation meiner Großeltern stets mit dem baldigen Ableben verbunden. Denn hier war die natürliche Möglichkeit der Nahrungsaufnahme gestört. Gauderer und Ponsky führten 1980 eine technisch einfache Möglichkeit der künstlichen Ernährung durch die Bauchdecke ein, die sogenannte perkutane endoskopische Gastrostomie (PEG) (Gauderer et al., 1980). Bis dahin musste eine Ernährungssonde aufwändig mit einem operativen Darmeingriff angelegt werden. Fortan gelang es mit einer kaum 15-minütigen, technisch einfachen Magenspiegelung, dauerhaft die künstliche Nahrungszufuhr zu sichern. In den Industrienationen breitete sich dieser Eingriff massenhaft aus; bis heute wird eine relevante Anzahl an zumeist demenziell betroffenen Menschen in Pflegeheimen mittels PEG ernährt. Dabei ist dieser Eingriff zumeist hier nicht indiziert, oft sogar kontraindiziert (Gogol, 2016). Es gehört zu den »fünf Sünden«, die Mediziner:innen in der Betreuung alter Menschen einfach nicht tun sollen.

Nicht wenige dieser seinerzeit erstversorgten Schwerstbetroffenen haben so ihren Todeszeitpunkt um mehr als 40 Jahre überlebt. Und bereits hier zeigt sich, dass Intensivmedizin neben einem Segen auch ein Fluch sein kann… Wer möchte schon, beraubt von klarem Verstand und unfähig zur Kommunikation, mit seinen Liebsten jahrzehntelang unreaktiv auf eine Pflegeheimdecke starren? Fast alle Rechtsstreite vor deutschen und internationalen Obergerichten drehten sich mithin um das Beenden der künstlichen Ernährung. Ein Teil der Angehörigen wusste um den Willen des Betroffenen, Siechtum zu beenden, ein anderer Teil konnte entweder ein Sterbenlassen nicht akzeptieren oder argumentierte mit unterstellter, noch vorhandener Lebensfreude. So stritt man sich, bis letztlich die höchsten nationalen und internationalen Gerichte die Rechtspraxis der passiven Sterbehilfe bestätigten: Der Wille eines Menschen gilt, eine künstliche Lebensverlängerung ist abzubrechen, auch wenn sie den Tod zur Folge hat. In einem Urteil des Europäischen Gerichtshof für Menschenrechte hat man im Fall Lambert gegen Frankreich das Recht auf Einstellen der PEG-Ernährung sogar in der Situation eines schwersten Hirnschadens (minimal conscious state) ohne konkrete Patientenverfügung anerkannt (European Court of Human Rights, 2015).

Doch auch andere intensivmedizinische Maßnahmen weiten sich in hohem Maße auf Patientengruppen aus, bei denen eine realistische Aussicht auf Rückkehr zu einem weitgehend selbstbestimmten Leben außerhalb allerschlimmster Schwerstpflegebedürftigkeit nicht mehr besteht und die mit erheblicher Belastung und Leiden verbunden sind: die künstliche Beatmung. Reicht die Hirnfunktion zur Atemsteuerung oder zur Kontrolle der Atemwege nicht mehr, so erreicht man durch einen künstlichen Luftweg über die Halsweichteile und den Anschluss eines Beatmungsgerätes eine langfristige Sicherung der Atemfunktion. Auch durch immer komplexere Eingriffe bei immer älteren und kränkeren Menschen scheitert es regelhaft, Menschen anschließend von der künstlichen Beatmung zu entwöhnen. Dies führte in den letzten 20 Jahren in Deutschland zu einer explosionsartigen Zunahme von Menschen, die dauerhaft einer Intensivüberwachung mit Atemwegssicherung oder Beatmung bedürfen. Nicht zuletzt geldliche Fehlanreize – bei aktuellen Vergütungen bis 90 Euro pro Stunde (65.000 Euro pro Monat) für die Rund-um-die-Uhr intensivpflegerische Überwachung in der Häuslichkeit – führten dazu, dass hier Therapieziele oder Patient:innenwünsche nicht immer wie gesetzlich vorgeschrieben beachtet wurden (Thöns & Putz, 2015).

Vor versteckter Kamera wurde sogar das Fälschen von Patientenverfügungen oder deren Nichtbeachtung empfohlen (ARD Monitor, 2016). Dabei sind die Belastungen durch künstliche Atemwegszugänge enorm, denn die natürliche Atemwegsreinigung durch Husten ist unmöglich und muss durch regelhaftes qualvolles Absaugen der hochempfindlichen Atemwege künstlich vorgenommen werden. Mittlerweile sieht man als Palliativmediziner:in nicht nur die Ausweitung dieser Intensivmedizin auf Palliativpatient:innen, sondern bekommt in zunehmendem Maße Patient:innen in die Versorgung, denen kurz vorher Defibrillatoren, Herzklappen oder gar Herzunterstützungssysteme wie Kunstherzen implantiert wurden.

Letztlich ist also die Angst vor dem Ausgeliefertsein einer Apparatemedizin nicht ganz unbegründet, stirbt doch jeder zweite Deutsche in der Klinik, die Hälfte von diesen auf einer Intensivstation. Befragte Patient:innen (Rubin et al., 2016) und Intensivmediziner:innen (Hillman et al., 2018) halten einige Zustände für schlimmer als den Tod. Trefflich bringt es Niculescu zum Ausdruck (Niculescu, 2019): »Die bei uns am häufigsten praktizierte Methode, einen Menschen ›in den Tod zu begleiten‹ ist, ihn in der apparatemedizinischen Intensivabteilung eines Krankenhauses sterben zu lassen.«

Lange Zeit bestand im Laienwissen und bei Jurist:innen der Eindruck, die Lösung dieses Problems sei die Patientenverfügung, mit der ja jedermann bestimmen könne, ob leidvolle lebensrettende Intensivmedizin geduldet wird oder nicht. So entbrannte anfangs der 2000er Jahre eine Diskussion um eine gesetzliche Regelung. Konservative Kreise um den CDU-Abgeordneten Bosbach versuchten mit einem eigenen Gesetzesvorschlag, die Wirksamkeit von Patientenverfügungen auf den »unumkehrbar tödlichen Verlauf« einer Erkrankung zu beschränken (Borasio et al., 2009). Auch die Bundesärztekammer und die katholische Kirche sahen hier Einschränkungsbedarf (Humanistischer Verband Deutschlands, 2008). Im Grunde haben hier die gleichen Gruppen mit recht ähnlicher Argumentation gearbeitet wie in der aktuellen Suizidhilfediskussion. Doch der Deutsche Bundestag beschloss letztlich das »Gesetz zur Verankerung der Patientenverfügung im Betreuungsrecht« ohne diese Reichweitenbeschränkung (Deutscher Bundestag, 2008). Der Wille eines Menschen, eine Behandlung abzulehnen, ist eben nicht an äußere Krankheitszustände gebunden. Doch nach wie vor besteht bezüglich der Wirksamkeit von Patientenverfügungen viel Unsicherheit. Zunächst forderte der Bundesgerichtshof (BGH) hohe Anforderungen an die Bestimmtheit einer Patientenverfügung: Die »christliche Patientenverfügung« einer nach einem Schlaganfall schwer hirngeschädigten Frau sei nicht konkret genug, es müssten die Krankheit wie auch die nicht gewünschte Maßnahme fest umrissen sein (Bundesgerichtshof, 2016).

Dies machte das Formular wertlos, die alte Frau wurde fortan weiter per PEG ernährt und durfte nicht sterben. In einem sehr ähnlich gelagerten Fall urteilte die gleiche Kammer des BGH dann allerdings anders: »Die Anforderungen an die Bestimmtheit dürften nicht überspannt werden.« Die hier vergleichbar Betroffene durfte sterben, obwohl auch sie die christliche Patientenverfügung unterschrieben hatte (Bundesgerichtshof, 2017). Wiederholt berichtete die Laienpresse, dass Patientenverfügungen missachtet werden (Wegener, 2019). Mithin löst offenkundig auch dieses Instrument die teils berechtigten Ängste nicht (Wieghaus, 2019). Es erscheint der Ruf nach Hilfe zum Sterben – Sterbehilfe – in mancher Situation nachvollziehbar zu sein.

1.2 »Sterbehilfe«, die verschiedenen Begriffe

Unter »Sterbehilfe« werden verschiedene, das Lebensende einer Person beschleunigende Handlungen verstanden. Auch wenn »Sterbehilfe« in der wissenschaftlichen Diskussion als obsolet gelten darf und in vielen europäischen Sprachen keine Entsprechung hat, wird aufgrund der weitgehenden Nutzung in gesellschaftlichen Diskussionen daran festgehalten. Der Begriff umfasst das Töten, die Hilfe bei der Selbsttötung und das Sterbenlassen durch Therapieverzicht oder Therapieabbruch aufgrund des Patientenwillens. Teilweise wird auch eine palliative Begleitung als Sterbehilfe verstanden; dies ist aber sprachlich unsauber, teilweise politisch motiviert und wissenschaftlich unhaltbar: Recht gut belegt ist, dass frühzeitig einsetzende zusätzliche palliative Begleitung die Lebensqualität bessert, Angst und Depression mindert, dabei die Lebenszeit aber eher verlängert. Die ethische Beurteilung der Sterbehilfe ist Gegenstand vielfältiger Diskussionen.

Dabei werden im Wesentlichen vier Formen unterschieden:

- *Tötung auf Verlangen* (früher »aktive Sterbehilfe«) bezeichnet die absichtliche und aktive Herbeiführung des Todeseintritts, meist durch die intravenöse Verabreichung einer tödlichen Medikamentenkombination. Sie ist in zahlreichen Ländern unter gesetzlichen Auflagen legal (Benelux-Staaten, Portugal, Spanien, Kanada, Kolumbien), in Deutschland ist sie unter Androhung einer gegenüber den anderen Tötungsdelikten geringeren Strafe verboten (§ 216 StGB).
- *Sterbenlassen* (früher »passive Sterbehilfe«) durch Verzicht oder Abbruch von lebensverlängernden Maßnahmen bei gleichzeitiger leidenslindernder Behandlung. Mithin handelt es sich formal um einen Therapiezielwechsel, das Ziel des Lebenserhalts wird ersetzt durch das Ziel der maximalen Leidenslinderung. Obgleich dies im Patientenverfügungsgesetz dezidiert geregelt ist, führten Therapieabbrüche immer wieder zu Anklagen gegen die Beteiligten wegen unterlassener Hilfeleistung oder gar eines Tötungsdelikts durch Unterlassen. Prominentester Fall ist wohl die Anklage gegen den Arzt von Vincent Lambert (s.o.). Erst mit einem Urteil des BGH im Fall Wolfgang Putz vom 25.06.2010 (Bundesgerichtshof, 2010) besteht Rechtssicherheit in Deutschland: »Sterbehilfe durch Unterlassen, Begrenzen oder Beenden einer begonnenen medizinischen Behandlung (Behandlungsabbruch) ist gerechtfertigt, wenn dies dem tatsächlichen oder mutmaßlichen Patientenwillen entspricht (§ 1901a BGB) und dazu dient, einem ohne Behandlung zum Tode führenden Krankheitsprozess seinen Lauf zu lassen,« verkündete die höchste deutsche Strafrechtlerin, Prof. Rissing-van Saan. Während der Tod nach Beendigung einer PEG-Ernährung erst binnen Wochen eintritt, stirbt ein Mensch nach dem legalen Abschalten einer Beatmungsmaschine binnen weniger Minuten. Natürlich ist beides nur unter leidenslindernder Behandlung ethisch zu rechtfertigen, im Falle der Beatmungsbeendigung braucht es dafür sogar eine Narkose, um Erstickungsgefühle sicher zu vermeiden.
- *Indirekte Sterbehilfe:* Durch eine notwendige leidenslindernde Behandlung kommt es ungewollt zu einer Lebensverkürzung. Als Beispiel wäre hier die palliative Sedierung zu nennen; hier werden bei starken Leidenszuständen die Kranken in einen Schlafzustand bis hin zur Narkose versetzt. Unterlässt man es in dieser Situation, die Körperfunktionen aufrechtzuerhalten, beschleunigt dies letztlich den Todeseintritt.
- *Hilfe zum Suizid:* zum Beispiel durch Beschaffung und Bereitstellung des tödlichen Mittels oder die Anlage einer Narkoseinfusion mit Start durch die Patient:innen. Wichtig als Unterscheidung zur Tötung auf Verlangen ist, dass die letztlich zum Tode führende Handlung durch die Patient:innen selbst zu erfolgen hat. Die Hilfe zum Suizid ist mithin die einzige legale Möglichkeit der Sterbehilfe in Deutschland außerhalb fremddefinierter Situationen von Leid oder der Abhängigkeit künstlicher Lebensverlängerung.

Auch wenn der Begriff der Freiverantwortlichkeit vom Bundesverfassungsgericht (BVerfG) für die Hilfe zum Suizid geprägt wurde, ist Freiverantwortlichkeit der Entscheidung Grundvoraussetzung für jede Art von »Sterbehilfe«.

1.3 Suizide und Suizidhilfe

Die jüngsten Zahlen des statistischen Bundesamts zu Suiziden weisen für 2021 insgesamt 9.215 Suizide in Deutschland aus (Therapie.de, 2024). Bei insgesamt 1.023.687 Todesfällen beträgt 2021 der Suizidanteil lediglich 0,9 %. Seit Jahren zeigt sich eine rückläufige Tendenz. Suizide mit Schlafmitteln – hier werden sich Suizidhilfen finden – waren unter den Suiziden mit nur 274 Fällen (3,0 %) eine Randerscheinung. Die häufigsten Suizidarten waren Erhängen (4.035, 43,8 %), Vergiftung mit diversen Stoffen (1.157, 12,6 %), Sturz aus großer Höhe (897, 9,7 %), Kollision mit Bahn oder Kraftfahrzeug (594, 6,4 %), Erstechen (492, 4,3 %), Gasvergiftung (317, 3,4 %), Ertrinken (198, 2,1 %), Erschießen (168, 1,8 %). Ähnliche Verteilungen zeigen sich über die letzten Jahre. 73,8 % der Suizidenten waren männlich, tendenziell wählten sie jeweils gewaltsamere Methoden: Erhängen (Chancenverhältnis/odds ratio für Männer 1,6), Erschießen (11,4), Erstechen (1,4); dagegen war bei Frauen die Vergiftung weit führend (2,9).

Suizidversuche werden für Deutschland auf 100.000 pro Jahr geschätzt, d. h. etwa 10-mal mehr als durchgeführte Suizide (Therapie.de, 2015).

Es liegt schon bei Durchsicht dieser Fakten auf der Hand, dass es sich bei Menschen, die Suizidversuche begehen oder brutale Suizidmethoden wählen, um andere Menschen und andere Motive handelt als bei Menschen, die intensiv nach einer Suizidhilfe recherchieren. Aus der Psychiatrie wird angegeben, dass 90–95 % der Suizide bei akuter psychiatrischer (behandelbarer) Störung erfolgen, dies muss bei einer Suizidhilfe vorher sicher ausgeschlossen werden. Auch die American Association for Suicidology führt zahlreiche klare Unterschiede auf zwischen Suizidhilfe und Suiziden und sieht nur geringe Überschneidungen:

- Bei Suizidhilfe steht das Ende von Leiden im Vordergrund, nicht das Ende des Lebens.
- Bei der Suizidhilfe bestehen enge emotionale Bindungen; Angehörige sind regelhaft dabei.
- Suizide geschehen überwiegend auf der Grundlage einer psychiatrischen Willensstörung.
- Die psychischen Folgen für Angehörige im Rahmen der Suizidhilfe sind deutlich geringer.
- Der Suizid geschieht oft plötzlich; Suizidhilfe findet stets mit deutlicher Verzögerung nach langem Überlegen statt.

- Während jedermann einen Suizid in aller Regel als schrecklichen Unglücksfall wahrnimmt, wird Suizidhilfe als Erlösung wahrgenommen (The KIM Foundation, 2017).

Daher erscheinen die löblichen Anstrengungen zur Suizidprophylaxe für die Patientengruppe im Rahmen der Suizidhilfe ungeeignet, sie suchen ja keinen Arzt oder keine Ärztin wegen psychischer Störungen, da sie diese nicht haben oder glauben, psychisch gesund zu sein. Eine aktuelle schwedische Studie wertete den letzten Hausarztkontakt binnen 30 Tagen vor einem Suizid aus. Die Mehrheit war vorher nicht in psychiatrischer Behandlung (53 %). Nur bei weniger als jedem 15. war überhaupt Suizidalität aufgefallen. Dabei fielen »nichtpsychiatrische Patient:innen« noch seltener auf und wurden nur zu 6 % an Hilfsangebote überwiesen. Bei den psychiatrisch auffälligen Patient:innen waren es auch nur 22 % (Öberg, 2024).

1.4 Fallbeispiele von vorzeitigen Sterbewünschen

Aktuell bewegen mich zwei Begleitungen, die die Problematik der Suizidhilfe eindrücklich vor Augen führen.

> Da ist die von schwarzem Hautkrebs »durchsetzte« Nicole, 24 Jahre alt. Vor gut eineinhalb Jahren fiel ihr ein unregelmäßig begrenzter »Leberfleck am Fuß« auf. Es kam die erschreckende Diagnose Melanom. Wegen Metastasen leitete die Uniklinik bereits eine Kombinationstherapie mit verschiedenen Immuntherapeutika (Ipilimumab, Nivolumab) ein. Dies macht nur Sinn bei Aufklärung zur palliativen Situation. Doch Nicole war der Meinung, sie sei vom Krebs geheilt. Erst mit dem Auftreten von ersten Lähmungen an den Beinen ging es erneut zur Diagnostik und rasch stand der fatale Befund fest: Tumore breit verstreut im Rückenmarksbereich, hinter dem linken Auge und an vielen weiteren Stellen. Nun erfolgte eine universitäre Maximalmedizin, Herzkatheter, Beatmung, diverse Schnittbilduntersuchungen, Intensivversorgung. Gleichwohl traf sie das extrem seltene Schicksal einer akuten Querschnittslähmung mit kompletter Lähmung der Beine. Dabei hatte sie entsetzliche Schmerzen. Dies ist medizinisch mehr als nachvollziehbar, handelt es sich doch bei diesen neuropathischen Schmerzen mit um die schlimmsten Tumorschmerzen, die wir in der Palliativmedizin sehen. Und bedauerlicherweise hilft hier Morphin – selbst in sehr hohen Dosen – nur unzureichend. Und das war letztlich das einzige Schmerzmittel, was sie über Wochen in der Uniklinik erhielt. Im Entlassungsbrief stand lapidar: »Durch die Symptomatik akut belastet.« So lernte ich sie anschließend im Hospiz kennen, schwer durch Schmerzen beeinträchtigt, leicht benebelt durch eine hochdosiert laufende Morphinspritzenpumpe. In dem Arztbrief der Uniklinik war noch die Rede von einer Querschnittslähmung bis zum 11. Brustwirbel – d. h. ab dem Bauchnabel aufwärts wäre das Gefühl noch normal gewesen bei voller

> Lähmung der Beine. Als ich sie allerdings untersuchte, hatte sie schon extreme Schmerzen in den Armen und Gefühlsstörungen oberhalb der Brüste sowie Atemstörungen. Sprich, die Lähmung schritt fort und das extreme Schmerzsyndrom fing jetzt in den Armen an.

Wer will es einem Menschen in dieser Situation verübeln, wenn er um eine erlösende Infusion bittet, wenn er es als unwürdig empfindet, noch tagelang in einem Dämmerschlaf in Windeln dazuliegen? Aber diese Tür war ihr mit Aufnahme in einem Hospiz verschlossen, denn der Deutsche Hospiz- und Palliativverband hat mehr als klargestellt, dass in deutschen Hospizen zwar respektvoll mit vorzeitigen Todeswünschen umzugehen sei, am Ende des Tages sei in den Hospizen aber eine lebensbejahende Haltung zu entwickeln: »Insofern ist den Einrichtungen anzuraten, bereits vor einer neuen Regelung durch den Gesetzgeber und vor der Aufnahme eines Patienten/einer Patientin in ihren Verträgen klarzustellen, dass das hospizliche Konzept einen assistierten Suizid in ihrer Einrichtung ausschließt« (Deutscher Hospiz- und Palliativverband, 2021). Die Interessenvertretung deutscher Hospize schreckt sogar nicht einmal davor zurück, in dieser Situation quasi den »Rauswurf auf dem Sterbebett« zu empfehlen. So sei die »rote Linie« jeglicher Suizidhilfe im Hospiz nach Vorstandsmeinung überschritten, bei Entlassung in die Häuslichkeit bei fortbestehendem Wunsch ungeachtet des Patientenzustandes jedoch nicht. Akzeptabel sei etwa bei einer Sterbenden mit fortbestehendem Sterbewunsch: »Die Frau wird aus dem stat. Hospiz entlassen.«

Aber es war auch klar: Wenn es etwas gibt, dass diese Frau aus der desolaten Situation bringt, muss man es ihr zunächst einmal anbieten. Als Schmerzmediziner mit Ausbildung in einer Uniklinik mit Wirbelsäulenchirurgie war mir sofort klar, dass die akute Symptomatik möglicherweise durch zu wenig Cortison ausgelöst war. Auch war ich zuversichtlich, die Nervenschmerzen (neuropathische Schmerzen) lindern zu können, verschrieb Pregabalin, Cannabis, viel Hydrocortison und natürlich eine Notfallsedierung, falls es zu einer akuten Atemlähmung kommen sollte. Und selbstverständlich gab es auch die wichtigste Medizin: Zuversicht – »Ich werde Dir helfen, es wird besser, das hat bisher immer geklappt.« Und es klappte. Bereits am kommenden Tag war sie wie ausgewechselt. Wir konnten die Morphindosis von 400 mg pro Tag auf 60 mg reduzieren. Sie rauchte nur anfangs Cannabis und stellte bald fest, dass sie es nicht mehr benötigte, und entwickelte sich rasch zum Liebling des Hospizes. Sie starb im Beisein von Freund und Eltern letztlich an der zunehmenden Bewusstlosigkeit durch die Hirntumore nach mehreren glücklichen Wochen. Wir haben viel Leben genossen. Einmal sagte sie mir ins Ohr – »Es ist schon eine geile Zeit hier.«

> Und dann war da Katharina, 20 Jahre alt, Star Wars Fan mit einer bipolaren Störung, als Kind hochintelligent, aber immer psychisch auffällig. Als sie 15 war, erfolgte dann endlich eine Kernspinuntersuchung des Gehirns mit der Diagnose Hirntumor (Astrozytom). Ein Astrozytom ist zwar ein grundsätzlich gutartiger Tumor, den man aber oft nicht ganz entfernen kann und bei dem eine bösartige Entartung droht. Der Tumor lag so problematisch, dass er nicht ganz entfernt

werden konnte. Nach der Operation kamen zu den Verhaltensauffälligkeiten sehr schwere, häufige und komplexe Krampfanfälle und eine Migränesymptomatik hinzu. Es folgten drei Suizidversuche mit Paracetamol und anderen dazu untauglichen Mitteln. Stets erfolgten Entgiftungsbehandlungen und viel Psychotherapie. Trotz Psychotherapie, Kinderpalliativversorgung, Kinderhospizaufenthalten und universitärer neurologischer Behandlung besserte sich die Symptomatik nicht. Der Kontakt zwischen Familie und mir wurde vom Leiter des versorgenden Palliativteams hergestellt. Er sei mit seinem Latein am Ende und könne den vorzeitigen Sterbewunsch nachvollziehen. Dazu bestände aber weder Kompetenz noch ethisches Einvernehmen im Team. Ob ich helfen könne.

Da es einen nennenswerten psychiatrischen Befund gab, sollte man nach unserer Handreichung einen Fachpsychiater hinzuziehen (Thöns et al., 2021). Diese Situation war hier gegeben. Doch keine Ärztin und kein Arzt der Fachrichtungen Psychiatrie und Palliativmedizin oder anderer Fachrichtungen waren bereit, eine Freiverantwortlichkeit zu bescheinigen. Einzig der sie langjährig betreuende Hausarzt hatte keine Zweifel an der Freiverantwortlichkeit und bescheinigte diese. Gemeinsam mit Katharina beschloss ich – auch weil es eilte – einen Serienbrief an Psychiater:innen zu schreiben.

1.5 Psychiater:innen lehnen Suizidhilfe ab

Von den 126 angeschriebenen Psychiater:innen antworteten innerhalb von zwei Wochen nur 27 (21 %). Die aktuelle Rechtslage mit einem »Recht auf die Hilfe bei der Selbsttötung« akzeptierten neun (33 %). Für eine Begutachtung bei einem körperlich Schwerstkranken waren letztlich nur drei (11 %) bereit, für die eines körperlich Gesunden keiner. Terminmöglichkeiten bestanden bei den positiv Antwortenden zwischen einer und acht Wochen. Eine wunderbare Psychiaterin fand ich in Frankfurt. Sie gab Katharina bereits am Folgetag einen Termin und schrieb ein überzeugendes Gutachten.

Bei den vielen Gesprächen sagte mir der Vater einmal: »Nach jedem dieser täglich stattfindenden schlimmsten Krampfanfälle sagt sie mir: ›Papa ich kann und will nicht mehr leben‹ – nach jedem!«

Als dann alle Voraussetzungen, die das BVerfG in den tragenden Gründen der Entscheidung vom 26. 02. 2020 aufzählte, erfüllt waren, telefonierte ich mit Katharina. Das grüne Licht machte sie glücklich. Ich erklärte ihr noch, jetzt gäbe es keine Eile, mein grünes Licht sei zeitlich erstmal nicht begrenzt. Wenn wir uns erst 2025 sähen, würde ich sie halt vorher noch mal untersuchen. Doch sie drängte auf Umsetzung, besprach sich mit ihrer Familie und wir trafen uns noch in der gleichen Woche. Auch als ich zu ihr kam, drängte sie auf eine rasche Umsetzung. Ich legte einen Venenzugang, die Eltern und die Geschwister waren dabei. Alle konnten – sehr schweren Herzens – den Wunsch mittragen, nur ein Bruder »wollte es einfach nicht mit ansehen.« Sie sprach noch viele schöne Worte an jedes ihrer Familienmitglieder, dabei jedes Mal eine schöne Erinnerung an etwas gemeinsam Erlebtes. Dann sagte sie zu mir: »Los geht's.« Wir ließen ein Video mitlaufen. Sie zeigte, dass sie selber eine Kochsalzlösung laufen lassen kann, dann sollte ich die Narkoseinfusion anhängen. Als die Infusion begann, sagte sie noch neben den drei wichtigsten Worten (»Ich liebe Euch«): »Die Macht sei mit Euch.« Star Wars Fans wissen, diese Redewendung wurde einst von den Jedi benutzt, um sich förmlich zu verabschieden. Wie immer bei einer Narkoseeinleitung schlief sie sehr friedlich ein.

Normale Palliativversorgung hat Nicole wieder Leben geschenkt und ihren Sterbewunsch beseitigt. Das gelingt sehr oft und muss doch immer der professionelle Anspruch sein: Die Situation so zu verbessern, dass Lebensmut die Überhand gewinnt. Doch wenn dies nicht erreichbar ist, so sollten wir auch nicht über Katharinas Notausgang richten, schon gar nicht durch inakzeptable Hürden unmöglich machen. Und Nicoles Schicksal ist eher die Regel als die Ausnahme, sie erhielt Immuntherapien für Jahrestherapiekosten von über 200.000 Euro bis kurz vor ihrem Hospizaufenthalt. Dort, stationär in der Uniklinik, hat man über Monate ihre stärksten Schmerzen nicht ausreichend gelindert, aber hochpreisige Therapien eingesetzt, um sie dann zum Sterben ins Hospiz zu legen. In dieser Situation (aufsteigende Lähmung) hätte sie schon auf dem Weg ins Hospiz schlimmstmöglich ersticken können. Palliativversorgung hätte ihren Sterbewunsch eher beseitigt, dem Gesundheitssystem wären Unsummen erspart geblieben und Nicole hätte Monate länger »wirklich gelebt.«

1.6 Frühzeitige Palliativversorgung hilft – sie ist aber fern von der Praxis

Palliativversorgung kommt zumeist zu spät. Eine *early integration* von Palliativversorgung – also die umfassende Integration palliativer Beratung und ggf. auch leidenslindernder sowie die Lebensqualität verbessernder Therapie bereits mit der Erstdiagnose einer unheilbaren Situation – hat viele Vorteile und wird international gefordert (Arbeitsgemeinschaft der Medizinisch-Wissenschaftlichen Fachgesellschaften, 2020): Lebensqualität von Patient:innen und Angehörigen (Zimmermann et al., 2014), Psyche (Pirl et al., 2012), Krankheitsverständnis, Vorsorgeplanung und sogar Überleben (Bakitas et al., 2015) bessern sich. Palliativversorgung führt zu einer geringeren Symptombelastung, zu weniger und nicht mehr indizierter Chemotherapie in den letzten Lebensmonaten (Temel et al., 2010), zu selteneren unerwünschten Notarzteinsätzen und weniger sowie kürzeren Krankenhausaufenthalten (Gärtner et al., 2016). Eine echte Palliativversorgung über drei Wochen fand in einer sehr großen deutschen Universitätsklinik bei weniger als 2% der sterbenden Krebsbetroffenen statt – leitliniengerecht hätten es nahezu 100% sein müssen (Dasch et al., 2017).

Aber es gibt eben Situationen, in denen Palliativversorgung nicht ausreichend helfen kann – und dann ist es kein Widerspruch – beim Sterben zu helfen. Es ist einfach nur Barmherzigkeit.

1.7 Das erwartet Sie in diesem Buch

Es geht in dem Buch schwerpunktmäßig um Suizidhilfe bei Schwerkranken. Umfragen zeigen, dass genau in dieser Situation die große Mehrheit der Bevölkerung und auch der Parlamentarier einen Zugang zur Suizidhilfe für angemessen halten. Dagegen ist die vom BVerfG auch ermöglichte Hilfe zur Selbsttötung bei »körperlicher Gesundheit« sehr umstritten und wird auch in Bevölkerungsbefragungen mehrheitlich abgelehnt (Fiedler et al., 2022).

Im nächsten Kapitel wird der Jurist Wolfgang Putz die aktuelle Rechtslage sehr eindrücklich schildern, gefolgt von einer umfangreichen Diskussion der verschiedenen deutschen Gesetzentwürfe durch Prof. Eric Hilgendorf. Die ethischen Hintergründe insbesondere auch bei Beteiligung von Ärztinnen und Ärzten erläutert Prof. Georg Marckmann. Es folgt eine Diskussion um das Pro und Kontra mit meinem »Lieblingskontrahenten«, dem Vorstand der Deutschen Palliativstiftung Dr. Thomas Sitte. Die Psychologin Gita Neumann erläutert ergebnisoffene Konfliktberatungen zwischen Suizidprävention und -hilfe. Sehr eindrücklich zeigt Psychiater Prof. Matthias Dose die Schwierigkeiten seines Fachgebietes mit der neuen Rechtslage, wie auch die Schwierigkeiten bei der Suizidhilfe körperlich Gesunder. Gemeinsam mit dem Vorstand der Deutschen Schmerzliga PD Dr. Michael Überall wird die Sicht von Palliativ- und Schmerzpatienten sowie eine sehr umfangreiche Befragung vorgestellt. Der erste Hauptkommissar Roland Wefelscheid schildert die Sicht der Ermittlungsbehörden aus einem Kommissariat, das aktuell zahlreiche Fälle zu bearbeiten hat. Rita Gabler als sehr erfahrene Palliative-Care-Fachpflegekraft zeigt den Blick aus der Pflege, die bekanntlich dem Leid am nächsten ist. Ihr Beitrag wird den empathischen Leser besonders fesseln, wenn sie feststellt: »Was wir aber als Pflegende in der Praxis häufig erleben ist die Tatsache, dass Menschen, die den Erlösungstot suchen, weil sie ihr Leiden einfach nicht mehr ertragen können, die freiwillige, legale und ethische vertretbare Suizidhilfe verweigert wird.« Gemeinsam mit Gita Neumann, Tanja Unger und mir geben wir zum Abschluss einen Blick auf die aktuelle Praxis der Suizidhilfe in Deutschland.

Abschließend sei bemerkt: Es geht in diesem Buch ausschließlich um Menschen, die freiverantwortlich aus dem Leben scheiden wollen. Dies hat nichts mit den von den Nazis verübten Gräueltaten gemein, die sie missbräuchlich als »Euthanasie« (»guter Tod«) bezeichneten. Denn hier geschah ein Massenmord gegen den Willen von geistig oder körperlich behinderten oder einfach nur als fremd wahrgenommenen Menschen.

Und keinesfalls ist nach Wegfall des Strafrechtsparagraphen 217 »jetzt alles erlaubt.« Denn Staatsanwaltschaften haben eine ganze Reihe von Rechtsvorschriften, um legale Suizidhilfe bei Freiverantwortlichkeit von verbotener Hilfe eines nicht freiverantwortlichen Suizidenten zu unterscheiden. In der Begründung des gegen mich erstmals eingetroffenen »Durchsuchungs- und Beschlagnahmebeschlusses« hieß es: »Es besteht der Anfangsverdacht gegen den behandelnden Arzt wegen fahrlässiger Tötung im Rahmen der Behandlung des o. g. Verstorbenen. Aufgrund der bisherigen Ermittlungen besteht der Verdacht, dass dem Verstorbenen zu hohe Mengen an Medikamenten verschrieben wurden, obwohl dieser erkennbare Suizidabsichten hatte.«

Literatur

Arbeitsgemeinschaft der Medizinisch-Wissenschaftlichen Fachgesellschaften (AWMF) (2020). Leitlinienprogramm Onkologie (Deutsche Krebsgesellschaft, Deutsche Krebshilfe, AWMF). Palliativmedizin für Patienten mit einer nicht heilbaren Krebserkrankung. Langversion 2.2, 2020: AWMF-Registernummer: 128/001OL.
https://register.awmf.org/assets/guidelines/128-001OLl_S3_Palliativmedizin_2020-09_02.pdf (abgerufen am 08.01.2024)

ARD Monitor (08.06.2016): *Pressemeldung. Pflegedienste missachten regelmäßig Patientenverfügungen.* ARD Das Erste Monitor Extra.
https://www1.wdr.de/daserste/monitor/extras/patientenverfuegung-126.html#:~:text=Bei%20Stichproben%2C%20die%20von%20MONITOR,vorlag%2C%20die%20dies%20unmissverst%C3%A4ndlich%20ausschloss. (abgerufen am 08.01.2024)

Bakitas, M. A., Tostoson, T. D., Li, Zhi. et al. (2015). Early versus delayed initiation of concurrent palliative oncology care: patient outcomes in the ENABLE III randomized controlled trial. *Journal of Clinical Oncology,* 33(13), 1438–1445.
https://doi.org/10.1200/JCO.2014.58.6362

Borasio, G. D., Heßler, H. J. & Wiesing, U. (2009). Patientenverfügungsgesetz. Umsetzung in der klinischen Praxis. *Deutsches Ärzteblatt,* 106(40), 1952–1957.

Bundesgerichtshof (2010). Urteil vom 25.06.2010, 2 StR 454/09. http://juris.bundesgerichtshof.de/cgi-bin/rechtsprechung/document.py?Gericht=bgh&Art=en&nr=52999&pos=0&anz=1 (abgerufen am 08.01.2024)

Bundesgerichtshof (2016). Beschluss vom 06.07.2016, XII ZB 61/16. https://juris.bundesgerichtshof.de/cgi-bin/rechtsprechung/document.py?Gericht=bgh&Art=en&nr=75565&pos=0&anz=1 (abgerufen am 08.01.2024)

Bundesgerichtshof (2017). Beschluss vom 08.02.2017, XII ZB 604/15. https://juris.bundesgerichtshof.de/cgi-bin/rechtsprechung/document.py?Gericht=bgh&Art=en&nr=77818&pos=0&anz=1 (abgerufen am 08.01.2024)

Dasch, B., Kalies, H., Feddersen, B. et al.. (2017). Care of cancer patients at the end of life in a German university hospital: A retrospective observational study from 2014. *PLoS One,* 12(4), e0175124.
https://doi.org/10.1371/journal.pone.0175124

Deutscher Bundestag (2008). Gesetz zur Verankerung der Patientenverfügung im Betreuungsrecht (Patientenverfügungsgesetz – PatVerfG)
https://dip.bundestag.de/vorgang/gesetz-zur-verankerung-der-patientenverf%C3%BCgung-im-betreuungsrecht-patientenverf%C3%BCgungsgesetz-patverfg/17371 (abgerufen am 08.01.2024)

Deutscher Hospiz- und PalliativVerband (2021). *Dialogpapier Hospizliche Haltung in Grenzsituationen.* https://www.dhpv.de/files/public/aktuelles/news/20210505_Dialogpapier_Ansicht1.pdf (abgerufen am 08.01.2024)

European Court of Human Rights (2015). Judgment – Case of Lambert and others v. France. (Application no. 46043/14). https://hudoc.echr.coe.int/eng?i=001-155352#{%22itemid%22:[%22001-155352%22]} (abgerufen am 08.01.2024)

Fiedler, G., Drinkmann, A., Schwab, F., & Lindner, R. (24.10.2022). Research Letter – Kurzmitteilung. Wie beurteilt die deutsche Bevölkerung die Möglichkeit zum assistierten Suizid? Perceptions in the German population of assisted suicide. https://doi.org/10.31234/osf.io/pcnaq

Fries, M. (04.07.2008). *Diffuse Angst. Auch Schwerkranke können friedlich sterben sagt der Palliativmediziner Gian Domenico Borasio.* ZEIT online.https://www.zeit.de/online/2008/27/palliativmedizin-interview (abgerufen am 08.01.2024)

Gärtner, J., Wedding, U. & Alt-Epping, B. (2016). Frühzeitige palliativmedizinische Mitbehandlung. *Zeitschrift für Palliativmedizin*, 17(02), 83–93. https://doi.org/10.1055/s-0042-103068

Gauderer, M.W., Ponsky, J. L, & Izant Jr., R. J. (1980). Gastrostomy without laparotomy: a percutaneous endoscopic technique. Journal of *Pediatriac Surgery*, 15(6), 872–875. htpps://doi.org/10.1016/s0022-3468(80)80296-x

Gogol, M (2016). Klug entscheiden in der Geriatrie. *Deutsches Ärzteblatt*, 113(40), A-1756.

Hillman, K., Athari, F., & Forero, R. (2018). States worse than death. *Current Opinion in Critical Care*, 24(5), 415–420. https://doi.org/10.1097/MCC.0000000000000529

Humanistischer Verband Deutschlands (10.11.2008). *Bundesärztekammer mit Kirchen einig: PV-Gesetz noch diskussionsbedürftig.* HVD Humanistischer Verband Deutschlands. https://www.patientenverfuegung.de/bundesaerztekammer-mit-kirchen-einig-pv-gesetz-noch-diskussionsbeduerftig/ (abgerufen am 08.01.2024)

Janssens, U. (2010). Ethik in der Intensivmedizin. *Intensivmedizin und Notfallmedizin*, 47(1), 9–10. https://doi.org/10.1007/s00390-009-0132-2

Öberg, N. P., Lindström, S. P., Bergqvist, E. et al. (2024). Last general practitioner consultation during the final month of life: a national medical record review of suicides in Sweden. BMC primary care, 25(1), 256.

Niculescu, V. (2019). *Selbstbestimmtes Sterben – Sanfter Tod bei klarem Geist (S. 106).* Selbstverlag.

Pirl, W. F., Greer, J. A., Traeger, L. et al. (2012). Depression and survival in metastatic non-small-cell lung cancer: effects of early palliative care. *Journal of Clinical Oncology*, 30(12), 1310–15. https://doi.org/10.1200/JCO.2011.38.3166

Rubin, E. B., Buehler, A. E., & Halpern, S. D. (2016). States worse than death among hospitalized patients with serious illnesses. *Journal of the American Medical Association Internal Medicine*, 176(10), 1557–1559. https://doi.org/10.1001/jamainternmed.2016.4362

Schöne-Seifert, B. (2020). *Beim Sterben helfen, dürfen wir das?* J. B. Metzler, Heidelberg.

The KIM Foundation (2017). *The difference between physician aid in dying vs. suicide.* https://thekimfoundation.org/the-difference-between-physician-aid-in-dying-vs-suicide (abgerufen am 08.01.2024)

Temel, J. S., Greer, J. A., Muzikansky, A. et al. (2010). Early palliative care for patients with metastatic non-small-cell lung cancer. *The New England Journal of Medicine*, 363(8): 733–42. https://doi.org/10.1056/NEJMoa1000678

Therapie.de (2024). *Statistiken Deutschland und Europa. Zahlen und Fakten zu Selbsttötungen und Suizidversuchen.* https://www.therapie.de/psyche/info/index/diagnose/suizid/statistiken-deutschland-und-europa/ (abgerufen am 13.11.2024)

Thöns, M., & Putz, W. (2015). Intensivmedizin – Angebot schafft Nachfrage. *Der Niedergelassene Arzt*, 9, 97.

Thöns, M., Putz, W., Dose, M. et al. (2021). Handreichung – Umgang mit nachhaltigen Suizidwünschen bei schwerer Krankheit. *Schmerzmedizin*, 37(4), 12–15. https://doi.org/10.1007/s00940-021-3145-y

Wegener, A. (30.09.2019). *Warum darf Opa Hans nicht sterben? Trotz Patientenverfügung von Maschinen künstlich am Leben erhalten.* BILD.

https://www.bild.de/bild-plus/regional/ruhrgebiet/ruhrgebiet-aktuell/essen-so-wollte-er-nicht-enden-warum-darf-opa-hans-nicht-sterben-66986110.bild.html (abgerufen am 08.01.2024)

Wieghaus, G. (23.07.2019). *Darum greift die Patientenverfügung im Krankenhaus häufig nicht.* Westdeutscher Rundfunk Quarks. https://www.quarks.de/gesundheit/medizin/darum-greift-die-patientenverfuegung-haeufig-nicht/ (abgerufen am 08.01.2024)

Zimmermann, C., Swami, N., Krzyzanowska, M. et al. (2014). Early palliative care for patients with advanced cancer: a cluster-randomised controlled trial. *Lancet,* 383(9930), 1721–30. https://doi.org/10.1016/S0140-6736(13)62416-2

2 Assistierter Suizid – eine legale Form der Sterbehilfe

Wolfgang Putz

2.1 Einleitung

Am 26.02.2020 erklärte das Bundesverfassungsgericht (BVerfG) den § 217 StGB, das Verbot der geschäftsmäßigen Förderung der Selbsttötung, für verfassungswidrig und rückwirkend für nichtig (Neue Juristische Wochenschrift, 2020). So besteht durchgängig die seit 1871 geltende Rechtslage. Auf deren Basis, und diktiert vom Grundgesetz aus dem Jahr 1949 ergingen die höchstrichterlichen Urteile bis hin zur jüngsten Vergangenheit. So haben wir heute eine klare Rechtslage.

Freilich gibt es »Rechtsunsicherheit.« Diese beruht aber nicht auf einer unklaren Rechtslage, sondern auf deren weit verbreiteten Unkenntnis. Diese Unsicherheit wird zudem laufend – und besonders seit dem Urteil des BVerfG von 2020 – aus teils klarer Interessenlage mehr geschürt als beseitigt. Denn wer als Arzt oder Ärztin oder sonst zur Suizidhilfe bereiter Bürger:in immer wieder hört, dass es mangels klarer Rechtslage ein strafrechtliches Risiko gäbe, freiverantwortliche Suizident:innen zu unterstützen, der wird sich nicht trauen, solche Hilfe zu leisten. Genau dieses Ergebnis wird aber seit jeher und insbesondere seit dem BVerfG-Urteil von 2020 von Kreisen gezielt befördert, die den Lebensschutz zum alleinigen Inhalt ihrer Wertvorstellungen machen und die Grundrechte auf Selbsttötung, die freiwillig angebotene Hilfe hierzu und die Inanspruchnahme solcher Hilfe negieren. Diese Haltung findet sich sowohl bei sogenannten Tendenzbetrieben (z.B. Kirchen oder religiös ausgerichtete Einrichtungen) wie bei breiten Kreisen der organisierten und nicht organisierten Ärzteschaft. Dabei wird rechtswidrig aus der verfassungsrechtlich garantierten Freiwilligkeit der Suizidhilfe nach eigenem Gewissen das Recht zur Unterdrückung von Grundrechten gegensätzlich denkender Menschen abgeleitet.

2.2 Vom Paternalismus zur Selbstbestimmung des eigenen Endes

Das Medizinrecht ist Kern aller Thematik rund um den ärztlich assistierten Suizid. Aus der Verfassung fließen die elementarsten Menschenrechte in das Medizinrecht ein, Art. 1 Absatz 3 GG. Sie geben den engen Spielraum auch für die Suizidhilfe vor.

Nach Artikel 2 Absatz 1 hat jeder *»das Recht auf freie Entfaltung seiner Persönlichkeit, soweit er nicht die Rechte anderer verletzt, gegen die verfassungsgemäße Ordnung oder das Sittengesetz verstößt.«* Als sogenannte lebendige Verfassung zwingt unser Grundgesetz den Staat, über seine drei Gewalten die gesellschaftliche Entwicklung zu akzeptieren, gerade im Bereich der sittlichen Wertprinzipien. Diese sind im Wandel, ihnen ist Rechnung zu tragen. Und vor allem: unsere Verfassung ist laizistisch, säkular, also nicht religiös ausgerichtet. Sie muss dem breiten Spektrum von Wertvorstellungen und deren Entwicklung in der Bevölkerung Rechnung tragen, soweit sie verfassungskonform sind. Dies zu überwachen ist die Aufgabe des BVerfG.

Die Entwicklung des Medizinrechts ist im Einklang mit der Medizinethik geprägt durch den Wandel vom Paternalismus (durch Ärzt:innen) zur Patientenautonomie. Dazu gab es ab der zweiten Hälfte des letzten Jahrhunderts eine ganz klare Linie in der Rechtsprechung des Bundesgerichtshofs (BGH). So rückte die Aufklärung als gebotener Respekt vor dem Grundrecht auf Selbstbestimmung der Patient:innen in den Vordergrund. Die aus ärztlicher Sicht bejahte Gebotenheit einer Behandlung ist eben keine eigenständige Rechtfertigung einer ärztlichen Behandlung. Alle Behandelnden können heute Behandlung nur anbieten, müssen dazu Aufklärung anbieten und schließlich – wenn die Patient:in das will – Aufklärung erbringen. Fehlt es an einer gewünschten Aufklärung, ist auch eine lege artis durchgeführte Behandlung eine rechtswidrige Körperverletzung. Ärzt:innen machen sich damit straf- und haftbar. Dass das auch für eine lebensrettende und eine anhaltend lebenserhaltende Behandlung gilt, hatte der BGH in seiner quasi allerersten Grundsatzentscheidung aus dem Jahr 1957 entschieden (Bundesgerichtshof, 1957). Bloß ging dem damaligen Fall kein Suizidversuch voraus.

Am 17.09.2024 urteilte der Europäische Gerichtshof für Menschenrechte: Bei Missachtung einer Patientenverfügung stehen dem Patienten Schmerzensgeld und materieller Schadensersatz zu (European Court of Human Rights, 2024).

Es war also nur eine Frage der Zeit, dass die ersten Rechtsfälle zum Thema Suizidbegleitung und Nichtrettung von suizidwilligen Personen die Rechtsprechung beschäftigen sollten.

2.3 BGH, Urteil vom 04.07.1984; das »Wittig-« bzw. »Peterle-Urteil«

Dieser Fall Anfang der 1980er Jahre betraf eine geradezu zentrale medizinrechtliche Situation (Neue Juristische Wochenschrift, 1984, S. 2639). Denn hier traf der Suizid der vom Hausarzt Dr. Wittig behandelten Patientin mit einer klaren, sogar differenziert schriftlich niedergelegten Ablehnung lebensrettender Behandlung (die erste »Patientenverfügung« in der medizinrechtlichen Rechtsprechung) zusammen. Nachdem der Ehemann der Patientin – von ihr »Peterle« genannt – im März 1981 gestorben war, sah sie in ihrem Leben keinen Sinn mehr.

Der Arzt respektierte diesen Wunsch der nach seiner sicheren Einschätzung freiverantwortlichen Patientin im November 1981. Er leitete keine Rettungsmaßnahmen ein, als er die sterbende Suizidentin antraf. Die Begründung des Freispruchs durch den BGH würde heute sicherlich anders ausfallen. Denn damals wurde noch nicht der Patientenwille als Aufhebung der Rettungspflicht des Arztes als Garanten bewertet. Suizid wurde damals noch ausnahmslos als Unglücksfall gesehen. Man billigte Dr. Wittig jedoch zu, dass er nach seinem Gewissen von einer Rettung des erlöschenden Lebens absehen konnte, zumal ein kaum denkbares Überleben voraussichtlich mit allerschwersten Gesundheitsschäden verbunden gewesen wäre.

2.4 OLG München, Urteil vom 31.07.1987; das »Hackethal-Urteil«

Im Fall Hackethal hatte der Arzt einer schwer leidenden Patientin Gift zur eigenhändigen Tötung überlassen. Hier betonte das OLG München, dass Patient:innen das Recht haben, Garanten wie etwa Ärzt:innen aus ihrer Garantenpflicht für ihr Leben zu entlassen (Neue Juristische Wochenschrift, 1987, S. 2940). Ein Grundrecht nach Artikel 2 des Grundgesetzes, dem Menschenrecht auf Selbstbestimmung. Daraus resultiert die heute allgemein genutzte Möglichkeit, dass freiverantwortliche Suizidwillige für ihr gesamtes helfendes Umfeld schriftlich eine »Modifizierung der Garantenpflicht« erklären. Dann darf man sie unterstützen, darf den Suizid nicht verhindern und darf oder besser muss – auch nach Verlust des Bewusstseins vor Todeseintritt – eine mögliche Rettung unterlassen. Nicht der Lebensschutz verpflichtet also, sondern der Patientenwille.

2.5 StA München I, Einstellungsverfügung vom 30.07.2010; Begleitung eines Suizids durch Familie

Eine an Demenz erkrankte Ärztin beging einen wohlerwogenen Suizid in Anwesenheit ihrer Kinder. Die sie bis zuletzt begleitenden Kinder wurden weder wegen Totschlags noch wegen unterlassener Hilfeleistung strafrechtlich belangt. Auf Basis der damals über 25 Jahre bestehenden, klaren Rechtslage begleitete die Kanzlei des Autors einen assistierten Suizid und sicherte das helfende Umfeld rechtlich ab. Die Freiverantwortlichkeit wurde ebenso beweisgesichert wie die eigenhändige Tötung. Der Staatsanwaltschaft wurde das Aktenkonvolut über die sorgfältig vorbereitete Begleitung übergeben, verbunden mit einer zusammenfassenden Darstellung der

Rechtslage. Diese fand vollumfänglich inhaltlichen Eingang in die Einstellungsverfügung der Staatsanwaltschaft München I. Es war die erste Entscheidung der deutschen Justiz zum assistierten Suizid bzw. Nichtrettung der Suizidentin (Staatsanwaltschaft München, 2011 in MedR 2011, S. 291).

2.6 LG Deggendorf, Urteil vom 13.09.2013; wegen Beachtlichkeit des Sterbewillens des Suizidenten keine Rettungspflicht

Ein Notarzt, hinzugerufen zu einem assistierten Doppelsuizid eines Ehepaares, ließ sich von der Freiverantwortlichkeit des noch lebenden Ehemanns durch die umfassend vorliegenden Unterlagen überzeugen und verzichtete auf Rettungsversuche. Das Gericht lehnte ein Hauptverfahren ab (Berner, 2014).

2.7 Bundesverwaltungsgericht (BVerWG), Urteil vom 02.03.2017; das erste »Natrium-Pentobarbital-Urteil«

Es ging um den Zugang zum Narkosemittel Natrium-Pentobarbital (NaP) für die Selbsttötung. Höchstrichterlich wurde erstmals klargestellt: Suizid ist ein Grundrecht. Das Urteil enthält aber auch eine faktische Kuriosität und einen verfassungsrechtlichen Fehler (Neue Juristische Wochenschrift 2017, S. 2215).

Zum einen die Idee eines Prozedere, dass Suizidwillige beim Bundesamt für Arzneimittel und Medizinprodukte (BfArM) die Abgabe von NaP beantragen, dass dann durch die Behörde eine Individualprüfung der medizinischen und sozialen Voraussetzungen des Einzelfalls erfolgt, und dass dann die suizidwillige Person das NaP direkt erhält. Das war allein schon deswegen weltfremd, da schlicht von dieser Behörde nicht leistbar.

Zum anderen aber der gravierende verfassungsrechtliche Fehler, ein Grundrecht nur bei gravierender Krankheit »zu erlauben«, die sog. »Reichweitenbeschränkung.« Nur wer schwer, unheilbar und mit gravierendem körperlichem Leid behaftet war und darunter unter unerträglichem, nicht zu linderndem Leidensdruck litt, sollte in den Genuss des Grundrechts kommen. Ein verfassungsrechtliches Unding. Dabei hatten wir das schon mal, als das von der Rechtsprechung entwickelte rechtliche Instrument (»Rechtsinstitut«) der Patientenverfügung heftig in die Diskussion geriet, bevor es am 01.09.2009 ins Gesetz aufgenommen wurde. Auch damals wollten konservative Kreise diese Verfügung über die Art und den Zeitpunkt des eigenen Sterbens in gleicher Weise auf solch gravierende, todesnahe Krankheitszustände beschränken. Doch dies scheiterte. Verfassungskonform sagt das Gesetz zur Patientenverfügung, dass sie »unabhängig von Art und Stadium einer Erkrankung« ihre rechtliche Wirkung entfaltet, § 1827, Absatz 3 BGB.

Das Urteil des BVerWG hat außer seiner Feststellung, dass Selbsttötung ein Grundrecht ist, inzwischen seine Bedeutung verloren. Denn im Februar 2020 erteilte das BVerfG einer Reichweitenbeschränkung für jegliche Art der Selbstbestimmung über Art und Zeitpunkt des eigenen Sterbens eine klare Absage. Man muss weder krank noch schwer krank noch todkrank oder gar todesnah sein, um das Grundrecht zu haben, über sein eigenes Dasein inklusive des Sterbens zu entscheiden, egal in welcher Weise, egal ob aktiv oder passiv. Interessant, wie nach diesem Urteil erneut die Empörung der gleichen Kreise ausbrach, die vor 2009 eine Reichweitenbeschränkung bei der Patientenverfügung gefordert hatten.

2.8 BGH, Urteil vom 03.07.2019; Strafsachen »Spittler und Turowski«

Beide angeklagten Ärzte hatten Suizidhilfe für Menschen geleistet, die keine psychiatrische Krankengeschichte hatten. In den zusammengezogenen Verfahren urteilte der BGH, dass die beiden rechtlichen Voraussetzungen für legale Beihilfe zum Suizid eingehalten worden waren (Neue Juristische Wochenschrift, 2019): Die Freiverantwortlichkeit der jeweils suizidwilligen und ärztlich begleiteten Person und die Eigenhändigkeit der Tötung. Die Tathandlungen lagen vor der »Episode« des § 217 StGB (Verbot der geschäftsmäßigen Förderung der Selbsttötung) und so haben wir eine höchstrichterliche Rechtsprechung zur Legalität einer Suizidhilfe ›von einst bis jetzt‹ für freiverantwortliche Suizidenten – also aktuell eine klare Rechtslage. Jedenfalls die vorbildlich sorgfältige Ermittlung und vor allem Bewertung der Freiverantwortlichkeit der suizidwilligen Person im Falle des in Hamburg verfolgten Psychiaters Dr. Spittler bewerte der BGH höchstrichterlich als Beispiel eines sorgfältigen Handelns nach psychiatrischem Facharztstandard (Neue Juristische Wochenschrift, 2019, S. 3092).

2.9 Das epochale Urteil des BVerfG zum assistierten Suizid vom 26.02.2020

Was sich also in der höchstrichterlichen Rechtsprechung und im Bereich der Psychiatrie in Sachen Freiverantwortlichkeit entwickelt hatte, wurde hier verfassungsrechtlich überprüft und bestätigt: Suizid und Suizidhilfe sowie die Annahme freiwillig angebotener Suizidhilfe sind jeweils Grundrechte.

Im Einzelnen aus den Urteilsgründen der Verfassungsrichter (BVerfG 2020):

»Das allgemeine Persönlichkeitsrecht nach Art. 2 Abs. 1 i.V.m. Art. 1, Abs.1 GG umfasst als Ausdruck persönlicher Autonomie ein Recht auf selbstbestimmtes Sterben. Dies schließt die Freiheit ein, sich das Leben zu nehmen. Die Bewertung von Lebensqualität und Sinnhaftigkeit seines Lebens bzw. Weiterlebens unterliegt alleine dem Suizidwilligen. Diese Freiheit umfasst auch die Inanspruchnahme freiwillig angebotener Suizidhilfe.«

Das Gericht spricht schon in den Leitsätzen die sogenannte praktische Konkordanz von Grundrechten an: Die Achtung vor diesem Selbstbestimmungsrecht des zum Suizid Entschlossenen gehöre ebenso zu den Pflichten des Staates wie der Schutz des Lebens der vulnerablen, nicht freiverantwortlich entscheidungsfähigen Menschen.

Ein Rechtsanspruch auf Suizidbeihilfe besteht nicht.

Das Urteil bleibt für jene Menschen bis heute nicht nachvollziehbar und schockierend, die eigene meist religiös bestimmte Wertmaßstäbe als allgemeinverbindlich postulieren. Das BVerfG hat dem eine deutliche Absage erteilt und die säkulare Struktur unseres freiheitlich demokratischen Rechtsstaats zugrunde gelegt. So hat die über viele Jahre entwickelte und stets aus der Verfassung abgeleitete höchstrichterliche Rechtsprechung ihre verfassungsrechtliche Bestätigung gefunden. Dazu ist das BVerfG berufen. Es hat die verfassungskonforme Ausübung aller drei staatlichen Gewalten, Legislative, Judikative und Exekutive, zu überprüfen und zu gewährleisten, ggf. durch Korrektur. So geschehen durch die Nichtigerklärung des § 217 StGB (Neue Juristische Wochenschrift, 2020, S. 905).

2.10 Bundesverwaltungsgericht (BVerWG), Urteil vom 07.11.2023; das zweite »Natrium-Pentobarbital-Urteil«

Das im Betäubungsmittelgesetz vorgesehene Verbot, Natriumpentobarbital (NaP) zum Zwecke der Selbsttötung zu rezeptieren, erklärte das Gericht als mit dem Grundrecht auf selbstbestimmtes Sterben vereinbar. Dies schränke zwar die Grundrechte Suizidwilliger ein. Jedoch hätten diese nach inzwischen gängiger Praxis andere rechtskonforme Möglichkeiten, das eigene Leben zu beenden. Das Gericht bezieht sich auf die Möglichkeit der intravenösen Zuführung von Thiopental, eines in der Wirkung dem NaP gleichwertigen Medikaments, das auf Normalrezept verordnet werden kann. Die somit geringfügige Grundrechtseinschränkung Suizidwilliger durch die notwendige Beteiligung einer weiteren Person an der Selbsttötung müsse verfassungsrechtlich aber als verhältnismäßig hingenommen werden. Dies wegen des öffentlichen Interesses, Miss- und Fehlgebrauch zu verhindern. Ausdrücklich gab das Gericht die früher von ihm vertretene »Reichweitenbeschränkung« (▶ Kap. 2.7) auf, folgte dem BVerfG (▶ Kap. 2.9) und bestätigte das Grundrecht auf Suizid für alle Lebenslagen mit oder ohne Erkrankung (Bundesverwaltungsgericht, 2023).

2.11 Der Sterbewunsch der freiverantwortlichen Patient:in – die geltende Rechtslage

Wenn ein Mensch den Wunsch äußert, sterben zu wollen und um »Hilfe« bittet, sind sechs Konstellationen denkbar, wobei im Folgenden immer die Freiverantwortlichkeit (siehe unten 4.) der suizidwilligen Person Voraussetzung ist. Bei den Konstellationen 1–3 akzeptiert die Rechtsordnung auch einen vorausverfügten Willen, also etwa den in einer Patientenverfügung dargestellten Willen oder die Erhebung von Behandlungswünschen bzw. des mutmaßlichen Willens.

1. »Ich will gewährleistet haben, ohne körperliches oder seelisches Leid zu sterben.« (Sterbebegleitung). Es besteht ein Rechtsanspruch auf Palliativmedizin und palliative care.«
   Das Recht auf spezialisierte Palliativversorgung wurde zuletzt durch die Einführung der spezialiseren ambulanten Palliativversorgung nach § 37b SGB V sogar für den »Wunschbehandlungsort« gesetzlich abgesichert.
2. »Ich wünsche bestmögliche Symptomkontrolle (z.B. von Schmerzen oder Atemnot), selbst wenn die dafür gebotene Behandlung – unvermeidbar oder ungewollt, aber in Kauf genommen – mein Leben verkürzt (indirekte aktive Sterbehilfe).«
   Auch wenn eine indizierte Symptomkontrolle lebensverkürzend wirkt, besteht darauf ein Rechtsanspruch.
3. »Ich verbiete jede Leidensverlängerung durch künstliche Lebensverlängerung. Ich verlange Nichtbeginn bzw. Beendigung einer Substitution (z.B. Beatmung), damit ich sterben kann (passive Sterbehilfe).«
   Es besteht ein Rechtsanspruch, dass leidensverlängernde Behandlungen gegen den freiverantwortlichen Patientenwillen nicht begonnen oder fortgesetzt und damit ggf. beendet werden.
4. »Ich wünsche eine Leidensverkürzung, damit es schneller – also vorzeitig – vorbei ist. Ich bitte daher darum, mich zu töten (direkte aktive Sterbehilfe).«

Tötung auf Verlangen, also etwa die tödliche Injektion durch eine andere Person, verbietet § 216 StGB. Deswegen besteht hierauf kein Rechtsanspruch.
5. »Ich wünsche eine Lebensverkürzung (bei kranken Menschen »Leidensverkürzung«) und will, dass man mir ein Mittel gibt, mit dem ich eigenhändig mein Leben vorzeitig durch eine aktive Selbsttötung beenden kann (Förderung der bzw. Beihilfe zur Selbsttötung).«
Die Selbsttötung sowie deren Umsetzung durch freiwillige Förderung und freiwillige Beihilfe sind Grundrechte von (freiverantwortlichen) Suizidenten bzw. deren Helfern. Ein Rechtsanspruch auf Suizidbeihilfe besteht nicht.
6. »Ich wünsche eine Lebensverkürzung (bei kranken Menschen »Leidensverkürzung«), indem man mich bei meinem »Sterbefasten« (Freiwilliger Verzicht auf Essen und Trinken – FVET) begleitet und im Bedarfsfall leidvolle Symptome (z. B. Durst oder starke Unruhe) mit Medikamenten behandelt (Förderung bzw. Beihilfe zur passiven Selbsttötung).«
Auch hier handelt es sich um Grundrechte jeweils der (freiverantwortlichen) Sterbewilligen und deren Helfer. Es besteht ein Rechtsanspruch auf Palliation.

2.12 Was versteht das Recht unter »Töten« bzw. »Selbsttötung«?

Eine Tötung oder Selbsttötung liegt vor, wenn ein Kausalverlauf in Gang gesetzt wird, der in absehbarem Zeitraum zwingend zum »vorzeitigen« Tod führt. Dazu ist *kein* Kontext von Krankheit und Sterben erforderlich. Wie im gesamten Recht der Tötungsdelikte gibt es auch hier zwei mögliche Begehungsformen: die aktive Tötung und die Tötung durch Unterlassen. Die Selbsttötung durch Unterlassen (z. B. Sterbefasten bzw. freiwilliger Verzicht auf Essen und Trinken, FVET) wird auch als prolongierter oder passiver Suizid bezeichnet. Wenn dem Unterlassen eine Garantenpflicht zum Handeln pro vita entgegensteht (und das ist immer bei Nicht-Freiverantwortlichkeit der Fall), ist Untätigbleiben rechtlich ein Tötungsdelikt der zur Rettung verpflichteten Garanten. Ihnen droht in einem solchen Fall bis zu lebenslange Freiheitsstrafe, §§ 222, 211, 212 StGB.

Staatsanwaltschaften müssen ein Beihilfe-Handeln zu FVET bei Kenntniserlangung pflichtgemäß unter den gleichen Prämissen wie Beihilfe zu Suiziden überprüfen. Prüfgegenstände sind immer der Ausschluss einer Fremdtötung und die anfängliche, vor allem aber auch die fortdauernde Freiverantwortlichkeit der sterbewilligen Person während der langen Dauer der passiven Selbsttötung. Posthum wird per Sachverständigengutachten geklärt, ob Freiverantwortlichkeit oder bei deren Fehlen eine »Selbstgefährdung« vorlag. In allen bisherigen und künftigen Verfahren sind die gutachtenden Psychiater:innen an den Facharztstandard gebunden. Nach diesem müssen sie sich – freilich posthum – um bestmögliche Erkenntnisgewinnung zu allen Umständen des Falles, insbesondere zur psychischen Konstellation der Suizident:in bemühen. Dass posthum auch hier Zweifel zugunsten der Suizidhelfer:in gehen, ist eine unverzichtbare Säule des Rechtsstaats, auch wenn dadurch nicht jede »wahre« Täter:in zur Verantwortung gezogen werden kann.

2.13 Was Recht vom Unrecht scheidet: die Freiverantwortlichkeit

Die Begleitung, Förderung oder gar Beihilfe zu *allen* legalen Methoden der Sterbehilfe (▶ Kap. 2.1) setzt die Freiverantwortlichkeit der/des Sterbewilligen voraus. »Freiverantwortlichkeit« bezeichnet die Fähigkeit zur sittlichen Selbstbestimmung, reflektiert und authentisch auf der Grundlage eigener moralischer Werte und Überzeugungen. Die dazu nötige Einsichts- und Einwilligungsfähigkeit darf nicht durch krankhafte Störung oder nötigenden Druck von außen aufgehoben sein.

Suizid ist also ein Januskopf. Je nachdem, ob eine suizidwillige Person freiverantwortlich oder nicht freiverantwortlich ihren Entschluss gefasst hat und umsetzen will, ist das Vorhaben einmal Grundrechtswahrnehmung und einmal Selbstgefährdung; Suizidbeihilfe demzufolge einmal legal, einmal illegal.

2.14 Voraussetzungen/Komponenten der »Freiverantwortlichkeit« für jegliche Patientenentscheidung

2.14.1 Die Einwilligungsfähigkeit – eine ärztliche Beurteilung

Nach dem Urteil des BVerfG von 2020 ist die Einwilligungsfähigkeit die Grundvoraussetzung für die Freiverantwortlichkeit, so dass sie »zunächst« vor den weiteren Voraussetzungen der Freiverantwortlichkeit (▶ Kap. 2.14.2) positiv festzustellen ist.

Definition der Einwilligungsfähigkeit

Eine gesetzliche Definition der Einwilligungsfähigkeit existiert nicht. *Die Definition nach Fachkonsens* ist, dass »eine Person bezüglich einer konkreten medizinischen Maßnahme als einwilligungsfähig gilt, wenn zum Zeitpunkt der Entscheidung folgende *vier Kriterien* gegeben sind«:

1. **Informationsverständnis** (Zielfrage: Können die Betroffenen mit eigenen Worten wiedergeben, was sie von der Aufklärung über die Erkrankung, ihre Behandlung und deren Nutzen und Risiken (siehe nachfolgend ▶ Kap. 2.14.2) verstanden haben?)
2. **Einsicht** (Zielfrage: »So sehen wir Ihre Erkrankung, stimmen Sie dem zu oder haben Sie eine andere Einschätzung? Wie beurteilen Sie Ihren Gesundheitszustand?«)
3. **Urteilsvermögen** (Zielfrage: »Was glauben Sie, ist das Beste für Sie? Was ist die Gefährdung/Konsequenz, wenn Sie die Maßnahme durchführen oder nicht durchführen?«)
4. **Kommunizieren einer Entscheidung** (Zielfrage: »Welche Entscheidung treffen Sie, nachdem wir alles besprochen haben?«).

> Unabdingbar gilt, dass »Einwilligungsfähigkeit« sorgfältig überprüft werden muss, optimal im Vieraugen-Prinzip zweier Ärzt:innen, bei selbst dann verbleibenden Zweifeln auch fachärztlich (psychiatrisches Terrain) zu beurteilen ist.

Zweifel an der Einwilligungsfähigkeit gehen im Rechtsstaat *zugunsten der Suizidwilligen, die bis zum Beweis des Gegenteils einwilligungsfähig sind. Im Strafverfahren* nach Tod der Suizidenten gehen sie dann *zugunsten der angeklagten Suizidhelfer:in.* Wunschvorstellungen mancher Psychiater:innen nach gesetzlich vorgeschriebener, ausnahmslos maximaler psychiatrischer, womöglich stationärer Begutachtung sind von Verfassung wegen mit dem Grundrecht selbstdefinierter Würde der Suizidwilligen nicht in Konkordanz zu bringen. Maximale psychiatrische Evaluation und Nicht-Ausreichen jeglicher anderen ärztlichen Bewertung sind von Verfassung wegen nicht zu rechtfertigen. Ebenso wie der damalige § 217 StGB wären sie Übermaßregelungen, weder kriminologisch begründbar noch mit den persönlichen Freiheitsrechten der Menschen zu vereinbaren. Dass im Ergebnis dann auch nicht freiverantwortliche Suizidwillige in Einzelfällen unentdeckt bleiben und Suizidhilfe erfahren, ist verfassungsrechtlich gebotener Tribut an den Rechtsstaat.

Nur wenn von Einwilligungsfähigkeit ausgegangen werden darf:

2.14.2 Weitere Voraussetzungen für die »Freiverantwortlichkeit« (bzw. Verneinung von »Beeinträchtigung« derselben) im Sinne des Urteils des BVerfG 2020

Die Kenntnis bzw. Beurteilung erfolgt *nicht zwingend durch einen Arzt,* sondern z. B. auch durch die helfende Person selbst:

- Kenntnis sämtlicher Informationen, die den Suizidenten befähigen, auf einer hinreichenden Beurteilungsgrundlage realitätsgerecht das Für und Wider abzuwägen
- Kenntnis der Angebote von insbesondere Psychiatrie und Palliativmedizin

- Kenntnis der Angebote sozialer oder finanzieller Hilfen
- Annahme von Beratung und Auseinandersetzung mit den Beratungsinhalten
- Wohlerwogenheit, Nachhaltigkeit bzw. Willenskonstanz, dass also die Entscheidung von einer gewissen »Dauerhaftigkeit und inneren Festigkeit getragen ist« (BVerfG 2020)
- Freiheit von nötigendem Druck, etwa aus der Familie

2.15 Rechtskonforme Suizidhilfe – die Absicherung im Voraus

Eine sehr hilfreiche »Handreichung zum Umgang mit nachhaltigen Suizidwünschen bei schwerer Krankheit« findet sich bei Thöns et al. (2021). Besonders kompetente und mit dem Thema Suizidhilfe in ihrer Praxis beruflich befasste Autor:innen aus den Bereichen Psychiatrie, Palliativmedizin, Medizinrecht, Anästhesie, Schmerzmedizin, Kriminalpolizei und Strafrecht haben diesen Text verfasst. Er sollte vor jeder Art von Suizidhilfe unbedingt wahrgenommen und akribisch beachtet werden. Dort finden sich praktische Vorgaben hinsichtlich folgender Aspekte: Beeinflussung durch eine psychische Störung, Aufklärung und Beratung, Alternativaufklärung, Wartefristen bzw. Prüfung der Nachhaltigkeit, psychosoziale Beeinflussungen/Pressionen, Dokumentationsinhalte, ggf. Einbindung der Angehörigen, bis hin zur eigentlichen Durchführung der Selbsttötung.

Eine umfassendere oder gar bessere Hilfe für Personen, die Suizidhilfe leisten wollen, ist wohl derzeit nicht verfügbar. Es ist nur eine Frage der Zeit, dass die Psychiatrie gleichwertige Leitlinien zur Ermittlung und Bewertung der Freiverantwortlichkeit von Suizidwilligen entwickelt. Aber ein Facharztstandard besteht im Recht nicht erst ab dem Zeitpunkt, wo die tatsächlich geübte ärztliche Sorgfalt in Leitlinien kodifiziert wird.

Freilich ist der Wunsch der zur Suizidhilfe bereiten Ärzt:innen nach mehr Klarheit und damit Sicherheit zur Ermittlung und Bewertung der Freiverantwortlichkeit mehr als nachvollziehbar. Doch diese Unsicherheit kann nicht die Gesetzgebung oder die Rechtsprechung beseitigen. In einem Rechtsstaat sind im Medizinrecht die ärztlichen Fachgesellschaften in allen Bereichen für die Festlegung und Weiterentwicklung des jeweiligen Facharztstandards zuständig. An diesen Facharztstandard sind Suizidhelfer:innen aller Art ebenso gebunden wie ggf. psychiatrisch begutachtende Personen, wenn es um die nachträgliche Bewertung der Freiverantwortlichkeit der Suizident:innen geht. Das Faktum, dass es in keinem anderen medizinischen Gebiet so stark divergierende, emotional befeuerte Meinungen wie zur Freiverantwortlichkeit Suizidwilliger gibt, kann jedenfalls kein Gesetz lösen.

2.16 Rechtskonforme Suizidhilfe – Das Verhalten im nachfolgenden Ermittlungsverfahren

Es wird häufig übersehen, dass die gebotene korrekte Angabe der Todesursache »Selbsttötung« in der Todesbescheinigung zwingend zu einer nachträglichen staatsanwaltschaftlichen Überprüfung führt. Das ist ein rechtsstaatliches Gebot angesichts der auf der Hand liegenden Missbrauchsmöglichkeiten. Die Verfahren laufen allerdings extrem unterschiedlich ab. Das liegt zum einen daran, wie sehr oder wie wenig nach allen Umständen des Einzelfalls Anhaltspunkte für Missbrauch erkennbar sind. Hier kann man in der Vorbereitung und Durchführung der Suizidbegleitung sehr viel Absicherung einbauen. Das liegt aber auch an den recht unterschiedlichen Gepflogenheiten deutscher Staatsanwaltschaften, was sich erst über die Jahre einspielen dürfte.

Die Ermittler:innen müssen zum einen eine Fremdtötung ausschließen. Zum anderen sind sie hinsichtlich der Freiverantwortlichkeit verpflichtet, den Nachweis zu führen, dass die suizidwillige Person nicht freiverantwortlich war. Ohne einen solchen sicher geführten posthumen Nachweis ist die Freiverantwortlichkeit nach unserem Recht zu unterstellen. Hier kann man ebenso durch sorgfältige Exploration aller erreichbaren Beurteilungskriterien zu Lebzeiten als auch durch sorgfältige Dokumentation aller Erkenntnisquellen und gut nachvollziehbare Begründungen der Ergebnisse eine gute Grundlage für die postmortale Bewertung schaffen. Dies schützt die Suizidwilligen und sichert ihre Zugehörigen und Suizidhelfer:innen. Es wird leider allzu selten mit der gebotenen maximalen Sorgfalt durchgeführt.

Auch in den Ermittlungsverfahren legen wir als anwaltliche Vertreter:innen stets die oben erwähnte Handreichung aus der Zeitschrift Schmerzmedizin vor (Thöns et al., 2021). Zudem legen wir sofort das Urteil des BGH vom 03.07.2019 zur Rechtmäßigkeit der Suizidhilfe für Freiverantwortliche (▶ Kap. 2) vor (Neue Juristische Wochenschrift, 2019).

Tendiert die Staatsanwaltschaft etwa dazu, eine Rechtsmediziner:in mit der Ex-post-Bewertung der Freiverantwortlichkeit zu beauftragen und lässt sich davon nicht abbringen, so sollte die Suizidhelfer:in sofort ein psychiatrisches Gutachten in Auftrag geben. Die sogenannte Beweislast bewirkt, dass Zweifel an der Freiverantwortlichkeit zugunsten der Suizidhelfer:in gehen. Dann werden die Verfahren eingestellt oder enden mit Freispruch. Rechtsschutz im strafrechtlichen Ermittlungsverfahren kann man über den Berufsverband oder die berufliche Rechtsschutzversicherung erhalten.

Im Jahr 2024 endeten zwei Strafverfahren gegen Ärzte, die Suizidwilligen mit psychiatrischer Krankengeschichte Suizidhilfe geleistet hatten, mit Verurteilungen wegen Tötung in mittelbarer Täterschaft (Landgerichte Essen und Berlin). Beide Urteile sind mit der Revision angegriffen und noch nicht rechtskräftig. In beiden Fällen verneinen die Gerichte auf Basis der Beweiserhebung, auch mittels psychiatrischer Sachverständiger, die Einwilligungsfähigkeit der Suizidwilligen, jedenfalls im Tatzeitpunkt, aufgrund ihrer sehr speziellen psychischen Situation. Keineswegs wurde psychisch Kranken das Grundrecht auf Suizid generell abgesprochen. Vielmehr bestätigen beide Urteile, dass eine psychische Erkrankung gerade nicht per se die Einwilligungsfähigkeit und damit einen freiverantwortlichen Suizid ausschließt.

2.17 Ein legislatives Schutzkonzept nach dem Urteil des BVerfG

In den zweitägigen Verhandlungen vor dem BVerfG im April 2019 konnten wir als Prozessbeteiligte umfangreich mit den Sachverständigen die notwendigen Voraussetzungen klären. Dazu gehörte etwa die Feststellung der einschlägigen Sachverständigen aus Kriminologie oder Psychiatrie und anderer Fachrichtungen, dass es keine empirisch belegten Missbrauchsdaten zur geschäftsmäßigen Suizidhilfe für Vulnerable gebe. Ein Gesetz zum Schutz der vulnerablen Suizidwilligen sei somit nicht empirisch begründbar. Im Übrigen würden vulnerable Suizidwillige bereits durch die hohen Strafdrohungen für die Unterstützung eines nicht freiverantwortlichen Suizids geschützt.

§ 217 StGB hatte ja auch eine ganz andere Funktion. Er sollte als sogenanntes »abstraktes Gefährdungsdelikt« Vulnerable zusätzlich und indirekt schützen, indem er dem unterstellten gefahrträchtigen Wirken der Sterbehilfeorganisationen rechtlich Einhalt gebot. Und § 217 StGB sollte »der Gefahr einer Normalisierung vorbeugen.«

2.18 Kann man »alles über einen Kamm scheren«?

Bei den geschäftsmäßig auftretenden Sterbehelfenden liegen keine Ärzt:in-Patient:in-Behandlungsverhältnisse vor. Selbst wenn dort Psychiater:innen in jedem Einzelfall tätig werden, handelt sich um kein Behandlungsverhältnis. Auch die ärztliche Vorab-Prüfung der Unterlagen von Suizidwilligen und die nachfolgende Durchführung der Suizidhilfe durch regionale Teams aus einer Rechtsanwält:in und einer Ärzt:in (jedweden Fachgebiets) ist nach Auffassung des Autors nicht ausreichend. Hier liegt weder ein ärztliches Vier-Augen-Prinzip vor, noch wird die suizidwillige Person zwischen Antragstellung und Selbsttötung kontinuierlich betreut. Das Agieren der geschäftsmäßigen Suizidhelfenden birgt daher ganz andere Gefahren als die Suizidhilfe durch die bereits behandelnde Ärzt:in der suizidwilligen Person.

Im Urteil des BVerfG von 2020 (Bundesverfassungsgericht, 2020) finden sich vor diesem Hintergrund die Hinweise, dass – »unter strikter Beschränkung« – prozedurale Schutzkonzepte »in Bezug auf das Phänomen organisierter Suizidhilfe« mit »Elementen ... des Missbrauchsschutzes« möglich sind (RdNr 338 und 339). Nur innerhalb dieses verfassungsrechtlich eröffneten Raums stünde der gesetzgebenden Instanz »in Bezug auf das Phänomen organisierter Suizidhilfe ein breites Spektrum an Möglichkeiten offen. Sie reichen von der positiven Regulierung prozeduraler Sicherungsmechanismen, etwa gesetzlich festgeschriebener Aufklärungs- und Wartepflichten, über Erlaubnisvorbehalte, die die Zuverlässigkeit von Suizidhilfeangeboten sichern, bis zu Verboten besonders gefahrträchtiger Erscheinungsformen der Suizidhilfe. ... Sie können mit Blick auf die Bedeutung der zu schützenden Rechtsgüter auch im Strafrecht verankert oder jedenfalls durch strafrechtliche Sanktionierung von Verstößen abgesichert werden.«

Es sei noch einmal klargestellt: Die staatliche Schutzpflicht des Autonomie- und Lebensschutzes (RdNr 231) erfüllen schon immer die §§ 222, 211, 212 StGB (Tötungsdelikte), die Suizidhilfe für nicht freiverantwortliche Menschen unter hohe Strafen stellen. Aus dieser Schutzpflicht kann man – so die Verfassungsrichter – sehr wohl einen Handlungsauftrag für ein legislatives prozedurales Sicherungskonzept ableiten (RdNr 338 und 340). Keineswegs hat das BVerfG aber den Bundestag aufgefordert, eine Ersatzregelung zu schaffen. Weder eine gesetzliche Lücke noch kriminologisch gesicherte Daten über Missbrauch erfordern nämlich damals wie heute gesetzgeberisches Handeln. Vielmehr sagen die Richter:innen: »Es steht dem Gesetzgeber frei, ein prozedurales Sicherungskonzept zu entwickeln (RdNr 340). Allerdings muss jede regulatorische Einschränkung der assistierten Selbsttötung sicherstellen, dass sie dem verfassungsrechtlich geschützten Recht des Einzelnen, aufgrund freier Entscheidung mit Unterstützung Dritter aus dem Leben zu scheiden, auch faktisch hinreichenden Raum zur Entfaltung und Umsetzung belässt.«

Die schwere Keule des Strafrechts sehen die Richter:innen verfassungsrechtlich also nur durch Verbote für »besonders gefahrträchtige Erscheinungsformen der Suizidhilfe« zulässig, die das Lebensrecht vulnerabler Menschen gefährden (RdNr 338).

Es kann ernsthaft niemand behaupten, dass suizidhilfebereite Ärzt:innen für ihre Patient:innen, zu denen gerade ein auf Vertrauen beruhendes Behandlungsverhältnis besteht, eine besonders gefahrträchtige Erscheinungsform der Suizidhilfe sind.

Zum Vergleich und zum Verständnis: im Kern geht es um Ordnungsrecht für potenziell gefahrträchtige Verhaltensweisen, so wie etwa auch die Straßenverkehrsordnung (StVO) Gefährdung von Personen verhindern soll. Daher ist ein Verstoß gegen die Ordnung der StVO auch eine Ordnungswidrigkeit und keine Straftat, mit der immer ein Rechtsgut verletzt wird. Die Sanktion ist daher Bußgeld und nicht Strafe, und damit wird man auch nicht »vorbestraft.« Nur besonders gefahrträchtige Erscheinungsformen des Verstoßes gegen die Ordnung im Straßenverkehr werden dann zum Beispiel als »gefährlicher Eingriff in den Straßenverkehr« mit dem Strafrecht sanktioniert, also etwa Autorennen auf öffentlichen Straßen, auch wenn ›nichts passiert‹ ist. So etwa war die »Idee« des für nichtig erklärten § 217 StGB.

Tötet oder verletzt dagegen eine Autofahrer:in durch einen »nur« einfachen Ordnungsverstoß eine Verkehrsteilnehmer:in, so tritt die Ordnungswidrigkeit hinter die Straftat der Tötung oder Körperverletzung zurück. Die Autofahrer:in wird wegen Tötung oder Körperverletzung bestraft.

Genauso wäre es, wenn künftig eine Einzelperson oder eine Sterbehilfeorganisation unter Missachtung der ihr ggf. gesetzlich auferlegten Prozeduren nachweislich einem Menschen in den Suizid hilft, dessen Entschluss dazu nicht freiverantwortlich war: man würde die Suizidhelfer:innen niemals nach einer prozeduralen Vorschrift, wie sie der § 217 StGB war, mit bis zu drei Jahren Freiheitsstrafe bestrafen. Dieser Verstoß träte als »unwesentliche Nebenstraftat« hinter dem Tötungsdelikt mit hoher Freiheitsstrafe zurück. Die Strafe wegen »Tötung in mittelbarer Täterschaft« wäre übrigens so hoch, dass sie nicht zur Bewährung ausgesetzt werden kann. So auch die hohen Strafen in den oben erwähnten Fällen vor den Landgerichte Essen und Berlin.

Umgekehrt: missachten geschäftsmäßige Suizidhelfer:innen schlicht die prozeduralen Vorschriften, helfen aber ausnahmslos nur qualifiziert und nur freiverantwortlichen Suizidwilligen, dann wäre das zwar ordnungswidrig und würde z. B. mit Bußgeld geahndet, eine Rechtsgutsverletzung wäre es nicht. Man mag jetzt überlegen, wann die Missachtung von Sorgfaltsmaßstäben oder prozeduraler Vorgaben so krass ist, dass man sie als »besonders gefährlich« einstufen müsste. Die Sterbehilfeorganisationen müssen ja schon im Eigeninteresse möglichst sorgfältig arbeiten, da ihnen sonst Strafrecht und Verbote der Organisationen drohen. Letzteres kann man auch in einem legislativen Schutzkonzept gut regeln.

Daher hat das BVerfG mehr als deutlich gesagt, dass das Strafrecht nur für besonders gefährliche Erscheinungsformen der organisierten Suizidhilfe, nicht aber für den Verstoß gegen allgemeine prozedurale Regelungen für Sterbehilfeorganisationen der richtige Ort ist. Und schon gar nicht lässt unsere Verfassung nach den klaren Worten der Richter:innen zu, dass man Ärzt:innen, die aus dem Behandlungsverhältnis heraus freiwillig einer freiverantwortlichen Person beim Suizid helfen, in ihrem Grundrecht auf Suizidhilfe mit jenen prozeduralen Vorgaben oder gar Strafdrohungen beschneidet, die unter strikter Beschränkung nur der organisierten Suizidhilfe auferlegt werden dürfen. Man würde verfassungswidrig wesentlich Ungleiches gleich behandeln.

Bleibt also die Frage, was man solchen Organisationen und geschäftsmäßigen Suizidhelfer:innen an prozeduralen, also ordnenden, Vorgaben machen kann. Nochmal: Hier besteht eben kein Ärzt:in-Patient:in-Behandlungsverhältnis. Deswegen sind hier Erlaubnisvorbehalte, Aufklärungs- und Wartepflichten denkbar (RdNr 339) bis hin zur Voraussetzung einer psychiatrischen Begutachtung in Zweifelsfällen. Man wird natürlich niemals vorschreiben können, wie die Psychiater:innen diese Begutachtung durchzuführen haben und wie sie zu ihrem wertenden Ergebnis kommen. Dies ist klassischerweise der Facharztstandard, der niemals in einem Gesetz geregelt werden kann. Er beschreibt die »im Verkehr erforderliche Sorgfalt«, die Suizidhelfende ebenso bindet wie posthum Gerichte. Diese werden wiederum psychiatrische Begutachtung in der Beweiserhebung zur Wahrheitsfindung benötigen, die sich wiederum nach der erforderlichen Sorgfalt, also dem Facharztstandard, richtet.

Alles kleines Einmaleins von Medizinrecht, Zivilprozessrecht und Strafprozessrecht.

Man kann auch nicht gesetzlich vorgeben, dass nur besonders qualifizierte oder gar erfahrene, klinische Psychiater:innen mit entsprechender Möglichkeit der längerfristigen stationären Evaluation die Begutachtung vornehmen dürfen. Der

Wunsch mag verständlich sein, gesetzlich vorschreiben lässt sich dies alles nicht. Denn es muss die vom Gericht bestimmte gutachtende Person aus dem Fachgebiet der Psychiatrie jeweils selbst entscheiden, welche Methoden und Maßnahmen zur Erkenntnisgewinnung im konkreten Einzelfall für eine wissenschaftlich begründete nachfolgende Bewertung geboten sind.

Und wer als Nicht-Psychiater:in Suizidhilfe leistet, muss sich an diesen Sorgfaltspflichten messen lassen.

Die »Bandbreite des Facharztstandards« stecken jedoch die ärztlichen Fachgesellschaften ab, niemals der Gesetzgeber. Und die »Bandbreite des Facharztstandards« ist wohl kaum in einem medizinischen Fachgebiet so breit wie in der Psychiatrie.

Und wer ärztlicherseits – egal welcher Facharztrichtung angehörig – beim Suizid helfen will, muss nach diesem Facharztstandard handeln. Ansonsten trifft ihn der Vorwurf des »Übernahmeverschuldens«. (Im Strafverfahren kommt ihr/ihm diese erhebliche Bandbreite des Standards sogar eher zugute.)

Traut sie/er sich das nicht zu, muss eine Psychiater:in in die Bewertung der Freiverantwortlichkeit eingebunden werden. Naturgemäß hängen die im Einzelfall erforderlichen Untersuchungsmethoden nach Art und Umfang sowie Bewertung der Erkenntnisse extrem davon ab, wie intensiv der zur Suizidhilfe bereiten Person die suizidwillige Person bekannt ist.

Die richtige Eruierung und Einschätzung der Freiverantwortlichkeit kann also von Fall zu Fall sehr verschieden ausfallen und so auch niemals gesetzgeberisch vorgegeben werden. So bestätigte etwa im August 2023 das Schweizer Bundesgericht, dass eine beim Suizid helfende Ärztin auch ohne psychiatrisches Fachgutachten korrekt von einem freiverantwortlichen Entscheiden und Handeln der betroffenen 67-jährigen, psychisch kranken Frau ausgehen konnte (Bondolfi, 2023).

Klar, wie in keinem anderen Fach der Medizin vermischen sich bei den Gutachten und den gutachtenden Personen im Bereich der Psychiatrie persönliche Einstellungen mit wissenschaftlichen Vorgaben. Ein Unding. Dass dies tendenziell zur Verneinung der Freiverantwortlichkeit von Suizidwilligen geht, muss man ebenso sehen. De facto gehen also tendenziöse Falschbegutachtungen im statistischen Ergebnis wohl zugunsten des Lebensschutzes und zu Lasten der Autonomie.

Bei den psychiatrischen Begutachtungen werden wir also immer zweierlei hinnehmen müssen:

- freiverantwortlichen Suizidwilligen wird fehlerhaft ihr Recht auf Sterben verletzt,
- nicht freiverantwortlichen Suizidwilligen wird fehlerhaft ihr Recht auf Leben verletzt.

Damit müssen wir leben, damit müssen die betroffenen Menschen leben, und das muss der Rechtsstaat um des Rechtsstaats willen dulden, aushalten, ja gewährleisten. Das ist der Tribut an den Rechtsstaat.

Aber ein Gesetz kann das nicht ändern.

2.19 Ein neues Gesetz? Brauchen wir dann überhaupt eines?

Wie etwa jüngst die namhaften Theologen Reiner Anselm und Peter Dabrock zusammen mit der Präsidentin der Deutschen Gesellschaft für Palliativmedizin Claudia Bausewein und dem Juristen Wolfram Höfling in einem FAZ-Beitrag (Anselm et al., 2023) festgestellt haben, hat sich seit 2020 eine durchaus rechtsstaatliche Praxis der geschäftsmäßigen Suizidhilfe eingestellt, so dass man sogar ohne Neuregelung auskommen könnte.

Ich könnte mir neben der wichtigsten Aufgabe eines Suizidpräventionsgesetzes allenfalls ein prozedurales Ordnungsrecht für Sterbehilfeorganisationen strikt nach den oben dargestellten Vorgaben des BVerfG vorstellen.

Sähe man, empirisch belegt, eine Zunahme der assistierten Suizide für Nichtfreiverantwortliche durch das »Phänomen organisierter Suizidhilfe« und damit eine Gefahr für die vulnerablen, nicht freiverantwortlichen Suizidwilligen, wären auch Strafvorschriften für diesen Bereich möglich. Ansonsten erlaubt die Verfassung für diese geschäftsmäßige Suizidhilfe vielfache Regelungen: zum Beispiel Erlaubnisvorbehalte, Zulassungsverfahren, Vorgabe von Zahl und Qualifikation der ärztlichen Beteiligten, zwingende psychiatrische Exploration der Suizidwilligen, externe Beratung bei staatlichen Beratungsstellen (die das Suizidpräventionsgesetz ohnehin bringen muss), ständige, behördlich überprüfte Rechenschaftsberichte zu jedem Einzelfall und zur gesamten Tätigkeit sowie zum Geschäftsgebaren bis hin zur Kostendeckelung. Und man kann natürlich die Erlaubnis bei gefährdenden Praktiken wieder versagen.

Aber niemals darf die Gesamtheit der auferlegten Prozeduren das Grundrecht der Suizidenten auf Selbsttötung beschneiden, ebenso nicht das Grundrecht der Suizidhelfer:innen, Suizidhilfe anzubieten (RdNr 340). Sonst kippt eine solche Regelung erneut beim BVerfG, weil sie erneut diesen Grundrechten keinen »faktisch hinreichenden Raum zur Entfaltung und Umsetzung belässt« (RdNr 341). »Der legitime Einsatz des Strafrechts zum Schutz der autonomen Entscheidung des Einzelnen über die Beendigung seines Lebens findet seine Grenze aber dort, wo die freie Entscheidung nicht mehr geschützt, sondern unmöglich gemacht wird« (RdNr 273).

Alle Ordnungsvorschriften lassen sich mit Bußgeldern absichern. Wo ganz erhebliche Formen der Missachtung des Ordnungsrechts zu »besonders gefahrträchtigen Erscheinungsformen der organisierten Suizidhilfe« führen, kann eine strafrechtliche Sanktionierung als Gefährdungsdelikt das Regelwerk ergänzen. Und wenn nachweislich einem nicht freiverantwortlichen Suizidwilligen in den Tod geholfen wurde, droht den Täter:innen ohnehin schon jetzt und weiterhin bis zu lebenslange Freiheitsstrafe.

Ein prozedurales Sicherungskonzept im Ordnungsrecht mit strafrechtlicher Sanktionierung besonders gefahrträchtiger Erscheinungsformen würde dem Geist und den Vorgaben des Urteils des BVerfG gerecht. Dazu bedarf es natürlich ergänzender Änderungen des Betäubungsmittelrechts, die jene für legale Suizidhilfe optimalen Medikamente zugänglich machen.

Egal wie im Einzelnen ein solches Gesetz ausfallen mag, es bedarf immer eines Zusatzes: »Die Regelungen gelten nicht für Ärzt:innen, die Suizidhilfe für Menschen leisten, mit denen sie schon vor und während dem Entschluss zur Selbsttötung in einem ärztlichen Behandlungsverhältnis stehen.« So wird ausgeschlossen, dass wesentlich Ungleiches gleich behandelt wird.

Unzulässig ist und bleibt übrigens die ständige populistische Begründung für ein solches Gesetz: »Wir wollen nicht, dass dies zur Normalität wird.« Denn es steht den Bundestagsabgeordneten als Mandatsträger:innen der Bürger:innen nicht zu, uns Bürger:innen vorzugeben, was wir als normal empfinden sollen. So musste z. B. die Strafbarkeit des Ehebruchs oder der Homosexualität ebenso fallen wie umgekehrt z. B. die Zulässigkeit von gleichgeschlechtlichen Ehen und vieles andere legalisiert werden musste. Denn »die Abgeordneten sind Vertreter des ganzen Volkes«, Art. 38 Grundgesetz. Sie dürfen also dem Volk nicht vorschreiben, was normal sein soll, im Gegenteil. Sie sind bei der Entscheidung zu Gesetzentwürfen den Wertvorstellungen des ganzen Volkes verpflichtet. Und in dieser Pflicht sind sie nur ihrem Gewissen verantwortlich, Art. 38, Absatz 2 GG. Das ist das Prinzip der lebendigen Verfassung. Und das heißt nun gerade nicht, dass jede/jeder Abgeordnete in solchen ethischen Fragen ihr/sein Stimmverhalten schlicht an ihrer/seiner höchstpersönlichen Weltanschauung orientieren darf. Leider ein nicht auszurottender kategorieller Irrtum.

Analog kann auch die verfasste Ärzteschaft ihren Mitgliedern nicht das Gewissen vorschreiben und schon gar keine Grundrechte verbieten, wenn in einer pluralistischen Gesellschaft verschiedene ärztliche Wertvorstellungen nebeneinander bestehen. Die Bundesärztekammer darf nicht ihren Mitgliedern Wertvorstellungen oktroyieren, die auf Hippokrates, der nun mal vor 2400 Jahren lebte, zurückgehen. Auch das hat uns das BVerfG mit auf den Weg gegeben. Die auch vom Autor vertretenen Ärzt:innen obsiegten mit ihren Verfassungsbeschwerden gegen § 217 StGB vor dem BVerfG, weil diese Norm ihr Grundrecht auf freie Berufsausübung (Art. 12 GG) verletzte.

Literatur

Anselm, R., Bausewein, C., Dabrock, P., & Höfling, W. (14.05.2023). *Assistierter Suizid: Recht auf Leben, Rechte im Sterben.* Frankfurter Allgemeine Zeitung. https://www.faz.net/aktuell/politik/inland/assistierter-suizid-regelung-bedarf-keiner-weiteren-interventionen-18876086.html (abgerufen am 08.01.2024)

Berner, B. (2014). Notarzt muss freiverantwortlichen Suizidenten nicht retten. *Deutsches Ärzteblatt,* 111(44), A-1882 / B-1610 / C-1542.

Bondolfi, S. (2023). *Hilfe zum Suizid – Bundesgericht stützt liberale Sterbehilfepraxis. Psychisch Kranke dürfen Sterbehilfe erhalten – auch dann, wenn kein psychiatrisches Gutachten vorliegt.* Schweizer Radio und Fernsehen (SRF) vom 28.06.2023. https://www.srf.ch/news/schweiz/hilfe-zum-suizid-bundesgericht-stuetzt-liberale-sterbehilfepraxis (abgerufen am 08.01.2024)

Bundesgerichtshof (1957). Urteil vom 28. November 1957. BGHSt 11, 111 – Einwilligung in ärztliche Heilbehandlung. https://www.servat.unibe.ch/dfr/bs011111.html (abgerufen am 08.01.2024)

Bundesverfassungsgericht (2020). Urteil vom 26. Februar 2020 zu 2 BvR 2347/15, 2 BvR 2527/16, 2 BvR 2354/16, 2 BvR 1593/16, 2 BvR 1261/16, 2 BvR 651/16. https://www.bundesverfassungsgericht.de/SharedDocs/Downloads/DE/2020/02/rs20200226_2bvr234715.pdf?__blob=publicationFile&v=4 (NJW 2020, 905) (abgerufen am 08.01.2024)

Bundesverwaltungsgericht (2023). Pressemitteilung Nr. 81/2023 vom 07.11.2023. Az. 3 C 8.22, 3 C 9.22. Keine Erlaubnis für den Erwerb des Betäubungsmittels Natrium-Pentobarbital zum Zweck der Selbsttötung. https://www.bverwg.de/de/pm/2023/81 (abgerufen am 10.01.2024)

European Court of Human Rights (2024). Urteil vom 17.09.2024, Case of Pindo Mulla v. Spain (Application no. 15541/20). https://hudoc.echr.coe.int/eng?i=001-236065 (abgerufen am 13.11.2024)

Neue Juristische Wochenschrift (NJW 1984, 2639). BGH: Strafbarkeit des Arztes bei Nichtbehandlung eines Sterbenden. Urteil vom 04.07.1984 (3 StR 96/84). https://beck-online.beck.de/Dokument?vpath=bibdata%5Czeits%5Cnjw%5C1984%5Ccont%5Cnjw.1984.2639.1.htm (abgerufen am 08.01.2024)

Neue Juristische Wochenschrift (NJW 1987, 2940). OLG München: Abgrenzung von Suizidbeihilfe und Tötung auf Verlangen. Urteil vom 31.07.1987 (1 Ws 23/87). https://beck-online.beck.de/Dokument?vpath=bibdata%2Fzeits%2Fnjw%2F1987%2Fcont%2Fnjw.1987.2940.2.htm&anchor=Y-300-Z-NJW-B-1987-S-2940-N-2 (abgerufen am 08.01.2024)

Neue Juristische Wochenschrift (NJW 2017, 2215). BVerWG: Erlaubnis zum Erwerb eines Mittels zur Selbsttötung. Urteil vom 02.03.2017. http://www.juratelegramm.de/faelle/oeffenliches_recht/BVerwG_NJW_2017_2215.htm (abgerufen am 08.01.2024)

Neue Juristische Wochenschrift (NJW 2019, 3092). BGH: Grenzen der Strafbarkeit bei ärztlich assistierter Selbsttötung. Urteil vom 03.07.2019. https://beck-online.beck.de/Dokument?vpath=bibdata%5Czeits%5Cnjw%5C2019%5Ccont%5Cnjw.2019.3092.1.htm (abgerufen am 08.01.2024)

Neue Juristische Wochenschrift (NJW 2020, 905). Verhältnismäßigkeit der Strafbarkeit geschäftsmäßiger Suizidhilfe, insbesondere Angemessenheit. BVerfG Urteil vom 26. Februar 2020 (2 BvR 2347/15), S. 905. http://www.juratelegramm.de/faelle/oeffenliches_recht/BVerfG_NJW_2020_905.htm (abgerufen am 08.01.2024)

Staatsanwaltschaft München (2011). Einschränkung der Garantenpflicht durch freiverantwortlich gefassten Selbsttötungswillen. *Medizinrecht*, 29, 291–293. https://doi.org/10.1007/s00350-011-2910-7.

Thöns, M., Putz, W., Dose, M., Überall, M. A., Cuno, J., Wefelscheid, R., Beck, D., Matenaer, B., & Hilgendorf, E. (2021). Handreichung – Umgang mit nachhaltigen Suizidwünschen bei schwerer Krankheit. *Schmerzmedizin*, 37(4), 12–15. https://doi.org/10.1007/s00940-021-3145-y

3 Zur rechtlichen Regulierung der Suizidassistenz nach dem Urteil des Bundesverfassungsgerichts

Eric Hilgendorf

3.1 Einleitung

Durch das aufsehenerregende, in dieser Klarheit kaum erwartete Urteil des Bundesverfassungsgerichts (BVerfG) vom 26.02.2020 wurde der bisherige § 217 StGB, der die geschäftsmäßige Förderung des Suizids unter Strafe gestellt hatte, für nichtig erklärt und aufgehoben (Bundesverfassungsgericht, 2020). Das BVerfG folgte in seinem Urteil den Stimmen aus der Strafrechtswissenschaft und Verfassungslehre, die die Einführung des § 217 StGB im Jahr 2015 von Anfang an kritisiert hatten. Dabei wurde zum einen auf die Schwierigkeit hingewiesen, suizidbegleitende und -fördernde Maßnahmen hinreichend klar von anderen ärztlichen Maßnahmen abzugrenzen (Hilgendorf, 2016; Hilgendorf, 2017; Taupitz, 2016), zum anderen wurde auf das Selbstbestimmungsrecht des Suizidenten[1] verwiesen, welches auch die Freiheit umfasse, sich selbst zu töten und dabei ärztliche Hilfe in Anspruch zu nehmen (Borasio, 2014; Saliger, 2015).

Das Urteil des BVerfG betont die individuelle Autonomie auch und gerade am Lebensende. Damit stieß das Gericht in der wissenschaftlichen Literatur grundsätzlich auf Zustimmung (Hillenkamp, 2020; Schoch, 2020; Rostalski, 2021), wenngleich einzelne Formulierungen des Gerichts den Autonomiegrundsatz offensichtlich sehr weitgehend – möglicherweise zu weitgehend – interpretieren und die Möglichkeit individueller Autonomiedefizite einerseits, berechtigte gesellschaftliche Bedürfnisse nach einer Einengung individueller Autonomie andererseits im Urteil nicht immer hinreichend reflektiert werden (Hilgendorf, 2023).

In der Folge wurde vor allem in der Presse die Forderung erhoben, Sterbehilfe rasch neu zu regeln. Das sachliche Bedürfnis hierfür war allerdings von Anfang an zweifelhaft, da mit dem Urteil des BVerfG kein »rechtsfreier Raum« geschaffen wurde, sondern vielmehr die Rechtslage vor Erlass des § 217 StGB wieder hergestellt wurde, die immerhin mehrere Jahrzehnte hindurch einen im Großen und Ganzen belastbaren Rahmen der Sterbehilfe gebildet hatte. Argumentieren lässt sich allenfalls, dass durch das Urteil des BVerfG und die vorangegangene öffentliche Debatte die gesellschaftliche Akzeptanz freiverantwortlicher Suizide und entsprechender ärztlicher Hilfeleistungen zugenommen hat. Andererseits führte der Wegfall des § 217 StGB keineswegs zu einer Welle ethisch problematischer Suizide und ent-

---

1 Zugunsten einer lesefreundlichen Darstellung wird in diesem Kapitel bei personenbezogenen Bezeichnungen in der Regel die männliche Form verwendet. Diese schließt, wo nicht anders angegeben, alle Geschlechtsformen ein (weiblich, männlich, divers).

sprechender Hilfeleistungen; ganz im Gegenteil ist es bemerkenswert, dass es weder zu einer Aufsehen erregenden Fallhäufung, noch auch nur zu öffentlichkeitswirksamen Werbeaktionen von Sterbehilfegesellschaften gekommen ist, wie sie nach dem Urteil des BVerfG teilweise befürchtet worden waren. Für das Jahr 2021, das erste Jahr nach der Rückkehr zur alten Rechtslage, wird die Zahl von 346 durchgeführten ärztlich assistierten Suiziden genannt (Forschungsgruppe Weltanschauungen in Deutschland, 2021).

3.2 Neue Gesetzentwürfe zur Regelung des assistierten Suizids

Dennoch wurden im Jahr 2022 drei Gesetzentwürfe für eine Neuregelung der Sterbehilfe vorgelegt (Deutscher Bundestag 2022a, 2022b und 2022c). Später wurden zwei Anträge zusammengelegt (Deutscher Bundestag, 2023). Selbst wenn keiner von ihnen im ersten Anlauf Erfolg hatte, ist davon auszugehen, dass sie auch künftigen Reformversuchen des ärztlich assistierten Suizids zugrunde liegen werden. Es lohnt sich deshalb nach wie vor, sich mit ihnen auseinanderzusetzen. Daneben existieren auch andere Reformvorschläge (Borasio et al., 2020), die jedoch in der bisherigen Debatte keine besondere Rolle gespielt haben.

3.2.1 Neuregelung im Strafrecht

Der strengste unter den hier vorzustellenden Entwürfen (Vorschlag Castellucci et al.) strebt eine Neuregelung der Sterbehilfe im Strafrecht an (Deutscher Bundestag, 2022a). Dies wird damit begründet, dass es die staatliche Schutzpflicht für das Leben gebiete, die Freiverantwortlichkeit des Suizids auch mit strafrechtlichen Mitteln zu gewährleisten und sicherzustellen, dass der Suizidentschluss nicht nur auf einer vorübergehenden Lebenskrise oder einer psychischen Erkrankung beruht. Es soll des Weiteren sichergestellt werden, dass der Entschluss nicht aus einer psychosozialen Einflussnahme oder mangelnder Aufklärung resultiert. Außerdem soll der Gefahr einer gesellschaftlichen Normalisierung des Suizids entgegengewirkt werden. Ziel der Regelung ist die Schaffung eines abgestuften Schutzkonzepts, durch das die kollidierenden verfassungsrechtlichen Rechtsgüter zu einem Ausgleich gebracht werden.

Im Mittelpunkt des Entwurfs steht die Schaffung eines neuen § 217 StGB, der in Abs. 1 die ursprüngliche Regelung der geschäftsmäßigen Förderung des Suizids in § 217 StGB (alte Fassung) wieder einführt, jedoch in Abs. 2 (im Unterschied zur früheren Fassung) eine Ausnahmeregelung für den freiverantwortlichen Suizid enthält. Des Weiteren soll in einem neuen § 217a StGB die Werbung für Unterstützung bei der Selbsttötung unter Strafe gestellt werden. Die nicht geschäftsmäßige Suizidhilfe soll straflos bleiben. Wie der Entwurf betont, besteht keine Verpflichtung für Ärzte, Suizidhilfe auszuführen oder anzubieten. Damit wird die bereits geltende Rechtslage bestätigt.

Besondere Aufmerksamkeit verdienen die vorgeschlagenen Ausnahmeregelungen nach § 217 Abs. 2 StGB. Nur bei einem geringen Anteil der suizidwilligen Personen, so der Entwurf, liege ein freiverantwortlicher Entschluss vor, und nur diesem Personenkreis soll es ermöglicht werden, auch eine geschäftsmäßige Hilfe in Anspruch zu nehmen. Mit der Vorschrift sollen daher insbesondere die Kriterien der Freiverantwortlichkeit festgelegt werden. Das Schutzkonzept zielt darauf ab, die unzulässige Einflussnahme Dritter auszuschließen und klare Voraussetzungen für die Zulässigkeit der Suizidhilfe zu schaffen: Zunächst muss die suizidwillige Person volljährig und einsichtsfähig sein (Abs. 2 S. 1 Nr. 1). Abs. 2 S. 1 Nr. 2 sieht deshalb mindestens zwei Untersuchungen in einem Abstand von mindestens drei Monaten durch einen Facharzt für Psychiatrie und Psychotherapie vor. So sollen insbesondere die Ernsthaftigkeit und die Dauerhaftigkeit der Entscheidung gesichert werden. Für Härtefälle, etwa bei Sterbewilligen in der Terminalphase, kann hiervon allerdings abgewichen werden (Abs. 2 Satz 2 StGB).

Abs. 2 S. 1 Nr. 3 regelt das Erfordernis einer individuell angepassten, umfassenden und ergebnisoffenen sowie multiprofessionellen und interdisziplinären Beratung. Sie soll mindestens folgende Elemente umfassen: die Aufklärung über den mentalen und psychischen Zustand der suizidwilligen Person, Hinweise auf Möglichkeiten der medizinischen Behandlung und Alternativen zur Selbsttötung, Angaben zu weiteren Beratungsmöglichkeiten und nicht zuletzt auch zu den Auswirkungen eines fehlgeschlagenen Selbsttötungsversuchs. Die Beratung soll den Zugang zu individuellen Hilfen ermöglichen, wie z. B. zu psychotherapeutischen Behandlungen und Schulden- oder Suchtberatung. Abs. 2 S. 1 Nr. 4 legt zudem eine Wartefrist von mindestens zwei Wochen zwischen der letzten Untersuchung nach der Beratung und der Suizidhilfe fest. Zum Zeitpunkt der Selbsttötung darf die letzte Untersuchung nicht mehr als zwei Monate zurückliegen. Damit soll sichergestellt werden, dass die Voraussetzungen der Freiwilligkeit noch vorliegen.

In der Begründung des Entwurfs wird ausgeführt, durch eine geschäftsmäßig angebotene Suizidhilfe sei die Freiverantwortlichkeit des Suizids in besonderer Weise gefährdet. Von ihr gingen erhebliche Missbrauchsgefahren und Gefährdungen der autonomen Selbstbestimmung aus. Es bestehe zudem die Gefahr einer Normalisierung der Suizidhilfe. Der hohe Rang der verfassungsmäßig geschützten Rechtsgüter legitimiere den Einsatz des Strafrechts. Es müsse verhindert werden, dass sich Personen in bestimmten Lebenssituationen etwa aus Nützlichkeitserwägungen oder aufgrund gesellschaftlicher Erwartungen zum Suizid veranlasst sähen. Dies sei gerade in Bezug auf den steigenden Kostendruck im Pflege- und Gesundheitswesen wichtig. Personen in diesen Situationen sollten deshalb gar nicht erst mit der Frage der Inanspruchnahme der Suizidhilfe konfrontiert werden. Die Vorschrift diene damit dem generalpräventiven Schutz der Freiverantwortlichkeit.

3.2.2 Regelung außerhalb des Strafrechts

Ein zweiter, bereits im Jahr 2021 erstmals vorgelegter Antrag (Vorschlag Helling-Plahr et al.) zur Neuregelung der Sterbehilfe verzichtet auf den Einsatz von Strafrecht (Deutscher Bundestag, 2022c). Der Gesetzentwurf soll das Recht auf einen selbstbestimmten Tod absichern und klarstellen, dass die Hilfe zur Selbsttötung straffrei bleibt. Außerdem soll den Betroffenen ermöglicht werden, sich Medikamente für den Suizid zu beschaffen. Eine Verpflichtung, die Selbsttötung zu unterstützen, soll aber auch nach diesem Entwurf nicht bestehen.

In § 1 des Entwurfs wird zunächst ein Recht auf Hilfe zur Selbsttötung normiert. Es steht unter der Voraussetzung, dass der Sterbewillige sein Leben auf der Grundlage eines autonom gebildeten, freien Willens beenden möchte. § 2 Abs. 1 stellt klar, dass die Suizidhilfe in diesem Fall erlaubt ist. § 2 Abs. 2 bestätigt den Grundsatz, dass niemand zur Suizidhilfe verpflichtet werden kann. In §§ 3 ff. werden die Voraussetzungen eines autonom gebildeten freien Willens festgelegt. Nach § 6 sollen dann, wenn ein autonom gebildeter freier Wille vorliegt, zum Zweck der Selbsttötung Arzneimittel verordnet werden können.

Nach den Vorgaben des BVerfG müsse die ernsthafte Entscheidung zur Selbsttötung respektiert werden. Auch eine Hilfe zur Selbsttötung müsse ohne rechtliche Sanktionen möglich sein, ohne dass allerdings eine Verpflichtung bestehe, beim Suizid zu helfen. Vor allem müsse sichergestellt werden, dass die sterbewillige Person nicht durch psychische Erkrankungen oder Dritte beeinflusst werde. Die Entscheidung müsse vielmehr auf einem freien autonomen Willen beruhen. Weiterhin sollen der sterbewilligen Person Alternativen aufgezeigt werden; es soll daher eine Beratungsinfrastruktur aufgebaut werden, bei der die Betroffenen allerdings nicht in eine bestimmte Richtung gedrängt werden. Die Betroffenen sollen insbesondere nicht auf Suizidhilfeeinrichtungen angewiesen sein, die rein an Gewinn orientiert sind. Das Recht auf ein selbstbestimmtes Sterben erfordere schließlich, dass dem Sterbewilligen auch Medikamente verschrieben werden dürfen, die einen schmerzfreien und sicheren Tod ermöglichen.

§ 3 des Gesetzentwurfs regelt die Voraussetzungen eines autonom gebildeten freien Willens wie folgt:

1. »Ein autonom gebildeter, freier Wille setzt die Fähigkeit voraus, seinen Willen frei und unbeeinflusst von einer akuten psychischen Störung bilden und nach dieser Einsicht handeln zu können. Es ist davon auszugehen, dass eine Person regelmäßig erst mit Vollendung des 18. Lebensjahres die Bedeutung und Tragweite einer Suizidentscheidung vollumfänglich zu erfassen vermag.
2. Dem Suizidwilligen müssen alle entscheidungserheblichen Gesichtspunkte bekannt sein. Erforderlich ist, dass er über sämtliche Informationen verfügt, die ihn befähigen, auf einer hinreichenden Beurteilungsgrundlage realitätsgerecht das Für und Wider abzuwägen. Dies setzt insbesondere voraus, dass der Suizidwillige Handlungsalternativen zum Suizid kennt, ihre jeweiligen Folgen bewerten kann und seine Entscheidung in Kenntnis aller erheblichen Umstände und Optionen trifft.
3. Von einem autonom gebildeten, freien Willen ist nur auszugehen, wenn der Entschluss zur Selbsttötung ohne unzulässige Einflussnahmen oder Druck gebildet worden ist.
4. Von einem autonom gebildeten, freien Willen kann nur dann ausgegangen werden, wenn der Entschluss von einer gewissen Dauerhaftigkeit und inneren Festigkeit getragen ist.«

Die Voraussetzungen, unter denen ein Arzt ein Medikament zum Suizid verschreiben darf, sind in § 6 des Gesetzentwurfs geregelt. Erforderlich ist auch hier der autonome und freie Wille zum Suizid (Abs. 1, § 3) und eine vorangegangene Beratung (Abs. 3), die in der Regel mindestens 10 Tage zurückliegen muss (Abs. 4), jedoch nicht länger als 8 Wochen zurückliegen darf (Abs. 3). Der Arzt muss den Patienten über Ablauf und Umstände der Selbsttötung aufklären (Abs. 2).

3.2.3 Zugang zu Hilfsmitteln beim ärztlich assistierten Suizid

Ein dritter Entwurf zielt vornehmlich darauf ab, Sterbewilligen im Rahmen eines bestimmten Schutzkonzepts den Zugang zu tödlich wirkenden Betäubungsmitteln (BTM) zu sichern (Deutscher Bundestag, 2022b). Dabei wird danach unterschieden, ob die Betroffenen ihren Tod wegen einer medizinischen Notlage (§ 3) oder aus anderen Gründen (§ 4) anstreben. Personen in einer medizinischen Notlage, d. h. Personen mit schweren Leiden, insbesondere starken Schmerzen, können sich tödlich wirkende BTM von Ärzten verschreiben lassen, wenn bestimmte Voraussetzungen erfüllt sind. Alle anderen Personen müssen tödliche Substanzen bei einer zuständigen Landesstelle beantragen. Die erhaltenen Substanzen müssen nach 4 Wochen zurückgegeben werden, wenn sie nicht genutzt wurden (§ 6). Für Minderjährige gilt § 7, wonach ihnen ausnahmsweise entsprechende Medikamente verschrieben werden dürfen, sofern ein entsprechendes psychiatrisches Gutachten vorliegt und die Personensorgeberechtigten zugestimmt haben. Auch dieser Gesetzentwurf betont, dass Ärzte nicht verpflichtet sind, eine sterbewillige Person in ihrem Sterbewunsch zu unterstützen (§ 1 Abs. 2). § 8 enthält Straf- und Bußgeldvorschriften für die Erschleichung der Medikamente durch unwahre Angaben oder für den unrichtigen Umgang mit BTM.

Besonderes Interesse verdient § 3 des Entwurfs, der die Anforderungen der Medikamentenvergabe für Personen in medizinischer Notlage enthält. Die Verschreibung eines geeigneten BTM soll zulässig sein, wenn folgende Voraussetzungen vorliegen:

- Die sterbewillige Person hat ihren Willen der Ärztin oder dem Arzt erläutert und der Wille wird schriftlich festgehalten.
- Die sterbewillige Person handelt aus freiem Willen (im Zweifel ist ein Gutachten einzuholen).
- Die sterbewillige Person wurde auf alle in Frage kommenden Hilfsmittel hingewiesen, die ihr Leid (auch nur geringfügig) lindern könnten.
- Es steht aus ärztlicher Sicht fest, dass es sich um einen absehbar nicht mehr veränderlichen Sterbewunsch handelt.
- Die sterbewillige Person wurde über die Wirkungsweise und Nebenwirkungen des verschriebenen Medikaments informiert.
- Ein zweiter Arzt bzw. eine zweite Ärztin hat schriftlich bestätigt, dass die oben genannten Voraussetzungen vorliegen.

Weiterhin muss gem. Abs. 2 des Entwurfs ein Arzt eine schriftliche Bescheinigung über das Bestehen der Voraussetzungen erteilen. Zwischen der Ausstellung der Bescheinigung und der Verschreibung des Medikaments sollen gem. Abs. 3 S. 1 mindestens zwei Wochen liegen. Eine Ausnahme bilden besondere Härtefälle nach Abs. 4.

Gesunde Sterbewillige, also Personen, die nicht unter Art. 3 fallen, sollen nach § 4 Abs. 1 den Zugang zu geeigneten BTM bei einer nach Landesrecht zuständigen Stelle beantragen. Im Antrag müssen sie den Sterbewunsch und dessen Ursachen, seine Dauerhaftigkeit, das Freisein von Druck und Zwang und ähnlichen Einflussnahmen sowie die Frage, warum staatliche oder private Hilfsangebote nicht geeignet sind, den Sterbewunsch zu beseitigen, schlüssig erläutern. Erforderlich ist gem. Abs. 3 weiterhin eine mindestens zweimalige Beratung durch eine unabhängige Beratungsstelle. Diese Beratungen sollen in einem Zeitraum von mindestens einem Jahr erfolgen. Wenn alle Voraussetzungen erfüllt sind, erfolgt gem. Abs. 4 eine schriftliche Belehrung über die Wirkungsweise des Medikaments durch die zuständige Behörde. Nach einer schriftlichen Bestätigung der sterbewilligen Person erstellt die Behörde eine Bescheinigung über das Recht auf Zugang zu dem geeigneten BTM. Diese Bescheinigung gilt ein Jahr lang.

Der Entwurf will Sterbehilfe erleichtern und auf eine transparente juristische Grundlage stellen. In der Gesetzesbegründung wird betont, bei der Zulässigkeit von Sterbehilfe handele es sich nicht um ein strafrechtliches Problem. Auch eine Verankerung im ärztlichen Berufsrecht sei nicht sinnvoll, da es dem Selbstbild der Ärzteschaft fremd sei, bei einer Tötung Gesunder Hilfe zu leisten. Ob ein Sterbewunsch ethisch oder religiös vertretbar sei, dürfe der Gesetzgeber nicht entscheiden. Er habe sich vielmehr an dem (verfassungsrechtlich verbrieften) Recht auf einen selbstbestimmten Tod zu orientieren (Deutscher Bundestag, 2022b).

3.3 Bewertung

Der erste Regelungsvorschlag von Castellucci et al. (Deutscher Bundestag, 2022a) überzeugt schon deswegen nicht, weil er in § 217 Abs. 1 der Entwurfsfassung unverändert am Wortlaut des alten § 217 StGB festhält. Damit bleiben die erheblichen Unbestimmtheitsprobleme, die schon im Hinblick auf die alte Gesetzesfassung gerügt worden waren, ungelöst. Liegt ein »Gelegenheit zu einem Suizid Gewähren« nicht schon dann vor, wenn ein (auch) ambulant tätiger Palliativmediziner seinem Patienten über das Wochenende starke Schmerzmittel mit nach Hause gibt, die es den Betroffenen ermöglichen würden, sich selbst durch eine Überdosis zu töten? Machen sich die verantwortlichen Mitarbeiterinnen und Mitarbeiter eines Hospizes strafbar, wenn sie Betroffene in ein »Sterbezimmer« verlegen und ihnen so eine Gelegenheit zum Suizid verschaffen (Hilgendorf, 2016). Der Entwurf behandelt diese und ähnliche Probleme allenfalls ansatzweise.

Mit guten Gründen lässt sich bezweifeln, dass das Strafrecht das richtige Mittel ist, um das Verhältnis von Ärzten und Sterbenden im Detail zu regulieren. Allgemeine Tatbestände wie das strafbewehrte Verbot einer Tötung auf Verlangen (§ 216 StGB) und die Pönalisierung der fahrlässigen Tötung (§ 222 StGB) bilden in Kombination mit den allgemeinen Körperverletzungsdelikten (§§ 223 ff. StGB) einen bewährten und tragfähigen Rahmen, innerhalb dessen eine ethisch verantwortete Entscheidungsmacht der Mediziner anerkannt werden sollte. Dazu gehört auch das Pflegepersonal als diejenige Gruppe, die wohl am intensivsten mit diesen Personen zu tun hat.

Jeder Einzelfall ist anders gelagert und erfordert ein individuelles Problemverständnis, das dem die Situation von außen betrachtenden Juristen, der in aller Regel weder auf eine entsprechende Ausbildung zurückgreifen kann noch über einschlägige Erfahrung verfügt, fehlt. Das Strafrecht ist – von Extremfällen abgesehen (Hilgendorf, 2018) – kein geeignetes Mittel, um die Situation von Sterbenden zu verbessern. Der Staatsanwalt ist für den Einsatz am Sterbebett nicht bloß unqualifiziert, sondern sein Einsatz schafft weit mehr Probleme, als er zu lösen vermag.

Der zweite Regelungsvorschlag von Helling-Plahr et al. (Deutscher Bundestag, 2022c), der im Laufe des Gesetzgebungsverfahrens mit dem dritten Entwurf von Künast et al. (Deutscher Bundestag, 2022b) zusammengeführt wurde, weist die geschilderten Probleme nicht auf. Fraglich könnte hier aber sein, ob ein solches Gesetz tatsächlich erforderlich ist. Positiv zu bewerten, aber nicht unbedingt neu ist die Klärung des Konzepts der Freiverantwortlichkeit beim Suizid. Problematischer ist der im Gesetz vorgesehene Aufbau einer staatlichen Beratungsinfrastruktur für den Suizid. Sind tatsächlich so viele Fälle zu erwarten, dass eine derartige Beratungsinfrastruktur erforderlich ist? Möglicherweise wäre es besser, Aufklärung und Beratung ganz in die Hände medizinischer Stellen, also der Hausärzte, Krankenhäuser, Palliativstationen und Hospize, zu legen, die mit den sterbewilligen und sterbenden Patienten unmittelbar zu tun haben. Voraussetzung dafür wäre allerdings, dass die Ärzte und Pflegekräfte einen stabilen, freiverantwortlich gebildeten Sterbewunsch ihrer Patienten respektieren. Die moderne Medizin ermöglicht in fast allen Fällen ein menschenwürdiges Sterben im Einklang mit dem Willen des Patienten. Auf diesem Feld sind weniger spezifische rechtliche Regularien gefragt als vielmehr erfahrungsgeleitete Empathie und die Bereitschaft, angeleitet durch die medizinische Ethik, der sterbenden Person als Individuum gerecht zu werden.

Der dritte Regelungsvorschlag konzentriert sich auf die Regelung des Zugangs zu einem geeigneten BTM. Positiv hervorzuheben ist die Unterscheidung von schwer kranken und gesunden Sterbewilligen, eine Differenzierung, die gerade im Hinblick auf die Akzeptanz von lebensverkürzenden ärztlichen Maßnahmen sinnvoll erscheint. Die Detailtiefe des Entwurfs entspricht dem Versuch, die Abgabe von Natrium-Pentobarbital möglichst genau zu regeln. Allerdings erscheint fraglich, ob hier nicht des Guten zu viel versucht wird. Der Aufbau einer »Sterbehilfe-Bürokratie« wird der existentiellen Extremlage der in Frage stehenden Fälle nicht gerecht.

Aus den gleichen Gründen sind auch Zweifel an der Sinnhaftigkeit einer Beratungspflicht angebracht, die in allen drei Entwürfen vorgesehen ist (Deutsche Gesellschaft für Humanes Sterben, 2022). Viele der Menschen, die einen assistierten Suizid anstreben, sind so hinfällig, dass das Aufsuchen einer Beratungsstelle kaum zumutbar erscheint. Hinzu kommt, dass eine Beratungsstellen-Infrastruktur bislang fehlt und erst aufgebaut werden müsste. In der Vorstellung, eine Beratung müsse zwingend erfolgen, drückt sich überdies ein Misstrauen gegenüber einem freiverantwortlich gefassten Sterbewunsch aus, der mit Blick auf das Urteil des BVerfG vom 26.02.2020 als bedenklich erscheint. An der Verfassungsmäßigkeit einer Beratungspflicht sind deshalb Zweifel angebracht. Umso wichtiger sind freiwillig zu nutzende Beratungsangebote, die vor allem in Kliniken, Hospizen und Palliativstationen zur Selbstverständlichkeit werden sollten.

3.4 Der Zugang zu Pentobarbital im Kontext des Suizids

3.4.1 Bezug über das Bundesamt für Arzneimittel und Medizinprodukte

Das in der Schweiz von der Sterbehilfeorganisation DIGNITAS seit Jahren verwendete Natrium-Pentobarbital (NAP) ist das gängigste Mittel für einen selbstbestimmten und schmerzfreien Suizid. (Inzwischen kommt jedoch häufig auch das in Deutschland verfügbare Thiopental zum Einsatz). Ein Vorteil von NAP liegt unter anderem in der einfachen Anwendung durch Trinken einer entsprechend aufbereiteten Flüssigkeit und in der sicheren und schmerzfreien Wirkung. Der Herausgabe dieses Mittels stehen nach bisher herrschender Meinung jedoch rechtliche Regelungen entgegen.

NAP gehört zur Gruppe der verkehrsfähigen und verschreibungsfähigen BTM im Sinne der Anlage III des BtMG. Um das BTM selbst zu erwerben, bedarf der Suizidwillige gem. § 3 Abs. 1 BtMG deshalb einer Erlaubnis durch das BfArM. Der Erteilung der Erlaubnis steht jedoch § 5 Abs. 1 Nr. 6 BtMG entgegen, wonach eine Erlaubnis zu versagen ist, wenn Art und Zweck des beantragten Verkehrs nicht mit dem Zweck des BtMG, die notwendige medizinische Versorgung der Bevölkerung herzustellen, vereinbar ist. Die Rechtslage wurde bisher so interpretiert, dass eine Genehmigung der Abgabe von Natrium-Pentobarbital nach § 5 Abs. 1 Nr. 6 BtMG zu Suizidzwecken unzulässig sei.

Das Bundesverwaltungsgericht (BVerwG) schloss sich in seinem Urteil aus dem Jahr 2017 dieser Meinung grundsätzlich an, ließ jedoch im Wege einer verfassungskonformen Auslegung in engen Grenzen erstmals Ausnahmen hiervon zu (Bundesverwaltungsgericht, 2017). So urteilte das Gericht, dass im Hinblick auf den Schutz des Selbstbestimmungsrechts § 5 Abs. 1 Nr. 6 BtMG dahin auszulegen sei, dass der Erwerb eines BTMs für eine Selbsttötung mit dem Zweck des Gesetzes, die notwendige medizinische Versorgung der Bevölkerung sicherzustellen, ausnahmsweise dann zulässig ist, wenn sich die suizidwillige Person wegen einer schweren und unheilbaren Erkrankung in einer extremen Notlage befinde.

Nach Leitsatz 4 der Entscheidung ist eine extreme Notlage dann gegeben, wenn:

- die schwere und unheilbare Erkrankung mit gravierenden körperlichen Leiden, insbesondere starken Schmerzen verbunden ist, die bei der betroffenen Person zu einem unerträglichen Leidensdruck führen und nicht ausreichend gelindert werden können,
- die betroffene Person entscheidungsfähig ist und sich frei und ernsthaft entschieden hat, ihr Leben beenden zu wollen, und ihr
- eine andere zumutbare Möglichkeit zur Verwirklichung des Sterbewunsches nicht zu Verfügung steht.

Das Bundesgesundheitsministerium beauftragte in Folge dieses Urteils ein Gutachten (Di Fabio, 2017) und wies auf der Basis dieses Gutachtens das BfArM an, das Urteil des BVerwG nicht umzusetzen, weswegen bis zum Frühjahr 2020 mehr als 100 Anträge durch das BfArM abgelehnt wurden (Pharmazeutische Zeitung, 2020). Es handelt sich um eine verfassungsrechtlich wie politisch sehr bedenkliche Selbstermächtigung der Exekutive, die mit dem rechtsstaatlichen Grundsatz der Gewaltenteilung kaum zu vereinbaren ist. Das Gutachten selbst ist inzwischen durch die Entscheidung des BVerfG vom 26.02.2020 überholt, die Blockade dauert jedoch auch im neu besetzten Gesundheitsministerium noch an.

Über die Gründe lässt sich nur spekulieren. Denkbar erscheint, dass der Ausgang des Gesetzgebungsverfahrens abgewartet werden sollte. Dieses Verfahren zieht sich nun aber schon einige Jahre hin, und zum jetzigen Zeitpunkt ist offen, ob es überhaupt zu einer neuen gesetzlichen Regelung kommen wird. Die Belange der betroffenen sterbewilligen Patienten bleiben unberücksichtigt.

Die Klagen Suizidwilliger auf Feststellung, dass das BfArM zur Erlaubniserteilung verpflichtet sei (Kraatz, 2021), wurden mit dem Argument abgelehnt, der Annahme einer »extremen Notlage« stehe nach Aufhebung des § 217 StGB die Möglichkeit entgegen, sich an Sterbehilfegesellschaften zu wenden (Patzak et al., 2022). Das BVerwG hat diese Argumentation in einem Urteil vom 7.11.2023 (Az 3 C 8.22) bestätigt.

3.4.2 Verschreibung und Abgabe von Natrium-Pentobarbital durch Ärzte/Apotheken

Nach herrschender Meinung kann das BTM Pentobarbital auch von einem Arzt nicht zum Zwecke des Suizids verschrieben werden. § 4 BtMG entbindet zwar von einer Erlaubnispflicht; die Erlaubnis des BfArM wird durch die ärztliche Verschreibung ersetzt. Die einschlägigen Pflichten des Arztes sind in § 13 Abs. 1 BtMG festgelegt und werden durch die Vorschriften der BtMVV konkretisiert (Bundesministerium der Justiz, 1998). Die Abgabe darf gem. § 13 Abs. 2 BtMG nur durch eine Apotheke erfolgen (Oberverwaltungsgericht für das Land Nordrhein-Westfalen, 2023).

Voraussetzung ist jedoch nach § 13 Abs. 1, dass die Verschreibung »begründet« ist. Die Verschreibung von BTM zu Suizidzwecken, so wird argumentiert (Jäger, 2015), sei jedoch niemals »begründet« im Sinne des § 13 BtMG, weil damit kein therapeutischer Zweck im eigentlichen Sinn verfolgt werde. Erforderlich ist nach herrschender Meinung vielmehr eine medizinische Indikation, die wegen des ärztlichen Heilauftrags nicht vorliege, wenn die Medikamente zum Zwecke des freiverantwortlichen Suizids verschrieben werden (Patzak et al., 2022). Etwas anderes ergebe sich auch nicht aus der Entscheidung des BVerfG zu § 217 StGB (Schnorr, 2021).

3.4.3 Verfassungskonforme Interpretation der Rechtslage

Im Folgenden soll gezeigt werden, dass entgegen der Ansicht der bisher herrschenden Meinung eine verfassungskonforme Interpretation von § 5 Abs. 1 Nr. 6 BtMG (Abgabe durch das BfArM) sowie von § 4 Abs. 1 Nr. 3 Buchst. a BtMG in Verbindung mit § 13 Abs. 1 BtMG (Verschreibung durch Ärzte) grundsätzlich möglich ist.

Nach § 5 Abs. 1 Nr. 6 BtMG ist die Erlaubnis nach § 3 BtMG zu versagen, wenn »die Art und der Zweck des beantragten Verkehrs nicht mit dem Zweck dieses Gesetzes, die notwendige medizinische Versorgung der Bevölkerung sicherzustellen, daneben aber den Missbrauch von BTM oder die missbräuchliche Herstellung ausgenommener Zubereitungen sowie das Entstehen oder Erhalten einer BTM-Abhängigkeit soweit wie möglich auszuschließen, vereinbar ist.« Unter einer solchen »notwendigen medizinischen Versorgung« sind solche Anwendungen eines BTM am oder im menschlichen Körper zu verstehen, die eine therapeutische Zielrichtung haben, also dazu dienen, Krankheiten oder krankhafte Beschwerden zu heilen oder zu lindern (Kotz & Öǧlakcıoğlu, 2018).

Daraus folgt aber, entgegen der in der Rechtsprechung vorherrschenden Ansicht (Verwaltungsgericht Köln, 2015) nicht, dass eine Überlassung von NAP nicht ausnahmsweise doch erfolgen darf. Eine ausnahmslos restriktive Sichtweise lässt sich nur vertreten, wenn man § 5 Abs. 1 Nr. 6 BtMG so interpretiert, dass die Überlassung nach »Art und Zweck« zu der notwendigen medizinischen Versorgung der Bevölkerung *beitragen* müsse, und dies bei einer Überlassung zu Suizidzwecken verneint. Selbst letzteres ist keineswegs zwingend, wenn man akzeptiert, dass Suizidhilfe in besonderen Notfällen eine ärztliche Aufgabe sein kann. So jedenfalls könnte das BVerwG-Urteil vom 2. März 2017 (3 C 19/15) interpretiert werden (Neue Juristische Wochenschrift, 2017).

Eine restriktive Interpretation ist nach dem Wortlaut der Norm jedoch weder zwingend noch auch nur naheliegend. Nach dem insoweit eindeutigen Wortlaut der Norm ist vielmehr ausschlaggebend, ob die Überlassung des Medikamentes mit dem Zweck des BtMG »vereinbar« ist, die notwendige medizinische Versorgung der Bevölkerung sicherzustellen, gleichzeitig aber einen Missbrauch von BTM usw. zu verhindern (siehe zum Schutzzweck des BtMG den Gesetzentwurf der Bundesregierung aus dem Jahr 1980 [Deutscher Bundestag, 1980]). Dies ist der Fall: Die notwendige medizinische Versorgung der Bevölkerung und die Missbrauchsverhinderung werden durch eine kontrollierte Abgabe von NAP weder beeinträchtigt noch auch nur gefährdet, die Überlassung ist also mit dem Zweck des BtMG *vereinbar* (so wohl auch Neumann, 2017).

Diese Interpretation der Norm führt dazu, dass § 5 Abs. 1 Nr. 6 BtMG mit den Vorgaben des BVerfG in Einklang zu bringen ist; sie verstößt nicht gegen den Wortlaut der Norm und steht auch nicht in Widerspruch zum Normzweck (der hier im Normwortlaut explizit ausgesprochen wird). Sie verdient deshalb gegenüber der restriktiven Interpretation der bisherigen Rechtsprechung den Vorzug. Dies bedeutet, dass eine Abgabe von NAP durch das BfArM grundsätzlich zulässig ist.

Gegen die hier vorgeschlagene verfassungskonforme Interpretation spricht auch nicht der Regelungszusammenhang mit § 13 Abs. 1 BtMG, also den Vorgaben für eine Verschreibung von NAP durch Ärzte. § 13 Abs. 1 BtMG regelt die Voraussetzungen der Verschreibungsfähigkeit und legt fest, dass eine Verschreibung oder Überlassung von in Anlage III bezeichneten BTM zugelassen wird, »wenn ihre Anwendung am oder im menschlichen Körper begründet ist.« Sie ist dann »begründet«, wenn sie zur konkreten (legalen) Zweckerreichung geeignet und erforderlich ist. Nach dem Urteil des BVerfG vom 26.02.2020 kann an der grundsätzlichen Legalität von ärztlich assistiertem Suizid kein Zweifel mehr bestehen.

An der Erforderlichkeit und damit an der Begründetheit der Anwendung soll es allerdings fehlen, wenn »der beabsichtigte Zweck auf andere Weise erreicht werden kann«, so § 13 Abs. 1 Satz 2 BtMG. »Beabsichtigter Zweck« beim Einsatz von Pentobarbital ist die Ermöglichung eines selbstbestimmten, schmerzfreien Sterbens in Orientierung an und im Einklang mit der Menschenwürde der sterbewilligen Person. Andere gleichermaßen humane und wirksame Mittel, um diese Zwecksetzung zu verwirklichen, sind nicht verfügbar. Die nach der Entscheidung des BVerfG vom 26.02.2020 grundsätzlich zulässige Verschreibung von NAP ist damit im Regelfall auch durchaus »begründet« im Sinne von § 13 Abs. 1 BtMG. Anzumerken ist, dass eine ärztliche kontrollierte Verschreibung von NAP in aller Regel besser sein dürfte als ein direkter Erwerb beim BfArM, um Missbrauch, Übereilung oder eine fehlerhafte Verwendung des Mittels auszuschließen.

3.4.4 Zwischenergebnis zum Betäubungsmittelrecht

Die obenstehende Analyse hat ergeben, dass bereits heute eine Abgabe von NAP durch das BfArM grundsätzlich zulässig wäre. Das gleiche gilt für ärztliche Verschreibungen des BTM. Um Rechtsklarheit zu schaffen und zur Verhinderung übereilter Suizide erscheint es allerdings sinnvoll, die Rechtslage durch eine Reform des BtMG klarzustellen und zu konkretisieren. Die Deutsche Gesellschaft für Humanes Sterben (DHGS) hat dazu einen eigenen Gesetzentwurf vorgestellt (Deutsche Gesellschaft für Humanes Sterben, 2022). Dieser sieht unter anderem eine Klarstellung im BtMG dergestalt vor, dass ein Arzt ein in Anlage III bezeichnetes BTM verschreiben oder im Rahmen einer stationären Behandlung überlassen darf, wenn es für eine freiverantwortliche Selbsttötung genutzt werden soll, so § 13a E-BtMG:

> *» § 13a Verschreibung oder Überlassung zum Zwecke einer freiverantwortlichen Selbsttötung*
> (1) Ein Arzt darf ein in Anlage III bezeichnetes BTM verschreiben oder im Rahmen einer stationären Behandlung überlassen, wenn es für eine freiverantwortliche Selbsttötung genutzt werden soll, nachdem:

1. der Sterbewillige dies ausdrücklich und ernstlich verlangt hat,
2. der Arzt die sterbewillige Person umfassend und lebensbejahend beraten hat und
3. seit dem Beratungsgespräch mindestens drei Tage vergangen sind.

(2) In der Beratung hat die sterbewillige Person die Gründe für ihren Sterbewunsch darzulegen. Der Arzt muss daraufhin medizinische Behandlungsmöglichkeiten aufzeigen. Er hat die Wirkungsweise und konkrete Anwendung des BTM eingehend zu erläutern und auf die möglichen Folgen eines fehlgeschlagenen Selbsttötungsversuchs hinzuweisen. Er hat den Umfang der Beratung schriftlich zu dokumentieren und dies von der sterbewilligen Person unterschreiben zu lassen.

(3) Freiverantwortlich ist eine Selbsttötung, wenn die sterbewillige Person über die nötige

Einsichtsfähigkeit verfügt und einen freien Selbsttötungsentschluss von innerer Festigkeit getroffen hat, der nicht auf wesentlichen Willensmängeln beruht.

(4) Aus diesem Gesetz kann kein Anspruch auf ein BTM zum Zwecke der Selbsttötung abgeleitet werden. Insbesondere ist kein Arzt zur Mitwirkung an einer Selbsttötung verpflichtet.«

3.5 Gesamtergebnis

Eine über die bereits existierenden einschlägigen allgemeinen Straftatbestände hinausgehende strafrechtliche Regulierung der ärztlichen Suizidassistenz, wie sie im Entwurf Castellucci et al. vorgeschlagen wird, schafft weitaus mehr Probleme als sie zu lösen vermag und ist deshalb abzulehnen. Der auf den Einsatz von Strafrecht verzichtende Entwurf von Helling-Plahr et al. verdient demgegenüber den Vorzug. Allerdings spricht einiges dafür, auf eine neue rechtliche Regulierung des ärztlich assistierten Suizids ganz zu verzichten und lediglich eine im Wesentlichen klarstellende, evtl. den Zugang zu einschlägig wirksamen Medikamenten im Detail regulierende Normierung vorzunehmen.

Literatur

Borasio, G. D. (2014). Selbstbestimmtes Sterben: Was es bedeutet, was uns daran hindert, wie wir es erreichen können. C. H. Beck, München.

Borasio, G. D., Jox, R. J., Taupitz, J., & Wiesing, U. (2020). Selbstbestimmung im Sterben – Fürsorge zum Leben. Ein verfassungskonformer Gesetzesvorschlag zur Regelung des assistierten Suizids. Kohlhammer, Stuttgart.

Bundesministerium der Justiz (1998). Verordnung über das Verschreiben, die Abgabe und den Nachweis des Verbleibs von Betäubungsmitteln (Betäubungsmittel-Verschreibungsverordnung – BtMVV) vom 02.01.1998. https://www.gesetze-im-internet.de/btmvv_1998/BJNR008000998.html (abgerufen am 08.01.2024)

Bundesverfassungsgericht (2020). Urteil vom 26. Februar 2020 zu 2 BvR 2347/15, 2 BvR 2527/16, 2 BvR 2354/16, 2 BvR 1593/16, 2 BvR 1261/16, 2 BvR 651/16. https://www.bundesverfassungsgericht.de/SharedDocs/Downloads/DE/2020/02/rs20200226_2bvr234715.pdf?__blob=publicationFile&v=4 (abgerufen am 08.01.2024)

Bundesverwaltungsgericht (2017). Urteil vom 02.03.2017 – BVerwG 3 C 19.15. Erlaubnis zum Erwerb einer tödlichen Dosis Natrium-Pentobarbital zur Selbsttötung. https://www.bverwg.de/020317U3C19.15.0 (abgerufen am 08.01.2024)

Deutscher Bundestag (1980). Drucksache 8/3551: Gesetzentwurf der Bundesregierung Entwurf eines Gesetzes zur Neuordnung des Betäubungsmittelrechts; 09.01.1980. https://dserver.bundestag.de/btd/08/035/0803551.pdf (abgerufen am 08.01.2024)

Deutscher Bundestag (2022a). Drucksache 20/904: Entwurf eines Gesetzes zur Strafbarkeit der geschäftsmäßigen Hilfe zur Selbsttötung und zur Sicherstellung der Freiverantwortlichkeit der Entscheidung zur Selbsttötung (Castellucci et al.); 07.03.2022. https://dserver.bundestag.de/btd/20/009/2000904.pdf (abgerufen am 08.01.2024)

Deutscher Bundestag (2022b). Drucksache 20/2293: Entwurf eines Gesetzes zum Schutz des Rechts auf selbstbestimmtes Sterben (Künast et al.); 17.06.2022. https://dserver.bundestag.de/btd/20/022/2002293.pdf (abgerufen am 08.01.2024)

Deutscher Bundestag (2022c). Drucksache 20/2332: Entwurf eines Gesetzes zur Regelung der Suizidhilfe (Helling-Plahr et al.); 21.06.2022. https://dserver.bundestag.de/btd/20/023/2002332.pdf (abgerufen am 08.01.2024)

Deutscher Bundestag (2023). Drucksache 20/7624: Entwurf eines Gesetzes zum Schutz des Rechts auf selbstbestimmtes Sterben und zur Regelung der Hilfe zur Selbsttötung sowie zur Änderung weiterer Gesetze vom 06.07.2023. https://dserver.bundestag.de/btd/20/076/2007624.pdf (abgerufen am 08.01.2024)

Deutsche Gesellschaft für Humanes Sterben (2022). Stellungnahme der Deutschen Gesellschaft für Humanes Sterben e.V. zu drei Gesetzentwürfen betreffend die Regulierung der Suizidassistenz« vom 25.11.2022. https://www.bundestag.de/resource/blob/925606/d5856d938f2752dce6696b3a7ac822b6/DGHS-data.pdf (abgerufen am 08.01.2024)

Di Fabio, U. (2017). Erwerbserlaubnis letal wirkender Mittel zur Selbsttötung in existentiellen Notlagen. Rechtsgutachten zum Urteil des Bundesverwaltungsgerichts vom 2. März 2017–3 C 19/15. https://www.bfarm.de/SharedDocs/Downloads/DE/Service/Presse/Rechtsgutachten.pdf?__blob=publication File&v=2 (abgerufen am 08.01.2024)

Forschungsgruppe Weltanschauungen in Deutschland (2021). Sterbehilfe in Deutschland 2021. https://fowid.de/meldung/sterbehilfe-deutschland-2021 (abgerufen am 08.01.2024)

Hilgendorf, E. (2016). Neue Strafbarkeitsrisiken für Ärzte und Pflegekräfte durch die Neuregelung des assistierten Suizids. PflegeRecht, 20(7), 556–563.

Hilgendorf, E. (2017). Sterben im Schatten des Strafrechts. In: F.-J. Bormann (Hrsg.), Lebensbeendende Handlungen. Ethik, Medizin und Recht zur Grenze von »Töten« und »Sterbenlassen« (S. 701–723). De Gruyter, Berlin. https://doi.org/10.1515/9783110488531

Hilgendorf, E. (2018). Das Geschäft am Lebensende: Übertherapie und ihre (straf-)rechtliche Bewertung. In: B. Hecker, C. Weißer & C. Brand (Hrsg.), Festschrift für Rudolf Rengier zum 70. Geburtstag (S. 219–226). München.

Hilgendorf, E. (2023). Rettungsweg: Menschenwürdiges Sterben. In: R. Gröschner, S. Kirste & O. W. Lembcke (Hrsg.), Wege der Würde. Philosophenwege, Rechtswege, Auswege (1. Auflage, S. 191–217). Mohr Siebeck, Tübingen. https://doi.org/10.1628/978-3-16-161987-8

Hillenkamp, T. (2020). Strafgesetz »entleert« Grundrecht – zur Bedeutung des Urteils des Bundesverfassungsgerichts zu § 217 StGB für das Strafrecht. JuristenZeitung, 75(12), 618–626. https://doi.org/10.1628/jz-2020-0196

Jäger, D. (2015). Der Arzt im Fadenkreuz der juristischen Debatte um assistierten Suizid. JuristenZeitung, 70(18), 875–885. https://doi.org/10.1628/002268815X14340175249431

Kotz, P. & Öğlakcıoğlu, M. T. (2018). Münchener Kommentar zum StGB. 3. Auflage. Kommentierung von § 13 BtMG.

Kraatz, E. (2021). Keine Erlaubnis zum Erwerb eines Betäubungsmittels zur Selbsttötung. GesundheitsRecht, 2, 98. https://doi.org/10.9785/gesr-2021-200211

Neue Juristische Wochenschrift (2017). BVerWG: Erlaubnis zum Erwerb eines Mittels zur Selbsttötung. Urteil vom 02.03.2017. http://www.juratelegramm.de/faelle/oeffenliches_recht/BVerwG_NJW_2017_2215.htm (abgerufen am 08.01.2024)

Neumann, U. (2017). In: U. Kindhäuser, U. Neumann & H.-U. Paeffgen. Strafgesetzbuch, Bd. 2, 5. Auflage. § 211 Rn. 142 ff. Nomos, Baden-Baden.

Patzak, M., Volkmer, J.& Fabricius, M. (2022). Betäubungsmittelgesetz § 29 Rn. 1137. In: J.Patzak, M. Volkmer, & J. Fabricius, Betäubungsmittelgesetz: BtMG. Betäubungsmittel-Verschreibungsverordnung, Arzneimittelgesetz, Neue-psychoaktive-Stoffe-Gesetz, Anti-Doping-Gesetz, Grundstoffüberwachungsgesetz (10. Auflage). C. H. Beck, München.

Oberverwaltungsgericht für das Land Nordrhein-Westfalen (2023). Kein Zugang zum Betäubungsmittel Natrium-Pentobarbital zum Zweck der Selbsttötung. Beschluss vom 08.08. 2023 (9 B 194/23). https://openjur.de/u/2473669.html (abgerufen am 08.01.2024)

Pharmazeutische Zeitung (13.01.2020). Medikamente zur Selbsttötung. BfArM lehnt mehr als 100 Anträge ab. Pharmazeutische Zeitung. https://www.pharmazeutische-zeitung.de/bfarm-lehnt-mehr-als-100-antraege-ab-115034 (abgerufen am 08.01.2024)

Rostalski,F. (2021). Freiheit und Sterben: zu den Kriterien autonomen Sterbens und ihrer Beachtung im System der Tötungsdelikte. JuristenZeitung, 76(10), 477–484. https://doi.org/10.1628/jz-2021-0168

Schöch, H. (2020). Das Recht auf selbstbestimmtes Sterben: Konsequenzen aus dem Urteil des BVerfG vom 26.02.2020 zur Förderung der Selbsttötung für den Gesetzgeber. Goltdammer's Archiv für Strafrecht, 167, 423–438.

Saliger, F. (2015). Selbstbestimmung bis zuletzt: Rechtsgutachten zum Verbot organisierter Sterbehilfe. Books on Demand.

Schnorr, T. (2021). Zur Strafbarkeit von Ärzten nach dem BtMG und dem AMG im Rahmen der Sterbehilfe. Neue Zeitschrift für Strafrecht, 2, 76–78.

Taupitz, J. (2016). Das Gesetz zur Strafbarkeit der geschäftsmäßigen Förderung des Suizids. Zeitschrift für Medizinstrafrecht, 2(6), 323–330.

Verwaltungsgericht Köln (2015). Urteil 7 K 14/15 vom 01.12.2015. Abrufbar unter: https://openjur.de/ (abgerufen am 08.01.2024)

4 Assistierter Suizid: Perspektiven für eine ethisch verantwortete Praxis

Georg Marckmann

4.1 Einleitung

Das Selbstbestimmungsrecht ist nicht nur ein verfassungsrechtlich verankerter Grundwert unseres Gemeinwesens, sondern auch eine zentrale ethische Orientierung in der Patientenversorgung: Keine Behandlungsmaßnahme darf bei einer Person ohne deren ausdrückliche Einwilligung nach entsprechender Aufklärung durchgeführt werden. Als *Abwehrrecht* gilt die Autonomie der Patient:innen als oberste Richtschnur ärztlichen Handelns. Dem korrespondiert jedoch nicht ein gleichermaßen uneingeschränktes *Anspruchsrecht* auf alle von einer Person gewünschten Maßnahmen. Diese Asymmetrie gilt auch dann, wenn Kranke nicht mehr weiterleben möchten: Es ist gut etablierte und ethisch wie rechtlich legitime Praxis, dass Kranke lebenserhaltende Behandlungsmaßnahmen ablehnen können, auch wenn ihr Leben mit vergleichsweise guter Prognose aufrechterhalten werden könnte. Ob und ggf. welche Maßnahmen eine Person beanspruchen kann, um den Sterbeprozess zu beschleunigen bzw. den Tod aktiv herbeizuführen, wird hingegen innerhalb der Ärzteschaft und in der Gesellschaft kontrovers diskutiert. Dabei sind hier zwei verschiedene Formen zu unterscheiden. Bei der *Tötung auf Verlangen* – auch direkte aktive Sterbehilfe genannt – wird der Tod des Betroffenen durch eine andere Person herbeigeführt, z. B. durch die Injektion eines Medikaments in tödlicher Dosierung. Beim *assistierten Suizid* liegt die Tatherrschaft hingegen bei der betroffenen Person selbst, die die tödliche Substanz einnimmt oder die sie sich über das Starten einer Infusion zuführt.

Der vorliegende Beitrag widmet sich dem assistierten Suizid, der nach dem Urteil des Bundesverfassungsgerichts (BVerfG) vom 26.02.2020 auch in seiner geschäftsmäßigen Form in Deutschland nicht mehr strafbar ist (Bundesverfassungsgericht, 2020). Damit ist die grundsätzliche Zulässigkeit der Suizidassistenz eindeutig geklärt. Genauer zu bestimmen ist allerdings noch, welche Anforderungen an eine ethisch verantwortete Praxis der Suizidassistenz zu stellen sind und welche Rolle Ärzt:innen bei der Suizidassistenz spielen sollen (Marckmann, 2022a; Pollmächer, 2022).

Ausgehend von den vier klassischen medizinethischen Prinzipien (Beauchamp & Childress, 2019) prüft der vorliegende Beitrag zunächst, wie die Suizidassistenz aus ethischer Sicht zu bewerten ist. Zwar hat diese Frage nach dem Urteil des BVerfG keine Implikationen für die grundsätzliche Zulässigkeit der Suizidassistenz in Deutschland, sie ist aber für diejenigen Personen durchaus relevant, die sich überlegen, bei einer Selbsttötung zu assistieren. Im Ergebnis wird sich zeigen, dass gemäß den etablierten medizinethischen Prinzipien keine *kategorischen* Argumente gegen die Suizidassistenz sprechen. Jedoch lassen sich aus den Prinzipien Argumente für eine ethisch verantwortete Praxis der Suizidassistenz herleiten. Dabei wird neben der unverzichtbaren Verpflichtung zum Schutz bzw. zur Stärkung der Autonomie der Betroffenen insbesondere herausgearbeitet, welche Bedeutung die Wohltuns-Verpflichtungen beim Umgang mit Menschen haben, die einen Suizid erwägen. Diese werden in den aktuellen Debatten eher etwas vernachlässigt, haben aber für eine ethisch angemessene Betreuung der suizidwilligen Personen eine nicht zu unterschätzende Bedeutung: Im Vordergrund steht dabei die Frage, die eigentlich im Zentrum aller Bemühungen – sowohl auf individueller als auch auf gesellschaftlicher Ebene – aktuell stehen sollte: Wie kann den Betroffenen in einer existenziellen Lebenskrise angemessen geholfen werden? Ich werde auf diese Fragen im weiteren Verlauf zurückkommen.

4.2 Zur Hinführung: Zwei Patientengeschichten aus der Praxis

Mit zwei Patientengeschichten möchte ich an die Fragestellungen des vorliegenden Beitrags heranführen.

> Im ersten Fall handelt es sich um einen 25-jährigen, verheirateten Patienten mit zwei Kindern im Alter von drei und fünf Jahren. Dieser Patient war an einer bösartigen Erkrankung des Blutsystems erkrankt, einer chronischen myeloischen Leukämie, die mit einer Stammzelltransplantation vor etwa zwei Jahren erfolgreich behandelt werden konnte. Im weiteren Verlauf erlitt der Patient einen irreversiblen Lungenschaden, eine Bronchiolitis obliterans, hinzu kam eine Pilzinfektion der Lunge, die bislang nicht erfolgreich behandelt werden konnte. In der Folge verschlechterte sich die Lungenfunktion des Patienten kontinuierlich, sodass der Patient jetzt mit zunehmender Atemnot in die Klinik eingeliefert wird und beatmet werden muss.
>
> Nachdem klar ist, dass eine Lungentransplantation nicht in Frage kommt und das Leben nur mit einer dauerhaften Beatmung aufrechterhalten werden kann, bittet der Patient um eine Beendigung der Beatmung: Ein Leben mit einer Langzeitbeatmung sei für ihn nicht akzeptabel, er wolle in der vorliegenden Situation lieber sterben. Die Ärzte entsprechen dem Wunsch des aufgeklärten, einwilligungsfähigen Patienten und beenden die Beatmung. Der Patient trübt nach einer Stunde ein, verliert das Bewusstsein und verstirbt nach zwei Stunden friedlich im Beisein der Ehefrau. Dieses Vorgehen ist ethisch und rechtlich durch die Achtung der Patientenautonomie geboten. Der Patient darf sein Leben, das für ihn selbst nicht mehr ausreichend lebenswert ist, mit ärztlicher Hilfe – Abschalten des Beatmungsgeräts – beenden.

Im zweiten Fall handelt sich um eine alleinstehende 84-jährige Patientin mit einem bösartigen Tumor im Nasen-Rachen-Raum. Der Tumor ist bereits in die Schädelbasis eingedrungen und kann operativ nicht mehr vollständig entfernt werden. Die 5-Jahres-Überlebensrate mit Bestrahlung und Chemotherapie wird auf etwa 30 % geschätzt. In Gesprächen mit dem Arzt bedauert die Patientin, dass »einem in Deutschland niemand ein Mittel zum Sterben gibt.« Sie habe ihr Leben gelebt, sodass es angesichts der weiter voranschreitenden, unheilbaren Erkrankung eigentlich schön wäre, wenn sie einfach so einschlafen könne. Die Ärzte greifen den – impliziten – Wunsch der Patientin nach einer Suizidassistenz nicht weiter auf, sondern überzeugen sie davon, einer palliativen Bestrahlung zuzustimmen. Kurz nach der Aufnahme im Krankenhaus stürzt sich die Patientin im dritten Stock vom Balkon und verstirbt kurze Zeit später im Schockraum.

Vergleichen wir beide Fälle: Die 84-jährige Patientin mit dem Oropharynxkarzinom konnte ihr Leben, das für sie nicht mehr ausreichend lebenswert war, nicht mit ärztlicher Hilfe beenden. Der 25-jährige Patient hingegen, für den das Leben mit einer dauerhaften Heimbeatmung ebenfalls nicht mehr hinreichend lebenswert war, durfte sein Leben durch das Abstellen das Beatmungsgerätes beenden (lassen). Ohne Zweifel sind beide Fälle deskriptiv sehr wohl zu unterscheiden: Die 84-jährige Patientin würde bei einem assistierten Suizid nicht durch die Erkrankung selbst versterben, sondern durch das von ärztlicher Seite zur Verfügung gestellte Medikament. Der 25-jährige Patient hingegen verstirbt durch den Verzicht auf lebenserhaltende Behandlungsmaßnahmen und damit ursächlich durch die Erkrankung. Rechtfertigt dieser *deskriptive* Unterschied zwischen der ärztlichen Suizidassistenz und der sog. passiven Sterbehilfe auch eine unterschiedliche *normativ-ethische* Bewertung? Ist es gerechtfertigt, diese beiden Fälle, in denen Patient:innen für sich gleichermaßen entscheiden, dass sie unter den gegebenen Umständen nicht mehr weiterleben möchten, ethisch unterschiedlich zu bewerten? Im einen Fall dürfte die Ärzt:in dem Wunsch der Patient:in, die so nicht mehr weiterleben möchte, folgen und das Beatmungsgerät abstellen. Im anderen Fall dürfte die Ärzt:in dem Wunsch der Patient:in, die ebenfalls so nicht mehr leben möchte, *nicht* folgen, wenn diese zum Sterben ein ärztlicherseits zur Verfügung gestelltes Medikament benötigt.

4.3 Ethische Bewertung der Suizidassistenz

Die vier klassischen medizinethischen Prinzipien bieten eine weithin zustimmungsfähige Grundlage für die Bewertung von Handlungen in der biomedizinischen Praxis (Beauchamp & Childress, 2019; Marckmann, 2022b):

1. Das *Prinzip des Wohltuns* (englisch: *beneficence*) verpflichtet alle im Gesundheitswesen Tätigen dazu, das Wohlergehen der Patient:innen bestmöglich zu fördern,

d. h. ihnen zu nutzen. Dies umfasst die Verpflichtung, Krankheiten zu behandeln oder präventiv zu vermeiden und die Beschwerden der Betroffenen zu lindern.
2. Dem Prinzip des *Nichtschadens* (englisch: *nonmaleficence*) zufolge soll dem Betroffenen dabei nach Möglichkeit kein Schaden zugefügt werden. Interessant ist, dass diese beiden ethischen Grundsätze bereits in der antiken Medizin im hippokratischen Eid enthalten waren. Dies unterstreicht, dass es sich bei den Prinzipien des Wohltuns und Nichtschadens um sehr fundamentale ethische Verpflichtungen handelt, ohne die – angesichts der Machtasymmetrie – eine vertrauensvolle Interaktion zwischen zwischen Ärzt:innen und Patient:innen nicht gelingen kann.
3. Das geschichtlich jüngere Prinzip der *Achtung der Autonomie* fordert die angemessene Berücksichtigung der individuellen Wünsche von Patient:innen. Anwendung findet dieses Prinzip im *informed consent*, der Einwilligung nach Aufklärung. In letzter Zeit wurde zunehmend erkannt, dass Patient:innenautonomie in einem anspruchsvolleren Sinne über eine verständliche Aufklärung hinaus eine Unterstützung bei der Entscheidungsfindung erfordert (Zentrale Kommission zur Wahrung ethischer Grundsätze in der Medizin, 2016). Diese Befähigung zu einer selbstbestimmten Entscheidung sei am besten in einer gemeinsamen Entscheidungsfindung (*shared decision making*, SDM) zu realisieren (Elwyn, 2021; Clayman et al., 2023).
4. Das Prinzip der *Gerechtigkeit* verpflichtet schließlich dazu, Betroffene in vergleichbaren Situationen gleich zu behandeln und begrenzte Ressourcen gerecht zuzuteilen. Hierzu gehört auch ein gleicher Zugang zu Gesundheitsleistungen.

Erstaunlicherweise gibt es kein eigenständiges Gebot, menschliches Leben zu erhalten. Diese Verpflichtung ist im Prinzip des Wohltuns enthalten, aber eben nur, sofern die Lebenserhaltung noch dem Wohlergehen des Betroffenen dient. Sie kann beispielsweise dann entfallen, wenn eine Lebenserhaltung das Leiden des Betroffenen nur verlängert ohne Aussicht auf Besserung. Geboten ist also nicht eine Lebenserhaltung um jeden Preis. Vielmehr geht es darum, das Wohlergehen des Betroffenen bestmöglich zu fördern. Zudem enthalten die etablierten medizinethischen Prinzipien auch kein Fremdtötungsverbot, was durchaus überraschen mag, wenn man bedenkt, dass viele medizinischen Maßnahmen mit Sterblichkeitsrisiken einhergehen bzw. auch gezielt zur Tötung von Patient:innen eingesetzt werden könnten. Die Verpflichtung, Patient:innen nicht zu töten, ist aber ebenfalls in einem der Prinzipien enthalten, und zwar im Prinzip des Nichtschadens. Allerdings gilt diese Verpflichtung wiederum nicht kategorisch, sondern nur dann, wenn man dem Betroffenen mit der Tötung auch tatsächlich einen Schaden zufügt. Wenn Patient:innen aus ihrer subjektiven Perspektive nicht mehr weiterleben möchten, lässt sich mit Bezug auf das Prinzip des Nichtschadens kein ethisches Argument gegen eine Tötung begründen.

Diese vier Prinzipien definieren die moralischen Verpflichtungen des Gesundheitspersonals. Auch für die Beurteilung der ethischen Zulässigkeit der Suizidassistenz sind sie maßgeblich.

Das Prinzip »Achtung der Autonomie« liefert ohne Zweifel die stärksten ethischen Argumente *für* den assistierten Suizid: Das Selbstbestimmungsrecht umfasst auch das Recht, über Art und Zeitpunkt des eigenen Sterbens zu bestimmen. Es erscheint dabei mit Blick auf die Autonomie der Betroffenen wenig plausibel, dieses Selbstbestimmungsrecht auf diejenigen Fälle zu beschränken, in denen das Leben der Betroffenen von medizinischen Maßnahmen abhängt. Dies entspricht auch dem Urteil des BVerfG vom 26.02.2020 (Bundesverfassungsgericht, 2020), demzufolge das allgemeine Persönlichkeitsrecht auch die Freiheit umfasst, bei der Selbsttötung Hilfe in Anspruch zu nehmen. Allerdings ist zu fordern, dass der assistierte Suizid auf einem informierten, wohlüberlegten Entschluss eines entscheidungsfähigen Menschen beruht, also auf einer wirklich selbstbestimmten bzw. freiverantwortlichen Entscheidung.

Gemäß dem Prinzip des Wohltuns ist zu prüfen, ob es aus einer professionellen Wohlergehens-Perspektive bessere Handlungsoptionen für die Betroffenen in ihrer existenziellen Notlage gibt als die Suizidassistenz, die ein Weiterleben mit einer besseren Lebensqualität ermöglichen, z.B. eine optimierte palliativmedizinische Versorgung oder eine bessere soziale Betreuung. Auch wenn dies der Fall sein sollte, stellt dies allerdings für sich genommen noch keinen ausreichenden Grund dar, dem Wunsch nach assistiertem Suizid zu widersprechen – analog zu der Situation, wenn sich eine Person für eine Behandlung entscheidet, die aus der Sicht professioneller Wertvorstellungen für ihr Wohlergehen nicht am besten ist.

Besonders relevant erscheint die Anwendung des Prinzips des Nichtschadens: Fügen Ärzt:innen den Betroffenen einen Schaden zu, wenn sie ihnen ein Medikament für die Selbsttötung besorgt? Wie oben bereits angedeutet, hängt die Antwort auf diese Frage wesentlich davon ab, ob die Person selbst – nach einfühlsamer Aufklärung über alle verfügbaren Wege – noch weiterleben möchte oder nicht. Will die Person selbst sterben, erscheint es fraglich, ob die assistierte Selbsttötung dann einen Schaden für die Person bedeutet. Vielleicht würde die Person vielmehr den Nutzen der Suizidassistenz hervorheben, da sie es ihm ermöglicht, ein für ihn nicht mehr akzeptables Leben mit entsprechender professioneller Hilfe zu beenden.

Im Ergebnis ist festzuhalten: Aus den vier klassischen medizinethischen Prinzipien lässt sich *kein kategorisches* Argument gegen die Suizidassistenz ableiten. Vielmehr hängt die ethische Bewertung von der *Umsetzung* im Einzelfall ab: Besitzt die Person die erforderliche Entscheidungsfähigkeit? Wurde die Person darüber informiert, welche alternativen Handlungsoptionen es für sie in der vorliegenden Situation gibt? Handelt es sich um einen wohl erwogenen Entschluss der Person? Ist hinreichend sicher, dass der Tod für die Person selbst in dieser Situation keinen Schaden darstellt? In den folgenden Abschnitten möchte ich konkreter erläutern, welche ethischen Anforderungen sich aus den Prinzipien Achtung der Autonomie, Wohltun und Nichtschaden für eine ethisch verantwortete Praxis der Suizidassistenz ableiten lassen.

4.4 Ethische Anforderungen an die Suizidassistenz

4.4.1 Förderung und Achtung der Autonomie

Zu den zentralen ethischen Anforderungen gehört es, dass der Entschluss zum assistierten Suizid auf einer freien, selbstbestimmten Entscheidung beruht (vgl. das Urteil des BVerfG vom 26.02.2020, v. a. Rn 241 ff.). Aus ethischer Sicht sind dabei zwei verschiedene, aber aufeinander bezogene Elemente zu beurteilen: Zum einen die Entscheidungsfähigkeit der Betroffenen als unverzichtbare Voraussetzung für eine selbstbestimmte Entscheidung, zum anderen die Selbstbestimmtheit der konkreten Entscheidung zum Suizid. Es erscheint aus meiner Sicht angemessen, bei der Beurteilung der Entscheidungsfähigkeit und der Selbstbestimmtheit des Suizidwunsches vergleichbare Maßstäbe anzulegen wie bei medizinischen Behandlungsentscheidungen, da vergleichbare Anforderungen an die Entscheidungsfindung gestellt sind: Die Betroffenen müssen in der Lage sein, ihre eigene Situation angemessen zu erfassen, die verfügbaren Handlungsoptionen zu verstehen und in ihren Konsequenzen für das eigene Leben einzuschätzen sowie dann eine Entscheidung zu treffen, die mit ihren längerfristigen Werten und Lebenseinstellungen übereinstimmt. Nicht zuletzt sollten sie die Entscheidung ohne unzulässige Einflussnahme von außen treffen. Diese Anforderungen sind dabei nicht nur dann in analoger Weise an eine Entscheidung zum Suizid zu stellen, wenn diese im Zusammenhang mit einer Erkrankung entstanden ist, sondern auch bei Personen, die unabhängig von einer Erkrankung ihr Leben beenden möchten. Die Handlungsalternativen werden dabei allerdings andere Optionen umfassen, die vor allem im psychosozialen Bereich angesiedelt sind und deshalb auch weitere, nicht-medizinische Kompetenzen in der Beratung erfordern.

Hinsichtlich der *Entscheidungsfähigkeit* bietet es sich an, von den etablierten Kriterien und Instrumenten zur Bestimmung der Entscheidungsfähigkeit auszugehen, wie beispielsweise dem *MacArthur competence assessment tool for treatment* (MacCAT-T) (Grisso & Appelbaum, 1998; Appelbaum, 2007; Scholten & Haberstroh 2024). Darüber hinaus gibt es Ansätze, die Kriterien für den Bereich der Suizidassistenz weiter zu konkretisieren (Stewart et al., 2011; Shaw et al., 2018). Im deutschsprachigen Raum stellt die Schweizerische Akademie der Medizinischen Wissenschaften (SAMW) ein zweiseitiges Formular zur Verfügung, das die Feststellung der Urteilsunfähigkeit (= Einwilligungsunfähigkeit) in einer strukturierten Art und Weise unterstützen kann (Schweizerische Akademie der Medizinischen Wissenschaften, 2018). Die mentalen Fähigkeiten werden dabei in den drei Dimensionen Erkenntnisfähigkeit, Wertungsfähigkeit sowie Willensbildung und -umsetzung eingeschätzt.

Insbesondere die folgenden Anforderungen wären aus ethischer Sicht an die *Entscheidungsfähigkeit* beim assistierten Suizid zu stellen:

- *Verständnis:* Die Betroffenen sollten in der Lage sein, die für die Entscheidung zum Suizid relevanten Informationen zu verstehen. Dazu gehört ein angemessenes Verständnis der eigenen Situation, insbesondere auch der eigenen Erkrankung(en) und der verfügbaren Behandlungsmöglichkeiten mit ihren jeweiligen

Nutzen- und Schadenspotenzialen, einschließlich palliativmedizinischer Versorgung und psychosozialer Unterstützung. Hierzu gehören auch Hilfen für ggf. bestehende körperliche Einschränkungen. Zudem sollten die Betroffenen ein angemessenes Verständnis der Möglichkeit des assistierten Suizids mit den möglichen Folgen für die Person selbst und nahestehende Personen haben.

- *Bewertung:* Die Betroffenen sollten zudem fähig sein, die erhaltene Information über den assistierten Suizid und mögliche Handlungsalternativen mit ihren positiven und negativen Konsequenzen für das eigene Leben und für Andere angemessen zu bewerten. Hierbei ist auch die besondere Rolle der Emotionen bei einer Entscheidung zum Suizid zu berücksichtigen (Mrozynski & Kuhn, 2022). Zudem ist – ggf. unter Hinziehung entsprechender psychologisch-psychiatrischer Expertise – zu prüfen, ob die Bewertung der Lebensmöglichkeiten durch eine psychische Störung beeinflusst ist. Dabei ist zu beachten, dass die Vorlage einer psychischen Störung nicht per se mit einer eingeschränkten Entscheidungsfähigkeit verbunden ist (Marckmann & Pollmächer 2024).
- *Treffen einer Entscheidung:* Die Betroffenen sollten dann in der Lage sein, die Vor- und Nachteile der verfügbaren (Be-)Handlungsoptionen gegeneinander abzuwägen und eine Entscheidung zu treffen, die argumentativ nachvollziehbar ist und im Einklang mit ihren längerfristigen Lebenseinstellungen und Wertüberzeugungen steht. Idealerweise ist der Entschluss gefestigt gegenüber inneren und äußeren Einflüssen.
- *Kommunikation einer Entscheidung:* Nicht zuletzt sollte die Person in der Lage sein, die getroffene Entscheidung klar mitzuteilen. Sofern die Kommunikation eingeschränkt ist, sollten entsprechende Hilfen bereitgestellt werden, um es der Person zu ermöglichen, dennoch ihre Wünsche auszudrücken und zu übermitteln.

Um eine wirklich selbstbestimmte Entscheidung zum assistierten Suizid zu realisieren, sollte sich der Entscheidungsprozess am Standard der *gemeinsamen Entscheidungsfindung (shared decision making,* SDM) orientieren (Clayman et al., 2023). Die Information über alle entscheidungsrelevanten Gesichtspunkte reicht demnach nicht aus: Erforderlich ist vielmehr eine aktive Unterstützung bei der Entscheidungsfindung, eine Befähigung zu einer im anspruchsvollen Sinne selbstbestimmten Entscheidung. Dieses Vorgehen entspricht dem deliberativen Modell der Interaktion zwischen Ärzt:innen und Patient:innen, demzufolge von ärztlicher Seite Bewertungen über das, was für die Betroffenen aus professioneller Perspektive gut ist, in die gemeinsame Überlegung eingebracht werden (Emanuel & Emanuel, 1992). Angesichts der großen Tragweite der Entscheidung erscheint es mehr als gerechtfertigt, diese hohen Anforderungen auch an die Entscheidungsfindung bei der assistierten Selbsttötung zu stellen. Dabei sind die individuellen Bedürfnisse der Betroffenen hinsichtlich ihrer Entscheidung über einen assistierten Suizid zu berücksichtigen (Dees et al., 2013). Selbstverständlich kann dies nur realisiert werden, wenn die Betroffenen für einen Prozess der gemeinsamen Entscheidungsfindung gewonnen werden können. Hierin dürfte eine besonders wichtige Aufgabe im Erstkontakt mit den suizidwilligen Personen liegen.

Um eine selbstbestimmte Entscheidung der Betroffenen über die Inanspruchnahme einer Suizidassistenz zu unterstützen, sollte der gemeinsame Deliberationsprozess – in einer ersten Annäherung – die folgenden Elemente umfassen:

1. *Klärung der Zielsetzung des Gesprächs:* Zu Beginn sollte ein Einvernehmen hergestellt werden über das gemeinsame Ziel des Gesprächsprozesses. Dieses sollte in der Förderung einer selbstbestimmten Entscheidung der Person über die Suizidassistenz liegen und nicht in der Verhinderung eines Suizids. Die Ergebnisoffenheit dürfte eine wesentliche Voraussetzung sein, um die Person überhaupt für das Gespräch zu gewinnen und sie dann effektiv in der Entscheidungsfindung unterstützen zu können. Die wichtige Suizidprävention sollte nicht primär am Einzelfall, sondern auf der systemischen Ebene ansetzen, d. h. an den Lebensbedingungen der Menschen. Diese sollten so angemessen und (medizinisch) supportiv gestaltet werden, dass Menschen auch mit Einschränkungen Perspektiven zum Weiterleben entwickeln können.
2. *Erfassung der aktuellen Entscheidungssituation:* Hierzu sollte zunächst die betroffene Person selbst beschreiben, wie sie ihre eigene Situation sieht. Diese ist dann ggf. von ärztlicher Seite durch eine verständliche Erläuterung der aktuellen medizinischen Situation der Person zu ergänzen, sofern der Suizidwunsch im Zusammenhang mit einer physischen oder psychischen Erkrankung entstanden ist.
3. *Erläuterung der Vor- und Nachteile der verfügbaren Handlungsoptionen:* Hierbei ist die Person zum einen über die konkrete Umsetzung eines assistierten Suizids mit den möglichen Folgen für sie und für Nahestehende zu informieren. Zum anderen sind mit der Person mögliche Handlungsalternativen zum Suizid zu besprechen: Bei schwerwiegenden, belastenden Erkrankungen sind dabei vor allem die verfügbaren Behandlungsoptionen zu erläutern, insbesondere auch Möglichkeiten der palliativen und psychosozialen Betreuung sowie Hilfsangebote bei körperlichen Einschränkungen. Sofern der Suizidwunsch nicht im Zusammenhang mit einer Erkrankung entstanden ist, sollten mögliche Unterstützungen im sozialen Umfeld der Person im Mittelpunkt stehen.
4. *Unterstützung bei der Abwägung der Handlungsoptionen:* In diesem Schritt sollte die Person darin unterstützt werden, die Vor- und Nachteile der verfügbaren Handlungsoptionen einschließlich des assistierten Suizids vor dem Hintergrund ihrer eigenen Lebenseinstellung und Werthaltungen abzuwägen. Es erscheint dabei angemessen und für eine wohlabgewogene Entscheidung förderlich, die Person in respektvoller Weise mit alternativen Bewertungen der Handlungsalternativen aus der professionellen Wohltuns-Perspektive zu konfrontieren (s. folgender Abschnitt).
5. *Unterstützung der Person bei der Entscheidung:* Im letzten Schritt sollte die Person schließlich dabei unterstützt werden, eine Entscheidung über den assistierten Suizid zu treffen, die mit ihren dann wohl reflektierten und abgewogenen Werten am besten übereinstimmt. Dabei handelt es sich nicht um eine gemeinsame oder gemeinsam verantwortete Entscheidung – wie von einigen SDM-Vertretern für Behandlungsentscheidungen vorgeschlagen (Clayman et al., 2023) –, sondern um eine Entscheidung, die die Person allein selbst zu treffen und zu verantworten hat.

Dies trifft m. E. auch auf SDM bei Behandlungsentscheidungen zu: Gemeinsam ist die Entscheidungsfindung (das »decision *making*«), nicht aber die Entscheidung selbst: Hier muss die Person selbst entscheiden, welche der – medizinisch sinnvollen – Behandlungen am Ende durchgeführt werden soll.

Die Realisierung eines solchen Prozesses der gemeinsamen Entscheidungsfindung, bei der die Betroffenen in der Deliberation über die verfügbaren Handlungsoptionen im Lichte ihrer eigenen Werte aktiv unterstützt werden, dürfte am ehesten gewährleisten, dass es sich bei der resultierenden Entscheidung für oder gegen einen assistierten Suizid um eine im anspruchsvolleren Sinne selbstbestimmte Entscheidung handelt. Für die kompetente Gesprächsführung und Begleitung der Betroffenen erscheint eine entsprechend ausgewiesene Kompetenz der Professionellen im Umgang mit Sterbewünschen unverzichtbar. Entsprechende fachliche Empfehlungen können die Qualität der gemeinsamen Entscheidungsfindung fördern (Deutsche Gesellschaft für Palliativmedizin, 2021; Österreichische Palliativ Gesellschaft, 2022).

4.4.2 Wohltuns-Verpflichtungen

Gemäß dem Prinzip des Wohltuns haben die Professionellen die Verpflichtung, das Wohlergehen der Betroffenen bestmöglich zu fördern. Welchen Beitrag kann diese Verpflichtung für eine ethisch verantwortungsvolle Gestaltung der Suizidpraxis leisten?

Grundsätzlich denkbar wäre es, aus dem Prinzip des Wohltuns Kriterien für eine ethisch legitime Suizidassistenz abzuleiten. Interessanterweise binden einige Länder die Zulässigkeit eines assistierten Suizids an Kriterien, die sich nicht mit der Selbstbestimmung der Betroffenen, sondern eigentlich nur mit Fürsorgeargumenten rechtfertigen lassen. Diese gründen letztlich in bestimmten Auffassungen, was dem Wohlergehen eines Menschen entspricht, der mit einem Suizid aus dem Leben scheiden möchte. Hierzu gehören insbesondere die Voraussetzungen, dass die suizidwilligen Personen eine schwere, unheilbare Erkrankung haben müssen, in einigen US-Staaten mit einer verbleibenden Lebenserwartung von weniger als sechs Monaten, und dass bei den Betroffenen ein unerträgliches physisches oder psychisches Leiden vorliegt, das nicht gelindert werden kann (Mroz et al., 2021).

Bei diesen Kriterien stellt sich zunächst die Frage, worin die substanziellen Vorstellungen des Wohlergehens, die die Grenzen legitimer Suizidassistenz definieren, denn in einer liberalen Gesellschaft begründet sein sollten. Hier ist dem BVerfG zuzustimmen, das in seinem Urteil vom 26.02.2020 unmissverständlich betont hat (s. Rn 210), dass sich das Recht auf selbstbestimmtes Sterben nicht auf bestimmte fremddefinierte Situationen beschränkt: »Die Entscheidung des Einzelnen, dem eigenen Leben entsprechend seinem Verständnis von Lebensqualität und Sinnhaftigkeit der eigenen Existenz ein Ende zu setzen, ist im Ausgangspunkt als Akt autonomer Selbstbestimmung von Staat und Gesellschaft zu respektieren.« Die Einschränkung auf schwere, unheilbare Erkrankungen würde zudem dem Stellenwert der Autonomie bei Behandlungsentscheidungen widersprechen, die es Betroffenen auch dann ermöglicht, lebenserhaltende Maßnahmen mit Todesfolge zu verweigern, wenn sie mit vergleichbar einfachen Maßnahmen gerettet werden könnten (z. B. die Verweigerung von Bluttransfusionen durch Zeugen Jehovas). Hinzu kommt, dass sich Kriterien wie »unerträgliches, nicht zu linderndes Leiden« im Einzelfall kaum verlässlich objektivieren lassen: Letztlich muss das Individuum selbst, wie sonst auch bei Behandlungsentscheidungen, auf der Grundlage seiner individuellen Maßstäbe entscheiden, ob für ihn ein Leidenszustand erträglich ist oder nicht (Marckmann & Pollmächer 2024). Zudem drückt sich die Unerträglichkeit des aktuellen Zustands für die Person ja bereits in ihrem Entschluss aus, den Tod mittels assistierten Suizids dem Weiterleben vorzuziehen. Insofern böte das Kriterium auch keinen wesentlichen Mehrwert bei der Beurteilung eines Suizidwunsches.

Legitime Ausschlusskriterien lassen sich folglich nicht aus dem Prinzip des Wohltuns ableiten. Die Verpflichtung, das Wohlergehen bestmöglich zu fördern, kann aber eine wesentliche Rolle im Prozess der gemeinsamen Entscheidungsfindung mit den suizidwilligen Personen spielen. Dem Prinzip des Wohltuns zufolge ist das beteiligte Gesundheitspersonal verpflichtet, diejenigen Handlungsoptionen zu identifizieren und den Personen anzubieten, die aus einer professionellen Perspektive das *Wohlergehen* bestmöglich fördern. Eine genauere Bestimmung des Begriffs des Wohlergehens findet sich bspw. bei A. Hirsch (Hirsch, 2023). Zu den zentralen Aufgaben in der gemeinsamen Entscheidungsfindung gehört es folglich, Handlungsalternativen zum assistierten Suizid zu identifizieren und ggf. anzubieten, jeweils mit einer ausdrücklichen Begründung, inwiefern sie aus professioneller Sicht positive Auswirkungen auf das Wohlergehen – und hierbei insbesondere auf die Lebensqualität – haben können. Gemäß dem deliberativen Modell der Beziehung zwischen Ärzt:innen und den Betroffenen ist es dabei durchaus angemessen, die suizidwillige Person mit einer klaren professionellen Positionierung hinsichtlich des Wohlergehens respektvoll herauszufordern. Dies ermöglicht es den Betroffenen, den Suizidwunsch im Lichte der verfügbaren Alternativen noch einmal kritisch zu reflektieren. Idealerweise kann damit die Selbstbestimmung weiter gestärkt werden: Sofern die Person sich trotz der ernsthaften Prüfung möglicher Alternativen für den assistierten Suizid entscheidet, erfüllt diese Entscheidung die Kriterien einer wohlabgewogenen, selbstbestimmten Entscheidung. Die Wohltuns-Verpflichtungen stehen hier folglich im Dienst der Autonomie. Auch für das beteiligte Gesundheitspersonal kann es dann leichter sein, dem Wunsch nach einer Suizidassistenz nachzukommen, wenn sie erlebt haben, wie gründlich sich der Betroffene mit möglichen Alternativen und ihren Vorzügen auseinandergesetzt hat.

Eine interessante Frage ist, ob es Situationen geben kann, in denen es ethisch vertretbar oder sogar geboten ist, von ärztlicher Seite auf die Möglichkeit des assistierten Suizids als eine weitere Handlungsoption hinzuweisen, wenn der Betroffene selbst diese Option noch nicht in Erwägung gezogen hat. Angesichts der Tatsache, dass es sich bei der Inanspruchnahme einer Suizidassistenz um eine verfassungsrechtlich geschützte Freiheit handelt, muss der Verweis auf diese Option auch als ethisch vertretbar angesehen werden. Ethisch begründet erschiene der Verweis in denjenigen Fällen, in denen stark belastende Situationen für die Betroffenen palliativmedizinisch nur eingeschränkt bzw. nur im Rahmen einer palliativen Sedierung gelindert werden können. In diesen seltenen Ausnahmefällen könnte der assistierte Suizid auch aus der Wohlergehens-Perspektive als bessere Alternative für die Betroffenen ausgewiesen werden, womit es ethisch gerechtfertigt erschiene, diese Handlungsoption proaktiv anzusprechen.

Nicht zuletzt können die Wohltuns-Verpflichtungen eine Orientierung bieten bei der Frage, ob eine Person dem Wunsch nach Assistenz beim Suizid nachkommt oder nicht. Das BVerfG hat ausdrücklich betont, dass niemand dazu verpflichtet werden kann, eine Suizidassistenz zu leisten. Es wird zum einen Menschen geben, die generell keine Suizidassistenz leisten möchten. Zum anderen wird es Menschen geben, die grundsätzlich dazu bereit sind, aber jeweils im Einzelfall prüfen möchten, ob sie dem Wunsch nach Suizidassistenz entsprechen oder nicht. Für diese stellt sich die Frage, anhand welcher Kriterien sie diese Einzelfallentscheidung treffen sollen: Dass es sich bei dem Suizidwunsch um eine selbstbestimmte, freiverantwortliche Entscheidung handelt, ist die unverzichtbare Grundvoraussetzung. Ist diese erfüllt, könnte man Entscheidung über das Leisten einer Suizidassistenz davon abhängig machen, ob es aus der Wohlergehens-Perspektive deutlich bessere Alternativen zum assistierten Suizid gibt oder nicht.

Dies sei am eingangs geschilderten zweiten Fallbeispiel erläutert: Für die Patientin mit dem unheilbaren Nasopharynx-Karzinom steht als alternativer Weg das Durchleben der Erkrankung bis zum Tod mit bestmöglicher palliativer Betreuung zur Verfügung. Durch die Lokalisation des Tumors ist zu erwarten, dass die Patientin in der fortgeschrittenen Phase Beschwerden und Einschränkungen haben wird, die sich palliativ nur eingeschränkt werden lindern lassen können. Damit seht aus der Wohlergehens-Perspektive keine deutlich bessere Handlungsalternative zur Verfügung, was die individuelle Entscheidung ethisch begründen könnte, der Patientin eine Suizidassistenz anzubieten. Ausdrücklich betont sei aber an dieser Stelle: Aufgrund des Vorrangs der Autonomie gegenüber den Wohltuns-Verpflichtungen bei diesen Entscheidungen ist es ethisch vollkommen legitim, auch dann eine Suizidassistenz zu leisten, wenn es aus professioneller Wohlergehens-Perspektive eine gute Handlungsalternative für den Betroffenen gibt. Aus diesem Grund lassen sich aus dieser Argumentation auch keine *allgemeinen* Kriterien für die Zulässigkeit des assistierten Suizids ableiten.

4.5 Ärztliche Beteiligung beim assistierten Suizid?

4.5.1 Vereinbarkeit der Suizidassistenz mit dem ärztlichen Berufsethos

Nachdem es keine kategorischen, an den etablierten medizinethischen Prinzipien orientierte Argumente gegen die Suizidassistenz gibt, soll abschließend noch die Frage geprüft werden, ob es berufsethisch vertretbar oder sogar geboten ist, wenn sich Ärzt:innen aktiv an einem assistierten Suizid beteiligen. Dabei fällt zunächst auf, dass die Grundhaltung der Ärzteschaft zum assistierten Suizid vom kulturellen und geografischen Kontext abhängt und zudem interindividuell variabel ist. Die Schweizer Akademie der Medizinischen Wissenschaften (SAMW) hat z. B. eine andere Haltung zur ärztlichen Suizidassistenz als die Deutsche Bundesärztekammer (Bundesärztekammer, 2011; Schweizerische Akademie der Medizinischen Wissenschaften, 2021). Auch in den verschiedenen Landesärztekammern in Deutschland gab es unterschiedliche Auffassungen zur Suizidbeihilfe, wie auch die einzelnen Ärzt:innen unterschiedliche Einstellungen zu dieser Frage haben. Offenbar scheint es das *eine* ärztliche Ethos, die *eine* ärztlich-ethisch Grundhaltung zum assistierten Suizid nicht zu geben. Sie wandelt sich im Verlauf der Zeit, variiert in Abhängigkeit von der geografischen Lokalisation und unterscheidet sich von Ärzt:in zu Ärzt:in auch innerhalb einer Region.

In einer Studie, in der 734 Ärzt:innen aus fünf Landesärztekammern zur ärztlichen Handlungspraxis am Lebensende befragt wurden, lag der Anteil derer, die bereits einmal nach einer Suizidbeihilfe gefragt wurden, bei 20 % (Schildmann et al., 2015). Deutlich weniger als die Hälfte (41,7 %) der Antwortenden gaben an, dass sie keine Suizidassistenz leisten würden. Nur ein Viertel der Antwortenden sprach sich dafür aus, die Suizidassistenz berufsrechtlich zu verbieten, 41 % waren unentschieden und 33 % lehnten das Verbot ab. Diese Studie belegt, dass es unterschiedliche ethische Einstellungen zur Suizidassistenz in Deutschland gibt, obgleich die Bundesärztekammer in ihrer Musterberufsordnung zu der Zeit betonte, dass Ärzt:innen keine Beihilfe zur Selbsttötung leisten dürfen.

In der verfassten Ärzteschaft in Deutschland scheint auch aktuell eine insgesamt eher zurückhaltende Grundhaltung gegenüber der ärztlichen Beteiligung an einem assistierten Suizid vorzuherrschen. Die Grundsätze zur ärztlichen Sterbebegleitung betonen – ohne weitere Begründung – in der Präambel, dass die Mitwirkung einer Ärzt:in bei der Selbsttötung keine ärztliche Aufgabe sei (Bundesärztekammer, 2021). Es ist richtig, dass die Suizidassistenz nicht den klassischen ärztlichen Aufgaben der Vorbeugung oder Behandlung von Krankheiten zuzurechnen ist, die sich von den etablierten Zielen der Medizin ableiten. Es handelt sich damit nicht um eine »normale« ärztliche Tätigkeit – und es ist damit auch begründet, wie beim Schwangerschaftsabbruch, dass es Ärzt:innen freigestellt sein muss, bei einem Suizid zu assistieren oder nicht. Aber ist dies ein hinreichender Grund, die Suizidassistenz ganz aus den ärztlichen Aufgaben auszuschließen?

Allgemein lässt sich ärztliches Handeln als eine bestimmte Form der Praxis eigentlich nur über seine Zielsetzung definieren: Hilfe für kranke oder von Krankheit bedrohte Menschen. Da ärztliche Hilfe in vielen Fällen auch die Mitwirkung beim selbstbestimmten Sterben umfasst, beispielsweise bei dem von den Betroffenen gewünschten Verzicht auf lebenserhaltende Maßnahmen, stellt sich die Frage, warum in bestimmten Situationen nicht auch eine Mitwirkung bei der Selbsttötung eine legitime Form der ärztlichen Hilfe sein kann. Hinzu kommt, dass die angemessene Begleitung der Suizidwilligen Aufgaben umfasst, die ärztliche Kompetenzen erfordern. Allenfalls könnte man argumentieren, dass die Mitwirkung bei Suizidwünschen ohne Krankheitsbezug nicht zu den ärztlichen Aufgaben gehöre. Aber auch diese Menschen haben Anspruch auf Unterstützung – die vermutlich von Ärzt:innen am besten geleistet werden kann, die im Umgang mit Todeswünschen erfahren bzw. entsprechend geschult sind. Auch die weithin akzeptierte ärztliche Beteiligung beim Schwangerschaftsabbruch spricht dafür, dass ärztliche Aufgaben mit guten Gründen über die klassischen Ziele der Medizin hinausgehen können.

Deutlich restriktiver als die Grundsätze zur ärztlichen Sterbebegleitung war die vom Deutschen Ärztetag im Jahr 2011 verabschiedete Musterberufsordnung, die in § 16 ein berufsrechtliches Verbot der Suizidassistenz konstatierte (Bundesärztekammer, 2011): »Sie [Ärzt:innen] dürfen keine Hilfe zur Selbsttötung leisten.« Dieser Passus wurde aber nur in zehn von 17 Landesärztekammern in die dann verbindliche Berufsordnung umgesetzt, sodass es über viele Jahre keine einheitlichen berufsrechtlichen Vorgaben zur Suizidassistenz in Deutschland gab. In Reaktion auf das Urteil des BVerfG vom 26.02.2020, das explizit die berufsrechtliche Regelung kritisiert hatte, strich der 124. Deutsche Ärztetag im Mai 2021 den Satz 3 § 16 der Musterberufsordnung. Seither gibt es in Deutschland kein berufsrechtliches Verbot der ärztlichen Beteiligung an der Suizidassistenz mehr.

Im folgenden Abschnitt möchte ich erörtern, ob es nicht gute Gründe gäbe, die zurückhaltende Position der Bundesärztekammer gegenüber der ärztlichen Suizidassistenz aufzugeben und die Betreuung und Begleitung von Menschen beim assistierten Suizid ausdrücklich als ärztliche Aufgabe anzunehmen. Dies hätte vermutlich den aus meiner Sicht durchaus erwünschten Nebeneffekt, dass die Nachfrage nach »geschäftsmäßiger« Suizidassistenz durch Sterbehilfeorganisationen zurückgehen würde.

4.5.2 Argumente für die Beteiligung von Ärzt:innen an der Suizidassistenz

Während das Rechtssystem vor allem eine Sicherung der formalen Voraussetzungen einer freiverantwortlichen Entscheidung fordert, gehen die ethischen Verpflichtungen – wie in ▶ Kap. 4.4 ausgeführt – darüber hinaus. Zum einen beinhaltet das Autonomie-Prinzip nicht nur die Achtung, sondern auch die *Förderung* der Selbstbestimmung und aktive Unterstützung bei der Entscheidungsfindung. Zum anderen fordern die Prinzipien des Wohltuns und Nichtschadens eine umfassende Sorge um das Wohlergehen der betroffenen Menschen, über die Sicherung der selbstbestimmten Entscheidung hinaus. Erforderlich ist folglich nicht nur ein *Schutzkonzept* für die freiverantwortliche Entscheidung, sondern ein umfassendes *Unterstützungskonzept* für Menschen, die einen Suizid erwägen, in einer existenziellen Entscheidungssituation. Hierbei können Ärzt:innen aufgrund ihrer spezifischen Qualifikationen eine ganz zentrale Rolle einnehmen.

Zunächst erfordert die unverzichtbare Feststellung der Selbstbestimmtheit bzw. Freiverantwortlichkeit der Suizidentscheidung ärztliche Kompetenzen, sowohl bei der Feststellung der Selbstbestimmungsfähigkeit als auch bei der Information über alle entscheidungsrelevanten Gesichtspunkte, insbesondere wenn der Suizidwunsch im Zusammenhang mit einer Erkrankung entstanden ist. In diesen – sicher häufigen – Fällen ist es eine ärztliche Aufgabe, den Betroffenen über seine aktuelle medizinische Situation und die verfügbaren medizinischen Handlungsoptionen als mögliche Alternativen zur Selbsttötung aufzuklären. Für psycho-soziale Unterstützungsangebote sollte die Einbeziehung weiterer Berufsgruppen erwogen werden. Bei Hinweisen auf psychische Erkrankungen ist ggf. entsprechende psychiatrische Expertise hinzuzuziehen.

Die Unterstützung bei der Entscheidungsfindung sollte darauf abzielen, den Betroffenen in einer gemeinsamen Deliberation dazu zu befähigen, eine wohl abgewogene Entscheidung gemäß seinen individuellen Präferenzen und Lebensplänen zu treffen. Hierbei sind ähnliche Anforderungen an das Gespräch gestellt, wie sonst beim gemeinsamen Prozess der Entscheidungsfindung (shared decision making), sodass Ärzt:innen in der Verbindung von medizinisch-fachlicher und kommunikativer Kompetenz besonders geeignete Gesprächspartner:innen sein können. Voraussetzung ist allerdings eine entsprechende Kompetenz und Erfahrung in der Gesprächsführung mit Menschen mit Todeswünschen.

Die ethische Wohlergehens-Perspektive fordert darüber hinaus eine umfassende Hilfe für Menschen mit Suizidwünschen. Sich um diese Menschen zu kümmern, gehört zu den zentralen ärztlichen Aufgaben und anderer Berufsgruppen im psychiatrischen und psychotherapeutischen Bereich. In den Hinweisen zum ärztlichen Umgang mit Suizidalität und Todeswünschen der Bundesärztekammer stehen die Suizidprävention und damit die Hilfe zum Weiterleben im Vordergrund. Während das Gespräch über Suizidalität und Todeswünsche eine ärztliche Aufgabe sei, so die Bundesärztekammer, gehöre die Mitwirkung bei der Selbsttötung nicht zur Ausübung des ärztlichen Berufs. Allerdings stehe es Ärzt:innen frei, im Einzelfall Hilfe zur Selbsttötung zu leisten (Bundesärztekammer, 2021).

Dabei gäbe es durchaus gute Gründe, Ärzt:innen auch mit der Begleitung der Umsetzung des Suizids zu betrauen. Zum einen setzt die effektive und sichere Durchführung des Suizids medizinisches Fachwissen voraus: von der Auswahl und richtigen Dosierung des Medikaments über die korrekte Einnahme bis hin zur der möglicherweise notwendigen Anlage und Steuerung einer Infusion. Zudem muss eine angemessene Begleitung der Betroffen und nahestehender Personen gewährleistet sein. Zwar könnte diese Aufgabe auch an anderes, psychologisch geschultes Personal delegiert werden, die Begleitung von Menschen und ihren Angehörigen im und beim Sterben gehört aber zu den ureigensten ärztlichen Aufgaben. Nicht zuletzt kann die Begleitung des Suizids auch für die Professionellen belastend sein: Hier dürften Ärzt:innen auch über entsprechende Erfahrungen und Mittel verfügen, um mit diesen Belastungen angemessen umzugehen. Wäre es deshalb nicht eigentlich sogar eine berufsethische Verpflichtung, dass die Ärzteschaft – zumindest *grundsätzlich* – die von den Betroffenen in ihrer existenziellen Notlage dringend benötigte Mitwirkung ausdrücklich anbietet?

Zum anderen stellt sich die Frage, warum sich die ärztliche Hilfe für Menschen mit einem Suizidwunsch ausschließlich auf die Hilfe zum Weiterleben beschränken soll. Im Gespräch müssen alle Optionen einschließlich der gewünschten Selbsttötung gemeinsam mit den Betroffenen erwogen werden – und warum sollte dann die Umsetzung einer Option, d.h. der assistierte Suizid, aus dem Hilfsangebot ausgegliedert werden? Möglicherweise lassen sich Menschen mit Suizidgedanken eher erreichen (was eine notwendige Voraussetzung ist, um mit ihnen ggf. Perspektiven zum Weiterleben zu entwickeln!), wenn Ärzt:innen für ein *ergebnisoffenes* Gespräch und eine *umfassende* Hilfe einschließlich Suizidassistenz zur Verfügung stehen. Auch mit Blick auf die Möglichkeiten der Suizidprävention erscheint folglich nicht die ärztliche Mitwirkung bei der Selbsttötung, sondern vielmehr der Verzicht auf diese begründungsbedürftig. Empirische Untersuchungen der aktuellen Praxis der Suizidassistenz in Deutschland (z. B. Gleich et al. 2024a, Gleich et al. 2024b) unterstreichen, dass mehr ärztliche Expertise von der Prüfung der Freiverantwortlichkeit über die Information über Handlungsalternativen bis hin zur praktischen Umsetzung der Selbsttötung dringend erforderlich ist.

Im Ergebnis spricht einiges dafür, dass Ärzt:innen eine ergebnisoffene Unterstützung für Menschen mit Suizidwünschen anbieten, die neben der Hilfe zum Weiterleben ggf. auch eine Assistenz zur Selbsttötung umfasst. Primäres Ziel der Unterstützung sollte die Ermöglichung einer selbstbestimmten Entscheidung (und nicht die Verhinderung eines Suizids) sein, getragen von einer respektvollen Grundhaltung gegenüber dem Suizidwunsch.

4.6 Fazit

Der ethischen Analyse zufolge lassen sich aus den klassischen medizinethischen Prinzipien des Wohltuns, Nichtschadens und Achtung der Autonomie keine kategorischen Argumente gegen den assistierten Suizid ableiten. Ob ein assistierter Suizid ethisch vertretbar ist, entscheidet sich damit in der Umsetzung im Einzelfall. Hierfür, d. h. für eine ethisch verantwortete Praxis der Suizidassistenz, liefern die ethischen Prinzipien wertvolle Argumente. Hinsichtlich der *Autonomie-Verpflichtungen* ist zu betonen, dass es aus ethischer Sicht nicht nur um die Achtung, sondern um die Förderung der Selbstbestimmung der Betroffenen geht. Diese setzt voraus, dass nicht nur die Selbstbestimmungsfähigkeit der Betroffenen in einer strukturierten Art und Weise festgestellt wird, sondern dass diese in ihrer Entscheidung über die Durchführung eines assistierten Suizids aktiv unterstützt werden. Der erforderliche Gesprächsprozess sollte dabei dem Ideal der gemeinsamen Entscheidungsfindung *(shared decision making)* entsprechen und die betroffene Person dazu befähigen, eine informierte, wohl abgewogenen Entscheidung zu treffen, die im Einklang mit ihren längerfristigen Wertvorstellungen steht.

Mit den *Wohltuns-Verpflichtungen* lassen sich keine Ausschlusskriterien für die Suizidassistenz begründen (Marckmann & Pollmächer 2024). Sie können den Professionellen aber einen wichtigen Input für den Gesprächsprozess liefern, welche Handlungsalternativen mit welchen Argumenten mit Blick auf das Wohlergehen des Betroffenen aus professioneller Perspektive angeboten werden können. Eine konsequente Realisierung der Wohltuns-Verpflichtungen kann auf diese Weise die selbstbestimmte Entscheidung der Betroffenen fördern. Zudem können sie den Professionellen im Einzelfall eine ethische Orientierung bieten, ob sie dem Wunsch nach einer Suizidassistenz nachkommen sollen oder nicht.

Aus dieser Konkretisierung der ethischen Verpflichtungen gegenüber Personen, die einen assistierten Suizid erwägen, wird deutlich, dass Ärzt:innen mit ihrer spezifischen Fachkompetenz eine wesentliche Rolle bei der Unterstützung der Betroffenen in der Entscheidungsfindung spielen können. Dies beginnt mit der Einschätzung der Entscheidungsfähigkeit und geht über die Herausarbeitung möglicher Handlungsalternativen bis hin zur sachgemäßen Umsetzung der Suizidassistenz. Es wäre deshalb zu wünschen, dass die verfasste deutsche Ärzteschaft ihre aktuelle Zurückhaltung überdenkt und sich dazu bekennt, dass die umfassende Sorge für und Begleitung von Menschen, die einen Suizid erwägen, eine Aufgabe ist, der sich die Ärzteschaft mit ihrer spezifischen Kompetenz ausdrücklich annimmt – idealerweise mit Hinzuziehung anderer Berufsgruppen, sofern das für die Betreuung der Betroffenen hilfreich ist. Wenn dies durch eine Entwicklung entsprechender professioneller Standards zur Begleitung suizidwilliger Menschen ergänzt wird, z. B. durch Kooperation der einschlägigen Fachgesellschaften,[2] würde sich eine darüber hinausgehende gesetzliche Regelung eigentlich erübrigen: Nicht nur der Schutz der freiverantwortlichen Entscheidung, sondern vor allem auch die kompetente Betreuung und Unterstützung der Betroffenen in ihren existenziellen Lebenskrisen wäre sichergestellt.

Literatur

Appelbaum, P. S. (2007). Clinical practice. Assessment of patients' competence to consent to treatment. *The New England Journal of Medicine*, 357(18), 1834–1840. https://doi.org/10.1056/NEJMcp074045

Beauchamp, T. L., & Childress, J. F. (1979). *Principles of Biomedical Ethics*. Oxford University Press, New York

Beauchamp, T. L., & Childress, J. F. (2019). *Principles of Biomedical Ethics*. 8th edition. Oxford University Press, New York, Oxford.

Bundesärztekammer (2011). Grundsätze der Bundesärztekammer zur ärztlichen Sterbebegleitung. *Deutsches Ärzteblatt*, 108(7), A346–348.

Bundesärztekammer (2021). Hinweise der Bundesärztekammer zum ärztlichen Umgang mit Suizidalität und Todeswünschen nach dem Urteil des Bundesverfassungsgerichts zu § 217 StGB. *Deutsches Ärzteblatt*, 118(29–30), A-1428–1432.

Bundesverfassungsgericht (2020). Urteil vom 26. Februar 2020 zu 2 BvR 2347/15, 2 BvR 2527/16, 2 BvR 2354/16, 2 BvR 1593/16, 2 BvR 1261/16, 2 BvR 651/16. https://www.bundesverfassungsgericht.de/SharedDocs/Downloads/DE/2020/02/rs20200226_2bvr234715.pdf?__blob=publicationFile&v=4 (abgerufen am 09.01 2024)

Clayman, M. L., Scheibler, F., Ruffer, J. U., Wehkamp, K., & Geiger, F. (2023). The Six Steps of SDM: linking theory to practice, measurement and implementation. *BMJ Evidence Based Medicine*, Published Online First: 06 September 2023. https://doi.org/10.1136/bmjebm-2023-112289

Dees, M. K., Vernooij-Dassen, M. J., Dekkers, W. J., Elwyn, G., Vissers, K. C., & van Weel, C. (2013). Perspectives of decision-making in requests for euthanasia: a qualitative research

---

2 Vgl. die im Februar 2024 bei der AWMF angemeldete S2k-Leitlinie zum Umgang mit Anfragen nach assistierter Selbsttötung (https://register.awmf.org/de/leitlinien/detail/096-001, Zugriff 22.09.2024)

among patients, relatives and treating physicians in the Netherlands. *Palliative Medicine*, 27(1), 27–37. https://doi.org/10.1177/0269216312463259

Deutsche Gesellschaft für Palliativmedizin (2021). *Empfehlungen der Deutschen Gesellschaft für Palliativmedizin zum Umgang mit dem Wunsch nach Suizidassistenz in der Hospizarbeit und Palliativversorgung.* Deutsche Gesellschaft für Palliativmedizin, Berlin.

Elwyn, G. (2021). Shared decision making: What is the work? *Patient Education and Counseling*, 104(7), 1591–1595. https://doi.org/10.1016/j.pec.2020.11.032

Emanuel, E. J., & Emanuel, L. L. (1992). Four models of the physician-patient relationship. *Journal of the American Medical Association*, 267(16), 2221–2226.

Gleich, S., Peschel, O., Graw, M. et al. (2024a) Assistierte Suizide in München – eine erste kritische Analyse. *Rechtsmedizin* 34(1):24–30.

Gleich, S., Peschel, O., Graw, M. et al. (2024b) Assistierte Suizide in München – Rolle der Sterbehilfeorganisationen und der beteiligten Ärzte. *Rechtsmedizin* 34(1):31–36.

Grisso, T., & Appelbaum, P. S. (1998). *Assessing competence to consent to treatment: A guide for physicians and other health care professionals.* Oxford University Press, New York.

Hirsch, A. (2023). *Autonomie und Wohlergehen: Eine philosophische Untersuchung ihres Verhältnisses in der Patientenversorgung.* Brill mentis, Paderborn.

Marckmann, G. (2022a). Assistierter Suizid – eine ärztliche Aufgabe? – Pro. *Psychiatrische Praxis*, 49(2), 67–68. https://doi.org/10.1055/a-1727-7911

Marckmann, G. (2022b). Grundlagen ethischer Entscheidungsfindung in der Medizin. In: G. Marckmann (Hrsg.), *Praxisbuch Ethik in der Medizin* (S. 3–13). Medizinisch Wissenschaftliche Verlagsgesellschaft, Berlin.

Marckmann, G. & Pollmächer, T. (2024) Assisted suicide in persons with mental disorders: a review of clinical-ethical arguments and recommendations. *Ann Palliat Med* 13(3):708–718.

Mroz, S., Dierickx, S., Deliens, L., Cohen, J., & Chambaere, K. (2021). Assisted dying around the world: a status questionis. *Annals of Palliative Medicine*, 10(3), 3540–3553. https://doi.org/10.21037/apm-20-637

Mrozynski, H., & Kuhn, E. (2022). Reasoning for autonomous suicide? A qualitative approach to pre-suicidal decision-making. *Social Science & Medicine*, 296, 114764. https://doi.org/10.1016/j.socscimed.2022.114764

Österreichische PalliativGesellschaft (2022). *Handreichung zum Umgang mit Sterbewünschen und dem Wunsch nach Beihilfe zum Suizid (Langversion).* Österreichische PalliativGesellschaft, Wien.

Pollmächer, T. (2022). Assistierter Suizid – eine ärztliche Aufgabe? – Kontra. *Psychiatrische Praxis*, 49(02), 69–70. https://doi.org/10.1055/a-1727-7994

Schildmann, J., Dahmen, B., & Vollmann, J. (2015). Ärztliche Handlungspraxis am Lebensende. Ergebnisse einer Querschnittsumfrage unter Ärzten in Deutschland. *Deutsche Medizinische Wochenschrift*, 140(1), e1–6. https://doi.org/10.1055/s-0034-1387410

Scholten, M. & Haberstroh, J. (2024) Entscheidungsassistenz und Einwilligungsfähigkeit bei Demenz: Ein Manual für die klinische Praxis und Forschung. Kohlhammer, Stuttgart.

Schweizerische Akademie der Medizinischen Wissenschaften (2018). *Formular: Dokumentation der Urteilsfähigkeit.* Schweizerische Akademie der Medizinischen Wissenschaften (SAMW), Bern.

Schweizerische Akademie der Medizinischen Wissenschaften (2021). *Medizinisch-ethische Richtlinien: Umgang mit Sterben und Tod.* Schweizerische Akademie der Medizinischen Wissenschaften (SAMW), Bern.

Shaw, D., Trachsel, M., & Elger, B. (2018). Assessment of decision-making capacity in patients requesting assisted suicide. *British Journal of Psychiatry*, 213(1), 393–395. https://doi.org/10.1192/bjp.2018.81

Stewart, C., Peisah, C., & Draper, B. (2011). A test for mental capacity to request assisted suicide. *Journal of Medical Ethics*, 37(1), 34–39. https://doi.org/10.1136/jme.2010.037564

Zentrale Kommission zur Wahrung ethischer Grundsätze in der Medizin (Zentrale Ethikkommission) (2016). Entscheidungsfähigkeit und Entscheidungsassistenz in der Medizin. *Deutsches Ärzteblatt*, 113(15), A-734/B-618/C-610. https://doi.org/10.3238/arztbl.2016.zeko_baek_StellEntscheidung2016_01

5 Assistierter Suizid – Pro und Kontra

Thomas Sitte und Matthias Thöns

5.1 Einleitung

Der Streit um den angemessenen Weg im Umgang mit freiverantwortlichen Suiziden hat in Deutschland nach über zehn Jahren Diskussion inzwischen zu sehr festgefahrenen Positionen geführt. Auf der einen Seite sorgt sich die konservative Seite um einen zu geringen Lebensschutz vulnerabler Gruppen, falls es zu gesetzlichen Regelungen in Fragen der Beihilfe zum Suizid kommt. Im Gegensatz dazu sorgt sich die liberale Seite um eine Pflicht zum unerwünschten Weiterleben trotz subjektiv unerträglicher Beschwerden.

Dass es Situationen gibt, in denen die Palliativmedizin aus Sicht betroffener Menschen nicht ausreichend helfen kann, wird dabei weitgehend von beiden »Lagern« anerkannt. Die konservative Position vertritt jedoch die Auffassung, körperliches Leiden sei praktisch immer zu lindern. Schließlich sei bei körperlichem Leiden im Extremfall stets auch die Möglichkeit einer angemessenen palliativen Sedierung möglich, wenn die betroffene Person sie zuließe. Mit der Möglichkeit der Suizidhilfe würde aber die gesellschaftliche Aufgabe nicht mehr ernst genug genommen, das Weiterleben auch mit Krankheit, Alter und Leiden so lebenswert zu gestalten, wie es mit einem gewissen Aufwand möglich wäre (Schöne-Seifert, 2020).

Rechtlich klargestellt bzw. gesellschaftlich mehrheitlich anerkannt ist, dass die Beihilfe zum Suizid nur bei den eher seltenen Fällen in Frage käme, in denen der Suizidwunsch ernsthaft, stabil, informiert und freiverantwortlich ist. Im Gegensatz dazu kommt es im ärztlichen Alltag in 90–95 % der Fälle bedrückend oft zu Suizidwünschen aufgrund psychiatrischer Erkrankungen oder Krisen, in denen die Fähigkeiten zu realistischer Wahrnehmung und Abwägung eingeschränkt sind. Erfüllt die Suizident:in aber nicht die Kriterien der Freiverantwortlichkeit, droht der Helfer:in eine Haftstrafe (Lavoie, 2017). Suizide führen zur Nachahmung, gemeinhin auch als Werther-Effekt bezeichnet. Recht eindrücklich belegt ist dies nach Suiziden von Prominenten, die die Suizidrate einer Metaanalyse zufolge um 8–18 % in den zwei Folgemonaten steigen ließ. Wurden Einzelheiten über die Suizidmethode publiziert, so stieg deren Rate um bis zu 44 % an. Verschiedene, auch von der Weltgesundheitsorganisation (WHO) entworfene Empfehlungen in der Berichterstattung über Suizide sollten zwingend befolgt werden (Niederkrotenthaler et al., 2020). Werbeverbote erscheinen sinnvoll.

Niemand – auch nicht medizinisches Personal – darf zur Unterstützung eines Suizids verpflichtet werden, dies ist ethisch unstrittig und wurde sogar als eigener Leitsatz im Urteil des BVerfG festgeschrieben. Gleichwohl sollte die Beteiligung an einem Suizid nicht professionsethisch untersagt oder gar pönalisiert werden. Dem haben die höchsten deutschen Richter:innen einen klaren Riegel vorgeschoben: Die Klagen der beschwerdeführenden Ärzt:innen obsiegten auch unter Verletzung ihres Rechts auf freie Berufsausübung aus Art. 12 GG. Medizinische Expertise ist zu Fragen der Suizidassistenz in vielerlei Hinsicht hilfreich, z. B. um:

- Einschränkungen der Entscheidungsfreiheit so gut wie möglich auszuschließen,
- sichere Methoden und Möglichkeiten zum Suizid zu erörtern,
- Alternativen aufzuzeigen und damit den Lebensschutz in den Blick zu nehmen,
- den Sterbevorgang möglichst ohne zusätzliches Leid verlaufen zu lassen (Leopoldina, 2021).

Die Kapitelautoren verkörpern in Öffentlichkeit und Politik die verschiedenen Positionen der konservativen und liberalen Fraktionen (Schütz & Sitte, 2020). In diesem Kapitel sollen die Argumente auf der Sachebene ausgetauscht werden. Einigkeit zwischen den Autoren besteht darüber, dass ein lebensfreundliches Klima zu schaffen ist durch Förderung von Suizidprävention, den Ausbau der Hospizarbeit und Palliativversorgung. Es müssen Anreize zum Weiterleben geschaffen werden, nicht aber grundsätzliche Suizidverbote.

5.2 Pro assistiertem Suizid – »die liberale Position«

Matthias Thöns

»Es kann gute Gründe geben, aus dem Leben zu gehen, und schlechte, am Leben zu bleiben.«
(Dietrich Bonhoeffer)

5.2.1 Assistierter Suizid ist keine Tötung auf Verlangen

Die meisten Argumente gegen den assistierten Suizid werden von der Diskussion um die »Tötung auf Verlangen« übernommen, quasi beide Arten »über einen Kamm geschoren.« Dies ist jedoch unzulässig, denn das allgemein akzeptierte Tötungsverbot kennt grundsätzlich nur die Ausnahme »Notwehr«. Manche Menschen halten die »Tötung des bewaffneten Feindes im Krieg«, noch viel weniger die Todesstrafe für moralisch akzeptabel. Dies alles gilt gerade nicht bei der Selbsttötung. Hier wird nicht ein fremder Mensch getötet, sondern hier tötet sich ein freiverantwortlicher Mensch mit eigener Hand. Obgleich um die moralische Zulässigkeit der Selbsttötung seit Jahrtausenden gestritten wird, wird doch in keinem modernen Rechtsstaat mehr versucht, den Suizidenten zu bestrafen. Lange vorbei sind die Zeiten, in denen ein Suizident mit einem »Eselsbegräbnis« rechnen musste, sein

Leichnam geschändet oder einer weiteren Todesstrafe unterzogen wurde. Dagegen ist der Mord eines anderen Menschen in jedem Rechtssystem der Welt mit einer Höchststrafe belegt (Wittwer, 2019).

Wesentlicher ist aber die Frage, ob »der Wunsch zu sterben« vorliegen muss. Bei der Selbsttötung kann es bei bestimmten Formen des Appellsuizids ernsthafte Zweifel geben, ob wirklich ein Sterbewunsch vorlag. Letzterer dürfte aber im Wesentlichen den psychiatrischen Fällen und mithin den nichtfreiverantwortlichen Formen zugeordnet werden. Dort, wo ein Mensch sichere Selbsttötungsmethoden anwendet, spielt »Appell« keine Rolle. Dies betrifft eben auch den Anspruch an professionelle Suizidhilfe. Folgerichtig nehmen mittlerweile die Bundesärztekammer (Bundesärztekammer, 2021), der Weltärztebund (World Medical Association, 2019) und ebenso die British Medical Association (Iocobucci, 2021) hierzu eine neutrale Haltung ein. Die Behauptung, der assistierte Suizid verstoße gegen das ärztliche Ethos, gehört spätestens mit den Grundsätzen der Bundesärztekammer zur Sterbebegleitung von 2011 der Vergangenheit an: Während in der Vorgängerversion aus 2004 noch postuliert wurde: »Die Mitwirkung des Arztes bei der Selbsttötung widerspricht dem ärztlichen Ethos und kann strafbar sein«, heißt es in der aktuell gültigen Version: »Die Mitwirkung des Arztes bei der Selbsttötung ist keine ärztliche Aufgabe.« Mithin erkennt die Bundesärztekammer schon sehr lange an, dass es zur Frage der Hilfe bei der Selbsttötung »verschiedene und differenzierte individuelle Moralvorstellungen von Ärztinnen und Ärzten in einer pluralistischen Gesellschaft gibt.«

Ohne jeden Zweifel darf jedermann einen tödlichen Behandlungsverzicht einfordern, völlig Gesunde dürfen gar die lebensrettende Bluttransfusion ablehnen. Rein faktisch ist ein Mensch bei bestehender Beatmungspflicht und Ausschalten eines Beatmungsgeräts »durch einen Dritten« auch unmittelbar tot. Hier gereicht in aller Regel sogar eine Patientenverfügung, nicht einmal aktuelle Willensfähigkeit oder gar »Freiverantwortlichkeit« wird gefordert. Niemand fragt allzu sehr, wie weit die betroffene Person vor Ausfüllen der Patientenverfügung aufgeklärt wurde, ob sie zu dem Zeitpunkt bedrängt wurde oder gar eine psychische Krise hatte. Datum und Unterschrift auf einer konkreten Patientenverfügung reichen in aller Regel zum Sterbenlassen eines Menschen.

Bei einer restriktiven Regelung werden Brutalsuizide (Erhängen über 50 %, Brückensturz/Bahnunfall, Schuss- oder Stichverletzung) weiterhin die ersten Plätze der Todesursachenstatistik anführen und wohlsituierte Bürger:innen werden sich für ca. 15.000 Euro in die Schweiz begeben oder sich windigen deutschen Sterbehelfern anvertrauen. Diese empfehlen für 4.000–9.000 Euro im besten Fall illegal beschaffte Medikamentencocktails, teils aber auch Ersticken in Plastiktüten, Erfrieren oder Erdrosseln mit Kabelbindern. Diese Empfehlungen sind begleitet von Ratschlägen, wie man alles vertuscht und eine natürliche Todesart bescheinigt bekommt. Durch Transparenzmangel wird jegliche gesetzliche Lösung ad absurdum geführt. Unter Tränen erzählte mir eine Witwe vom letzten Wunsch ihres sterbenskranken Mannes. Er hatte Magenkrebs: »Hol mich raus aus der Klinik«, hat er gesagt. »An der ersten hohen Brücke hältst Du an und lässt mich aussteigen, dann fahre weiter und lass mich zurück.«

Wahrscheinlich durch die Möglichkeit der Suizidhilfe hat sich die Rate an Selbsterschießungen dagegen in der Schweiz in den letzten zehn Jahren halbiert (Tagesanzeiger Schweiz, 2010). Dem wird von konservativen Kreisen entgegengehalten, mit der Einführung von liberalen Suizidgesetzen habe sich die Rate an Brutalsuiziden nicht verringert. Dies dürfte schon mathematisch völlig klar sein, denn ärztlich assistierte Suizide machen an der Gesamtsuizidzahl allenfalls wenige Prozent aus. Viel empfindlicher reagiert die Gesamtsuizidrate auf andere Phänomene, wie etwa wirtschaftliche Krisen, Epidemien oder andere Bedrohungsszenarien. Und wie wenig sich diese vorhersagen lässt, zeigt auch die Coronapandemie. Während die verfasste Psychiatrie vor einem starken Ansteigen der Suizidrate während der Coronapandemie warnte, ergab sich eine solche letztlich nicht (Radeloff et al., 2022). International ist bekannt, dass es bei der Suizidhilfe nicht zu einem Dammbruch kommt. Dies ist zu belegen aus Ländern, wo Suizidhilfe gesetzlich geregelt ist. Während die Zahlen bei der Suizidhilfe seit Jahren nur auf niedrigem Niveau steigen, ist der Dammbruch dagegen bei der aktiven Sterbehilfe (Tötung auf Verlangen) mit einer Verdreifachung der Todesfälle in den Niederlanden zu beobachten (Gamondi et al., 2014). Auch zeigt sich nur in den Beneluxländern eine Ausweitung auf Kinder, Demente oder sogar die »euthanasia without request« – also »Tötung auf Verlangen ohne Verlangen.«

Bei einer Vielzahl von Befragungen in der Bevölkerung anerkannter demoskopischer Institute sprach sich stets eine Mehrheit für eine liberalere Gesetzgebung aus, im Mittel lag die Zustimmung bei 72 %. Insbesondere Betroffene wünschen sich liberale Lösungen (Young et al., 2021). Auch jüngere Umfragen unter Ärzt:innen, Onkolog:innen und Palliativmediziner:innen ergaben, dass sich jeweils nur eine Minderheit von 21–41 % der Befragten für ein Strafgesetz aussprachen (Niederkrotenthaler et al., 2020). Im Gegensatz dazu äußerten sich Präsidenten von Fachgesellschaften und Ärztekammern positiv gegenüber berufs- und sogar strafrechtlicher Regelverschärfung (Leopoldina, 2021).

Die niedrigste Zustimmungsrate zu einer Strafrechtsverschärfung wurde unter Mitgliedern der Deutschen Gesellschaft für Palliativmedizin ermittelt (Dlubis-Mertens 2015). Dieses wichtige Ergebnis wird in einem wissenschaftlichen Artikel zur Befragung verschwiegen (Jansky et al., 2017), offenkundig passte dieses Resultat dem Autor:innenteam nicht.

Die zunehmende gesellschaftliche Akzeptanz des Themas drückt sich auch in der Verleihung des Richard-von-Weizsäcker-Journalistenpreises 2024 an Ingrid Eißele für ihren »Stern«-Beitrag »Krebspatientin Bettina Steckmann: Nicht die Krankheit bestimmt, wann Schluss ist, sondern ich« aus (Eißele & Boldebuck, 2023). In diesem Jahr stehe der Richard-von-Weizsäcker-Journalistenpreis unter dem Motto »Assistierter Suizid – Das Grundrecht auf selbstbestimmtes Sterben« und beleuchte die rechtlichen, ethischen und gesellschaftlichen Fragestellungen rund um diese hochaktuelle Thematik.

Der immer wieder beschworene Druck auf sozial Schwache oder teilhabebeeinträchtigte Menschen ist schlüssig widerlegt. So wird in der Schweiz Suizidhilfe vor allem von höher Gebildeten und Einkommensstärkeren erbeten (Steck et al., 2014). Im US-Staat Oregon hatten die durch Suizidhilfe Verstorbenen zehnmal häufiger einen Bachelor-Abschluss als alle anderen Todesfälle (Hedberg & New, 2017). Auch weitere Publikationen belegen den hohen Anteil an Hochschulabsolvierenden (Al Rabadi et al., 2019).

5.2.2 Spirituelle Argumente

Spirituelle Argumente, die das Leben als Geschenk und unverfügbar ansehen, werden in der Medizin ansonsten auch nicht mehr angeführt. So geht dem Tod bei 80–90 % der Intensivpatient:innen sowie bei 25–50 % der Patient: innen auf Normalstationen ein Therapiezielwechsel voraus, sprich eine aktive Entscheidung zum Sterbenlassen und damit zur Verkürzung einer technisch möglichen Lebensverlängerung (Erbguth et al., 2022).

Dass der Vatikan Menschen, die um assistierten Suizid bitten, die Sakramente (Krankensalbung, Beichte, Sterbekommunion) verweigert, erscheint unbarmherzig (Glaubenskonkregation, 2020; katholisch.de, 2020). Barmherzigkeit dagegen ist eine der Kernbotschaften von Jesus Christus (Wikipedia, 2023).

Sterbehilfe sei ein »Verbrechen gegen das menschliche Leben« und »ein in sich böser Akt, in jeder Situation und unter allen Umständen« (Glaubenskonkregation, 2020; katholisch.de, 2020). Selbst das Einstellen einer Zwangsernährung sei verboten. Dies steht im Kontrast zu den meisten Rechtssystemen der Welt: Künstliche Ernährung gegen den Patientenwillen ist aus rechtlicher Sicht einzustellen, eine Weiterverordnung möglicherweise sogar eine Körperverletzung.

Ein weiterer wichtiger Aspekt sind Urängste. Menschen haben mehr Angst vor einer leidvollen Sterbephase als vor dem Tod an sich.

Allein die Gewissheit der Betroffenen, die Ärzt:in könne auch dann weiterhelfen, wenn eine Linderung der Beschwerden nicht erreicht werden kann, wirkt Wunder. Den allermeisten Betroffenen reicht dieses Gefühl. Dignitas erklärt, dass von allen Patient:innen mit einem »provisorischen grünen Licht für eine Freitodbegleitung« nur 13,2 % sich letztlich ein tödliches Rezept haben ausstellen lassen (Minelli, 2015). Der großen Mehrheit reichte offenkundig allein die Option, das Sicherheitsgefühl. Angehörige von Betroffenen nach assistiertem Suizid haben eine verminderte Trauerreaktion gegenüber Angehörigen von natürlich verstorbenen Menschen (Barsness et al., 2020).

Weder mindert die Legalisierung des assistierten Suizids den Stellenwert der Palliativmedizin, noch stellt sie ein Gegenargument dar: Die Legalisierung hat eher zu einer Ausweitung der Palliativversorgung in den betroffenen Ländern geführt (Giddings & McKim, 2013).

Auch die Befürchtung, das medizinische Behandlungsverhältnis könnte belastet werden, wenn es Ärzt:innen erlaubt sei, Suizidassistenz zu leisten, scheint widerlegt zu sein: Ärzt:innen, die grundsätzlich eine Suizidhilfe ablehnen, wurden doppelt so häufig von ihren Patient:innen abgelehnt als Ärzt:innen, die sich offen zur Suizidhilfe bekannten (Ganzini et al., 2001).

5.2.3 Palliativversorgung hilft nicht immer

Palliativversorgung hilft oft, aber nicht immer: 60,8 % der Patient:innen hatten unzureichend behandelte, belastende Symptome trotz Versorgung auf einer Palliativstation (Hamm, 2022), in einer eigenen Befragung gaben 45 % der Palliativexpert:innen an, die Sterbephase eines Familienmitglieds sei leidvoll gewesen (Thöns et al., 2015). Und die Sterbebedingungen in Deutschland sind nicht gut:

Entgegen dem Wunsch der meisten Menschen stirbt aktuell jeder zweite Deutsche in einem Klinikbett, davon die Hälfte sogar auf einer Intensivstation (Fleischmann-Struzek et al., 2019). Dass dort Palliativmedizin so gut wie nie nennenswerten Einzug erhält, erfährt man aus der gleichen Studie: Während in Kanada etwa jeder zweite Intensivpatient auch Palliativversorgung erhält, sind es in Deutschland gerade einmal 0,7 %. Das allein ist beschämend. Wenn man nun glaubt, dort ginge es ja schließlich immer um Lebensrettung und Wiederherstellung, es handele sich dort ja nicht um Sterbende, so widersprechen die Zahlen auch dieser Annahme: Denn auf deutschen Intensivstationen werden zunehmend multimorbide, ältere Patient:innen aufgenommen, mit minimaler Lebensqualität und schlechter Prognose, im weiteren Sinne Menschen in palliativer Situation (Hartog et al., 2018). So stieg das durchschnittliche Behandlungsalter zuletzt auf über 70 Jahre, die Gruppe der über 85-Jährigen nimmt jedes Jahr um 7 % zu. Die Steigerungsrate der über 65-Jährigen verdreifacht sich. Dies hat – so die Autor:innen – nichts mit der demografischen Entwicklung zu tun und führt schon gar nicht zu mehr »guten Jahren.« Denn die Entlassungskategorie »schwerstpflegebedürftig« steigt jedes Jahr um 8 %, die Entlassungen in Reha-Einrichtungen sinken dagegen jährlich um 3,5 %.

Doch auch eingehendere Analysen geben den Sterbebedingungen in deutschen Kliniken seit Jahren schlechte Noten. Professor Wolfgang George, Leiter des TransMIT-Zentrums für Versorgungsforschung in Gießen, beforscht seit den späten 1980er Jahren die Sterbebedingungen in deutschen Kliniken (George et al., 1989; George et al., 2013). »Die Bedingungen sind schlecht und haben sich im Rahmen der Coronapandemie erheblich verschlechtert« (Monitor Versorgungsforschung, 2023). Auf den Allgemeinstationen werden die schwierigsten Bedingungen und schlechtesten Versorgungsergebnisse aufgezeigt. Die Kritik reicht von unzureichender Symptomkontrolle (z. B. Schmerztherapie), der Wahrscheinlichkeit, allein zu versterben, bis hin zum Vorhandensein notwendiger Pflegehilfsmittel. Besonders problematisch ist auch der Befund, dass 65 % (2013: 43 %) der Befragten angaben, dass oft bis immer unnötig lebensverlängernde Maßnahmen ergriffen würden. Die Palliativstationen kommen diesbezüglich naturgemäß besser weg, dort wird aber auch nur ein verschwindend kleiner Teil deutscher Klinikpatient:innen versorgt. Die dazu letzten Zahlen vom Statistischen Bundesamt belegen, dass unter 17,7 Mio. Krankenhausfällen nur 33.385 Behandlungen auf Palliativstationen stattfanden, sprich 0,19 % (Statistisches Bundesamt, 2015).

Für die ambulante Versorgung zeigt sich ebenfalls eine Unterversorgung: Nur ein Anteil von 32,7 % der Versicherten hatte Palliativleistungen in den letzten sechs Lebensmonaten erhalten, nach Schätzungen der DGP müssten es 90 % sein. Hier wurden im Wesentlichen von Hausärzt:innen abgerechnete Palliativkomplexleistungen eingerechnet, spezialisierte Palliativleistungen waren nur bei 13,3 % in den letzten sechs Lebensmonaten berechnet worden (Ditscheid et al., 2020).

Mithin dürfte das Argument, gute Palliativversorgung könne (fast) alles Leid lindern, schon allein aus der mangelhaften Verfügbarkeit nicht tragen. Doch es trägt auch nicht, weil es einfach nicht stimmt. Sogar im SPIEGEL konnte man vor Jahren lesen: »Palliativstationen – der Mythos vom friedlichen Sterben« (Boytchev, 2014).

Bekanntermaßen verbringt Pflegepersonal deutlich mehr Zeit im direkten Kontakt mit den Patient:innen, führt mehr Gespräche und ist somit näher am Leiden. Und hier zeigt sich, dass Pflegepersonal einer Sterbehilfe offener gegenübersteht. Über die Hälfte der Pfleger:innen waren in den vergangenen 24 Monaten in mindestens einem konkreten Fall der Auffassung, aktive Sterbehilfe sei besser, »z. B. um ihn/sie von seinem/ihrem Leid zu erlösen«, demgegenüber war es nur etwa ein Viertel der Ärzt:innen (Beine, 2020).

In den Ländern, in denen die Sterbehilfe praktiziert wird, gibt es unter Ärzt:innen im Allgemeinen eine breite Unterstützung für Sterbehilfe, und es gibt keine Hinweise darauf, dass die Praxis missbraucht wird oder gefährdete Patientengruppen unter Druck gesetzt werden, Sterbehilfe zu akzeptieren (Emanuel et al., 2016; Bolt et al., 2015). Es gibt keinen »Dammbruch« in Kanada (Downie & Schuklenk, 2021). Palliativpersonal sieht die erweiterte Kommunikation bei Legalisierung als positiv an (Joolaee et al., 2022).

Treffend fasst es der Palliativmediziner Borasio zusammen: Selbst bei bester Palliativversorgung ist nicht alles Leid zu lindern, es gibt weiterhin Menschen, die berechtigt sagen (Kamann, 2014): »Was mir noch bevorsteht, möchte ich nicht erleben.«

Ein persönliches Wort am Schluss: Schon als junger Arzt kam ich in Kontakt mit dem Problem Suizid. Ich empfand es entsetzlich, Leichen nach Bahnkollision oder nach Sprung von einer Autobahnbrücke sowie insbesondere viele geistig und körperlich mitverletzte Menschen versorgen zu müssen. Vor wenigen Jahren war ich ersteintreffender Arzt bei einem Geisterfahrerunfall, der Suizident zog ein junges Pärchen im anderen Auto mit in den Tod. Ich denke, uns alle eint der Wille, Brutalsuizide zu verhindern und die Suizidprophylaxe zu fördern. Aber es gibt diese Brutalsuizide eben auch in palliativer Situation: Ich habe Menschen nach Kopfsprung aus dem Hospizfenster versorgt, meine Patient:innen schnitten sich Pulsadern auf oder warfen den Föhn in die Wanne; ich kenne den Fall eines Schusswaffensuizids auf einer Palliativstation. Der Palliativmedizin steht es gut an, ihre Grenzen zu respektieren und Menschen mit vorzeitigen Sterbewünschen nicht im Stich zu lassen. Denn fast alle Hauptgründe für einen Suizid sind eben palliativmedizinisch nicht zu kupieren (Simmons, 2018):

- »Verlust der Autonomie« (87–91 %)
- Einschränkung bei angenehmen Aktivitäten (84–90 %)
- Würdeverlust (66–77 %)
- Unzureichende Schmerzkontrolle oder die Angst davor (26–41 %)
- Unzureichende Kontrolle über Körperfunktionen (43–47 %)

Niemandem steht es zu, einem anderen zu erklären, wieviel der zu ertragen hat (Schöne-Seifert, 2020).

5.3 In dubio pro vita

Thomas Sitte

In Fragen der Ausgestaltung des menschlichen Lebens und auch in der Gestaltung dessen Endes sind letztlich entscheidend mehr die philosophisch-ethischen Grundlagen als rein medizinische Sachargumente. So ist dieses Kapitel nun meine höchstpersönliche Sicht.

Mit sehr vielen Aussagen in diesem Buch stimme ich überein. Aber, es gibt einen Teil, den ich vollkommen kontrovers sehe. In diesem Band hat eine Reihe hochrangiger Expert:innen Fakten und auch Ansichten zusammengetragen, die man erwägen sollte, wenn man sich eine eigene Position zu den Fragen der Förderung von Selbsttötungen erarbeiten möchte. Die persönliche Position der Expert:innen ist hier durch die Bank eine positive, erleichternde Einstellung zur selbstbestimmten Lebensbeendigung. Dies spiegelt sich naturgemäß auch in der Auswahl und Darstellung der Argumente wider. Ich persönlich habe ebenfalls eine aus meiner ethischen Sicht entstandene Haltung, die jener der Kolleg:innen eher kritisch gegenübersteht und die ich im Folgenden erläutern darf.

Am 27.08.2023 verabschiedete eine Gruppe von Fachleuten aus Deutschland, Österreich und der Schweiz die Schloss Hofener Thesen 2023 zu Suizidprävention und assistiertem Suizid (D-A-CH-Forum Suizidprävention und assistierter Suizid, 2023), denen ich mich vollinhaltlich anschließe. Etliches davon werden die meisten Co-Autor:innen mittragen, einiges aus ihrer Sicht sehr kritisch sehen oder vielleicht ablehnen.

Unsere Demokratie muss es aushalten, dass beide Positionen friedlich nebeneinander bestehen, auch, dass die gewählten Repräsentant:innen der Bevölkerung mehrheitlich festlegen dürfen, welche Position von der Gesellschaft normativ als Recht oder als richtig angesehen wird, und seien diese Positionen in grundlegend essenziellen Fragen noch so konträr.

5.3.1 Die Schloss Hofener Thesen 2023 zu Suizidprävention und assistiertem Suizid

Das Verhältnis einer Gesellschaft zum Suizid und der Umgang damit sind ein Maßstab für die Humanität des Umgangs miteinander, für die Achtung des menschlichen Lebens und die gelebte Solidarität ihrer Mitglieder. Das gilt für Menschen in Not, insbesondere für alte Menschen, Menschen mit schweren psychischen und körperlichen Beeinträchtigungen und sozial benachteiligte und bedrohte Menschen. Die aktuelle öffentliche Diskussion erfordert, die innerpsychische und soziale Realität suizidalen Erlebens und Verhaltens sichtbar zu machen. Daher gilt es, Fehlinformationen und Mythen auszuräumen. Immer wieder stößt man dabei auf ein verkürztes Autonomieverständnis. Dieses blendet wichtige Aspekte der ethischen und humanistischen Tradition des Autonomiebegriffs aus und lässt die Forschungsergebnisse und Erfahrungswerte aus Anthropologie, Kulturanthropologie, Entwicklungspsychologie, Psychiatrie und Psychotherapie, Suizidprävention und Palliativversorgung weitgehend außer Acht.

Ein Innehalten und Nachdenken ist notwendig. Die Unterzeichnenden fordern, die folgenden Thesen in konkretes gesamtgesellschaftliches und politisches Handeln umzusetzen:

- Es ist nicht Aufgabe einer Gesellschaft, den (assistierten) Suizid zu fördern. Der Staat ist verpflichtet, das Wohl und den Schutz der Menschen zu gewährleisten.
- Die Hilfe zum Leben muss Vorrang haben. Jeder Mensch in einer suizidalen Krise muss eine angemessene mitmenschliche und fachliche Unterstützung erhalten.
- Die Suizidprävention muss ausgebaut, verstärkt und in die Gesellschaft integriert sein. Entsprechende finanzielle Mittel müssen bereitgestellt werden. Weiter bedarf es einer gesetzlichen Verankerung der Suizidprävention und deren rascher Umsetzung. Suizidprävention richtet sich ebenso an Menschen mit einem Wunsch nach assistiertem Suizid.
- Assistierter Suizid ist keine ärztliche und keine pflegerische Aufgabe. Institutionen des Gesundheits- und Sozialwesens dürfen nicht dazu verpflichtet werden, assistierte Suizide zuzulassen oder zu unterstützen. Die Gesundheitsberufe haben eine besondere Verantwortung gegenüber der Gesellschaft und dem einzelnen Individuum in Not. Jegliche Vereinnahmung der Gesundheitsfachberufe zur Mitwirkung an assistierten Suiziden ist abzulehnen.
- Die Erkenntnisse zur Suizidprävention aus Forschung und Praxis, zu assistiertem Suizid und Autonomie, aus der Palliativversorgung und Hospizarbeit sollen in Rechtsprechung, Politik, Ethik und Medien berücksichtigt und allgemein bekannt gemacht werden. Die gesellschaftliche Aufklärung und Diskussion ist dringend notwendig.
- Die Erkenntnisse aus der Suizidforschung müssen in alle Disziplinen, die mit Wünschen nach assistiertem Suizid konfrontiert werden, einfließen und obligatorische Ausbildungsinhalte werden.
- Niedrigschwellige, d. h. rasch verfügbare und für Nutzer:innen kostenfreie institutionelle Angebote der Krisenintervention müssen flächendeckend ausgebaut und verfügbar gemacht werden.
- Hospiz- und Palliativversorgung muss allen Menschen, die diese benötigen, ohne Einschränkung und Vorbedingung zur Verfügung stehen. Der Anspruch darauf ist gesetzlich zu verankern. Es besteht die Notwendigkeit einer umfassenden und stetigen Information und Aufklärung der Bevölkerung über palliative und hospizliche Angebote.
- Forschung über den assistierten Suizid und dessen Folgen für Angehörige und weitere Betroffene ist notwendig. Die Motive von Betroffenen und Suizidassistierenden sollen untersucht werden, ebenso wie die Auswirkungen auf die Ge-

sellschaft. Voraussetzung dafür ist die zeitnahe, umfassende Erhebung und Dokumentation der assistierten Suizide.
- Die bestehenden Medienempfehlungen über die Berichterstattung zum Suizid und zur Darstellung des Suizids in Medienproduktionen inklusive der neuen Medien müssen umfassend verbreitet und berücksichtigt werden. Das betrifft sowohl die Nachrichten- und Hintergrundberichterstattung als auch Unterhaltungsmedien und die Werbung. Genauso gilt das für Produktionen und die Berichterstattung zum assistierten Suizid.
- Niemand darf genötigt, dahingehend beeinflusst oder gedrängt werden, Angebote der Suizidassistenz zu nutzen, weil Unterstützung oder Hilfen nicht zur Verfügung stehen oder gar verweigert werden. Es besteht die Gefahr, dass der assistierte Suizid mit dem Ziel verbunden wird, Kosten im Gesundheitswesen oder der Altersvorsorge zu senken, Angebote im Bereich der Betreuung alter Menschen oder der Palliativmedizin in Quantität und Qualität nicht auszubauen oder generell Maßnahmen der sozialen Sicherheit und Daseinsfürsorge einzuschränken.
- Finanzielle Mittel für eine adäquate personelle Betreuung und Pflege älterer und anderer betreuungsbedürftiger Menschen zu Hause und in Institutionen müssen ausreichend zur Verfügung gestellt werden. Modelle sorgender Gemeinschaften müssen vermehrt gefördert werden, z. B. Mehrgenerationenhäuser, verbesserte Demenzbetreuung, Nachbarschaftshilfe (D-A-CH-Forum Suizidprävention und assistierter Suizid, 2023).

Worauf ich meine eigene, persönliche Haltung gründe, möchte ich in neun kurzen Abschnitten erläutern.

5.3.2 Das Framing

> »Nur Pferden gibt man den Gnadenschuß«? (Film, USA 1969)

Sterbehilfe war vor Jahren der Begriff für die Versorgung und Begleitung schwerstkranker Menschen mit den leidlindernden Maßnahmen. Also die Hilfe beim Sterben.

Nach und nach kam es hier zu einer Begriffsverschiebung hin zu Maßnahmen, die den Tod durch aktives Zutun beschleunigen. Diese Euphemisierung der doch eigentlichen Tötungshilfe, denn nichts anders geschieht hier als »*beim Töten zu helfen*«, ist naturgemäß gut geeignet, um die Akzeptanz in der Bevölkerung zu erhöhen. Blickt man in die Medien, seien es etwa erdachte Geschichten rund ums Thema, von Wolfgang Liebeneiners exzellent gemachten und im doppelten Sinne schwarz-weißen Kinomelodram »Ich klage an« (1941) über Michael Hanekes Film »Liebe« (2012) bis Ferdinand von Schirachs hochgelobten und vom FilmFernseh-Fonds Bayern mit 100.000 Euro geförderten Drama »Gott« (2020), oder ganz aktuell in Pedro Almovódars mit dem Goldenen Löwen ausgezeichnetem Melodram »The Room next Door« (2024), wird überall eher schwarz-weiß gedacht. Die guten »Sterbehelfer« vs. die bösen Bedenkenträger.

Der normale Bürger, der im Thema nicht sattelfest zuhause ist, kann nicht unterscheiden zwischen den verschiedenen Arten der sogenannten »Sterbehilfe.« Und er kann auch kaum entscheiden, wann die medizinischen Möglichkeiten tatsächlich versagen, eine ausreichende Leidenslinderung herbeizuführen oder wann es in praxi vielmehr so ist, dass die Möglichkeiten zwar bestünden, aber nicht verfügbar sind, weil die Rahmenbedingungen, die personelle Verfügbarkeit und anderes schlicht unzureichend sind. Dies war und ist nicht erst, aber vor allem seit dem Beginn der Corona-Pandemie insbesondere in Pflegeeinrichtungen zunehmend der Fall.

Ich selbst plädiere deshalb dafür, diese Formen von »Sterbehilfe« entweder in Anführungszeichen zu setzen oder lieber gleich den die Handlung technisch korrekt beschreibenden Begriff »Tötungshilfe« zu nutzen.

Grundlegend erhellend war für mich eine eigene repräsentative Studie mit den Leitern deutscher SAPV-Teams im Rahmen meiner Promotion. Zur möglichen Notwendigkeit einer Beihilfe zum Suizid gaben diese an, dass dies nur in 0,08 % (weniger als ein Promille) der von diesen binnen zwei Jahren behandelten 17.772 Patient:innen notwendig gewesen sein könnte. Dies gilt somit dann, wenn sachliche und personelle Bedingungen so gut geregelt sind, dass sie tatsächlich rund um die Uhr ausreichend verfügbar sind. So gering scheint also der »Bedarf« für lebensverkürzende Maßnahmen bei Patient:innen in der gelebten und verfügbaren spezialisierten ambulanten Palliativversorgung zu sein (Sitte, 2015).

5.3.3 Die Moral

Theoretisch gesagt, ist Moral die Gesamtheit der sittlichen Aspekte, der verfügten oder auch impliziten Werte und Normen, die unsere Gesellschaft zusammenhält.

Und ganz praktisch gesagt: »Zuerst kommt das Fressen, dann kommt die Moral« (Brecht, 1928). Bertolt Brecht stellte hier eine gewagte Aussage in den Raum. Was hat sie mit dem Thema Tötungshilfe zu tun? Letztlich bedeutet es für die tägliche Arbeit: *Über ethische Fragen nachdenken kann man erst, wenn der Hunger, die Grundbedürfnisse des täglichen Lebens gestillt sind.*

Das können wir sehr gut auf die Situation am Lebensende übertragen. Erst wenn eine leidende Person, die (deshalb) nicht mehr leben will, nicht nur gesagt bekommen hat, dass ihr Leiden gelindert werden kann, sondern sie jene effektive, schnell verfügbare Linderung im besten Sinne am eigenen Leib erfahren hat, können wir mit ihr so über die (dann meist nicht mehr gewünschte) Tötungshilfe sprechen, dass sie sich auch wirklich selbstbestimmt im Rahmen eines Informed Consent eine Meinung bilden und eine Entscheidung fällen kann. Personen, die sich aus Angst vor Leiden das Leben nehmen wollen, kommen dann regelhaft von ihrer Entscheidung zur Lebensverkürzung ab.

Ganz anders wäre dies für Menschen, die sich aus anderen Gründen entschieden haben, ihrem Leben ein Ende zu setzen. Das BVerfG hat letztlich festgestellt, dass nichtbestehendes oder auch behandelbares Leiden dem ungehinderten Zugang zur Beihilfe zur Selbsttötung nicht entgegenstehen darf.

5.3.4 Die Ethik

Einfach gesagt ist die Ethik die Wissenschaft von der Moral, also eine Art Objektivierung subjektiver Vorstellungen über das Moralische. So gesehen gibt uns die Ethik die mögliche Richtschnur in Form eines Regelwerkes aufgrund der Moralvorstellungen für das Zusammenleben in der Gesellschaft. Die Ethik, wie auch die Moral, sind nicht allgemeingültig, sondern zeit- und kulturabhängig, wie die Aussage von Xi Jinping vom Oktober 2022 zur Nicht-Geltung der Menschenrechte für China eindrücklich zeigte.

So sind grundlegende ethische Diskussionen, wie auch ethische Fallbesprechungen über explizite Patient:innen, immer in den gesellschaftlichen Rahmen zu stellen, in dem sie Geltung finden sollen.

5.3.5 Der Einzelfall

Ich möchte im folgenden Abschnitt weniger selbst Stellung nehmen als vielmehr den vormaligen Bundesminister für Gesundheit zitieren, dessen Aussagen ich hier bis aufs Jota teile.

Hermann Gröhe hat es in »Und wenn ich nicht mehr leben möchte?« (Gröhe et al., 2015, S. 60/61) auf den Punkt gebracht:

»Das Grundgesetz garantiert uns Selbstbestimmung. Die Selbsttötung und ihre Unterstützung sind straffrei. Ich finde es aber wichtig zu sehen, dass die Ausübung dieser Freiheit andere Menschen sehr stark berühren kann. Die Freiheit des Grundgesetzes ist nicht die Freiheit des Heranwachsenden, der unter Freiheit versteht: Ich mach, was ich will.«

Weiter führt er aus:

»Aber in einer Zeit, da manche die Selbsttötung geradezu zum wahren Akt menschlicher Freiheitsausübung verklären, möchte ich daran erinnern, dass Menschen, wenn sie sich im Nahbereich anderer töten, ihren Nächsten ebenfalls etwas antun ... Dass ein Mensch einem anderen Menschen beim Suizid beisteht, das will ich aus dem Strafrecht heraushalten. Und ich will auch kein Sonderstrafrecht für Ärzte, will das Vertrauen zwischen Patient und Arzt gerade in Extremsituationen schützen. Aber ich finde es richtig, dass das Standesrecht für Ärzte klarstellt: Selbsttötungshilfe ist keine ärztliche Aufgabe.«

Wobei er das Dilemma von Beihilfe zur Selbsttötung, Tötung auf Verlangen und der Möglichkeit, immer dramatischere Szenarien auszumalen und regeln zu wollen, schließlich auf den Punkt bringt:

»Und was die sogenannte ›aktive Sterbehilfe‹ angeht, da sage ich ganz klar: Ich will keine Ausnahme vom strafrechtlichen Verbot der Tötung auf Verlangen. Kann ich mir in meiner Fantasie Fälle ausmalen, wo eine solche Straftat im Extremfall begangen wird und dies doch nicht mit Gefängnisstrafe geahndet werden sollte? Ja, das kann ich. Hier wäre der Anwalt gefordert, nicht der Gesetzgeber. Ein schweres ethisches Dilemma lässt sich nicht im Wege der Gesetzgebung vorab lösen – ohne fatale Folgen für die Wertschätzung des Lebens« (Gröhe et al., 2015, S. 66).

Ich kann dies aus der Praxis heraus bestätigen. Oftmals habe ich mit eigenen Palliativpatient:innen deren Fragen zu den Möglichkeiten der Lebensverkürzung besprochen. Einige Male konnte ich den Wunsch nach einer von Wolfgang Herrndorf so genannten Exit-Strategie nachvollziehen. Niemals habe ich diese Patient:innen dann im Vorfeld in ihren Möglichkeiten zur Selbsttötung eingeschränkt.

Und in wenigen, für mich nachvollziehbaren drohenden Dilemma-Situationen habe ich ihnen dann anstelle der jetzt erbetenen Beihilfe zur Selbsttötung zugesagt, im Notfall selbst Hand anzulegen und juristisch gesehen damit die Tatherrschaft zu haben. Gott sei Dank kam ich nicht in die Lage, dies dann auch tun zu müssen, da sich durch diese letzte Exit-Strategie immer andere Lösungswege auftaten, die sonst nicht gangbar gewesen wären.

5.3.6 Der Regelfall

»Hard cases make bad law« (Wikipedia, 2023).

Eine Grundregel der britischen Rechtslehre.

In der Diskussion zur Tötungshilfe werden furchtbare und immer schlimmere Fälle konstruiert oder dokumentiert, die belegen sollen, dass wir – auch in Deutschland – doch endlich eine gut organisierte und geschäftsmäßige Tötungshilfe brauchen. Das Ersticken ohne Möglichkeit der medikamentösen Linderung (mit Verlaub, was für ein laienhafter Unfug). Jede Ärzt:in für Palliativmedizin kann bestätigen, dass dies mit angemessener medikamentöser Versorgung nicht vorkommen darf. Die unerträglich sich ausbreitenden Krebsschmerzen, die nicht behandelbar sind (als Anästhesist weiß ich, dass ich mit der Option der leitliniengerechten palliativen Sedierung diese lindern bis ausschalten kann, freilich immer mit geringeren Möglichkeiten der Teilhabe, aber eben ohne Lebensverkürzung). Der Tumor, der stinkend aus dem Hals wächst (grauenhaft, aber auch hier gilt, dass diese Tumoren palliativ meist völlig unterversorgt sind und das notwendige Expertenwissen nicht herangezogen wird).

Aus meiner Sicht ist es undenkbar, aus sehr seltenen, sehr tragischen Einzelfällen Regeln formulieren zu wollen. Im Gegenteil, erwarten Patient:innen von mir eine Tötungshilfe, so erwarten sie von mir als Arzt »Sicherheit.« Die niederländische Apotheker:innenvereinigung hat zusammen mit der Ärzt:innenvereinigung eine Leitlinie zur Tötungshilfe konsentiert. Darin wird klar formuliert, dass die bessere Maßnahme stets die aktive Tötung ist und eine ärztliche Suizidassistenz lege artis immer von Ärzt:innen fordert, beim Misslingen unmittelbar mit der tödlichen Spritze einzuspringen (KNMG, 2012).

5.3.7 Die Musterberufsordnung

Die Musterberufsordnung für Ärzt:innen, die lediglich eine unverbindliche Empfehlung darstellt, wie auch die Berufsordnungen der Landesärztekammern, die mit möglichen Strafen hinterlegt sein können, haben jahrzehntelang ein buntes Bild der Formulierungen geboten, wenn es um Fragen der Lebensverkürzung ging – von einem recht eindeutigem, verbindlichen und klaren »*es ist dem Arzt verboten*« bis hin zum unverbindlicheren »*es ist keine ärztliche Aufgabe.*«

Aber gleich, wie die Formulierungen waren, es gab niemals eine letztinstanzlich umgesetzte Pönalisierung einer Ärzt:in wegen einer Suizidassistenz, selbst wenn es – wie es der Berliner Urologe und Kämpfer für das selbstbestimmte Sterben Dr. Uwe Christian Arnold für sich selbst sagte – in vielen hundert Fällen geschah. Auch mit Dr. Arnold war ich immer wieder im guten, persönlichen Austausch zu Fragen bei unser beider Patient:innen.

Die Unsicherheit war etlichen engagierten Personen des Rechtes auf selbstbestimmtes Sterben stets willkommen, um zu betonen, dass wir in Deutschland mehr Rechtssicherheit für Ärzt:innen in der Begleitung am Lebensende bräuchten, also eine gesetzliche Regelung nötig sei.

Ich selbst bin sehr froh, dass die Landesärztekammern nun immer mehr dazu übergehen, es ähnlich wie beim Schwangerschaftsabbruch zu handhaben, der auch keine ärztliche Aufgabe ist.

Meine klare Forderung seit vielen Jahren ist es, in allen Berufsordnungen aufzunehmen: »Die Beihilfe zur Selbsttötung ist keine ärztliche Aufgabe.« Das ist meines Erachtens die einzige Formulierung, die durchsetzbar ist. Andere würden erbitterten Widerstand erzeugen.

5.3.8   Das Bundesverwaltungsgericht

Das BVerWG fällte 2017 ein für (uns) juristische Laien schwer interpretierbares Urteil, das in sich rechtsdogmatisch sehr schlüssig war. Allerdings berücksichtigte es zugleich den ärztlichen Praxisalltag in seinen nur abstrakten Erwägungen leider in keiner Weise. Es mangelt diesem Urteil nämlich im Tatsächlichen, wie man sagt, denn es formulierte, dass unter drei bestimmten, in der Wirklichkeit aber praktisch niemals gleichzeitig vorliegenden Bedingungen einem Suizidwilligen der Zugang zu einem Betäubungsmittel in sicher tödlicher Dosis zu ermöglichen sei (Bundesverwaltungsgericht, 2017):

> »Eine extreme Notlage ist gegeben, wenn
> - erstens – die schwere und unheilbare Erkrankung mit gravierenden körperlichen Leiden, insbesondere starken Schmerzen verbunden ist, die bei dem Betroffenen zu einem unerträglichen Leidensdruck führen und nicht ausreichend gelindert werden können,
> - zweitens – der Betroffene entscheidungsfähig ist und sich frei und ernsthaft entschieden hat, sein Leben beenden zu wollen, und ihm
> - drittens – eine andere zumutbare Möglichkeit zur Verwirklichung des Sterbewunsches nicht zur Verfügung steht.«

Diese drei Gründe hätten zum Beispiel bei der Klägerin nicht vorgelegen, was aber nicht Gegenstand der Klage war und deshalb auch keine Erwähnung fand. Auch wäre das Urteil des BVerwG ungeeignet, nach den Kriterien des BVerfG den Zugang zu Natriumpentobarbital zu ermöglichen.

Erstaunlich, aber kaum bekannt ist, dass es in Kreisen der aktiven Befürworter von Suizidassistenz in Deutschland inzwischen Konsens ist, dass das so viel gelobte und geforderte orale Natrium-Pentobarbital längst nicht mehr das Mittel der Wahl zur Förderung der Selbsttötung ist. Auch ohne randomisierte, placebokontrollierte

Studien setzen sich längst andere Selbsttötungsmethoden mit leicht erhältlichen und preiswerten Medikamenten durch.

5.3.9 Bundesverfassungsgericht

Das BVerfG kippte 2020 das auch von mir mit großem Engagement geforderte Verbot der geschäftsmäßigen Förderung der Selbsttötung, und zwar in einer so radikalen Form, die sich im Stillen wohl mancher erhofft, aber kaum ein Beteiligter je erwartet hätte (Bundesverfassungsgericht, 2020). In Deutschland ist nun jedem volljährigen und entscheidungsfähigem Menschen, der sich selbstbestimmt zu Tode bringen will, der Weg dahin zu ermöglichen, selbst wenn dies dazu führen sollte, dass sich dadurch mehr Menschen letztendlich töten würden, bzw. vermeidbare Suizide ebenfalls gefördert würden. Die Gründe für den Wunsch können beliebig sein, sie sind zu respektieren, ohne bewertet werden zu dürfen. Das Grundrecht auf Lebensbeendigung scheint höher angesiedelt zu werden als jenes auf Lebensschutz.

Dies bedeutet aber kein »Wünsch Dir was« der Suizidmethoden, wie viele medial prägnant dargestellt meinten. Denn dies hatte das BVerwG ja drei Jahre zuvor einschränkend festgestellt.

5.3.10 Folgen

Aktuell, Ende 2024, kann ein jeder tun und lassen, was er will. Es ist möglich, dass noch 2025 eine gesetzliche Regelung kommt, die dazu führt, dass bei der Beihilfe zur Selbsttötung bestimmte Schritte und Dokumentationen einzuhalten sind und auch entsprechende Strafen bei einem Verstoß gegen diese dann zu erwartenden Regeln erfolgen werden.

Während der Satz des Pythagoras mit nur fünf Wörtern und die Zehn Gebote mit 72 Wörtern auskommen, enthält allein der Paragraf 3 des Einkommenssteuergesetzes 7.761 Wörter. Ich persönlich überlege für mich und immer wieder im Kreis von gleichgesinnten oder auch kontroversen Kolleg:innen, welches die positiven Kriterien für eine Suizidassistenz sein könnten, seit Frau Justizministerin Zypries im Jahr 2004 bereits den § 216 StGB (Tötung auf Verlangen) aufweichen wollte. Allein, mir fallen keine Formulierungen und Kriterien ein, die eine bessere Rechtssicherheit für alle in der Praxis Beteiligten herstellen könnten. Auch fallen mir keine Kriterien ein, die alle vorstellbaren Fälle von Patient:innen angemessen berücksichtigen würden.

Es wird immer Streitfälle geben.

Ich erwarte, dass es nach und nach (*»Hard cases make bad law«*) dazu kommen wird, dass der § 216 StGB aufgeweicht und schließlich ersetzt werden wird. Einen ersten fundamentalen Schritt dazu ging 2022 der Bundesgerichtshof ohne jede rechtliche Notwendigkeit (Bundesgerichtshof, 2022).

Folgen wir den Vorgaben des BVerfG, dann muss konsequent gedacht in Deutschland ebenfalls in absehbarer Zeit die Tötung auf Verlangen geregelt bzw.

legalisiert werden. Aus meiner Sicht ist dies eine Dystopie, über die sich sicherlich trefflich streiten ließe. Das ist nur ein Blick in die Glaskugel.

Wer hier schließlich Recht behält, wird uns die Zukunft zeigen.

Literatur

Al Rabadi, L., LeBlanc, M., Bucy, Ellis, L. M., Hershman, D. I.., Meyskens Jr., F. L., Taylor, L., & Blanke, C. D. (2019). Trends in medical aid in dying in Oregon and Washington. *Journal of the American Medical Association network open,* 2(8), e198648. https://doi.org/10.1001/jamanetworkopen.2019.8648

Barsness, J. G., Regnier, C. R., Hook, C. C., & Mueller, P. S. (2020). US medical and surgical society position statements on physician-assisted suicide and euthanasia: a review. *BioMed Central Medical Ethics,* 21(1), 111. https://doi.org/10.1186/s12910-020-00556-5

Beine, K. H. (2020). Praxis der Sterbehilfe durch Ärzte und Pflegekräfte in deutschen Krankenhäusern. *Deutsche Medizinische Wochenschrift,* 145(22), e123-e129. https://doi.org/10.1055/a-1235-6550

Bolt, E. E., Snijdewind, M. C., Willems, D. L., van der Heide, A., & Onwuteaka-Philipsen, B. D. (2015). Can physicians conceive of performing assisted dying in case of psychiatric disease, dementia or being tired of living? *Journal of Medical Ethics,* 41(8), 592–598. https://doi.org/10.1136/medethics-2014-102150

Boytchev, H. (21.02.2014). *Alltag in Palliativstationen. Es gibt keinen Tod erster Klasse.* SPIEGEL Gesundheit. https://www.spiegel.de/gesundheit/diagnose/palliativstationen-der-mythos-vom-friedlichen-sterben-a-950882.html (abgerufen am 09.01.2024)

Brecht, B. (1928). *Ballade über die Frage: Wovon lebt der Mensch?* In: Stücke I. Die Dreigroschenoper. Akt II (S. 103.). Berlin: Aufbau, 1973. https://is.muni.cz/el/1421/jaro2009/NJI_20/um/7422462/7804666/Brecht_Die_Dreigroschenoper_Akt_I_II.pdf abgerufen am 09.01.2024)

Bundesärztekammer (2021). Hinweise der Bundesärztekammer zum ärztlichen Umgang mit Suizidalität und Todeswünschen nach dem Urteil des Bundesverfassungsgerichts zu § 217 StGB; *Deutsches Ärzteblatt;* 118; A1428–1432.

Bundesgerichtshof (2022). Urteil vom 28. Juni 2022–6 StR 68/21. https://juris.bundesgerichtshof.de/cgi-bin/rechtsprechung/document.py?Gericht=bgh&Art=en&Datum=2022-6-28&nr=130875&pos=20&anz=39 (abgerufen am 09.01.2024)

Bundesverfassungsgericht (2020). Urteil vom 26. Februar 2020 zu 2 BvR 2347/15, 2 BvR 2527/16, 2 BvR 2354/16, 2 BvR 1593/16, 2 BvR 1261/16, 2 BvR 651/16. https://www.bundesverfassungsgericht.de/SharedDocs/Downloads/DE/2020/02/rs20200226_2bvr234715.pdf?__blob=publicationFile&v=4 (abgerufen am 09.01.2024)

Bundesverwaltungsgericht (2017). Urteil vom 02. März 2017 zu 3 C 16.15. https://www.bverwg.de/entscheidungen/pdf/020317U3C19.15.0.pdf (abgerufen am 09.01.2024)

D-A-CH-Forum Suizidprävention und assistierter Suizid (2023). *Schloss Hofener Thesen 2023 zu Suizidprävention und assistiertem Suizid.* https://www.uni-muenster.de/imperia/md/content/fb2/c-systematischetheologie/moraltheologie/aktuelles/schloss_hofener_thesen_2023_zu_suizidpravention_und_assistiertem_suizid.pdf (abgerufen am 09.01.2024)

Ditscheid, B., Krause, M., Lehmann, T., Stichling, K., Jansky, M., Nauck, F., Wedding, U., Schneider, W., Marschall, U., Meißner, W., & Freytag, A. on behalf of die SAVOIR-Studiengruppe (2020). Palliativversorgung am Lebensende in Deutschland. *Bundesgesundheitsblatt-Gesundheitsforschung-Gesundheitsschutz,* 63(12), 1502–1510. https://doi.org/10.1007/s00103-020-03240-6

Dlubis-Mertens, K. (2015). *Aktuelle Befragung der DGP: Palliativärzte lehnen mehrheitlich den ärztlich assistierten Suizid ab*. Informationsdienst Wissenschaft IWD. https://idw-online.de/de/news?print=1&id=637987 (abgerufen am 09.01.2024)

Downie, J., & Schuklenk, U. (2021). Social determinants of health and slippery slopes in assisted dying debates: lessons from Canada. *Journal of Medical Ethics*, 47(10), 662–669. https://doi.org/10.1136/medethics-2021-107493

Eißele, I, Boldebuck C (2023). Krebspatientin Bettina Steckmann: »Nicht die Krankheit bestimmt, wann Schluss ist, sondern ich«. Stern 06.07.2023. https://www.stern.de/gesellschaft/krebspatientin-ueber-sterbehilfe--warum-will-sie-sterben--33238274.html (abgerufen am 13.11.204)

Emanuel, E. J., Onwuteaka-Philipsen, B. D., Urwin, J. W., & Cohen, J. (2016). Attitudes and practices of assisted dying and physician-assisted suicide in the United States, Canada, and Europe. *Journal of the American Medical Association*, 316(1), 79–90. https://doi.org/10.1001/jama.2016.8499

Erbguth, F., Lorenzl, S., Röther, J., & Rogge, A. (2022). Bedeutung des assistierten Suizids für die Neurologie nach dem Urteil des Bundesverfassungsgerichts 2020. *DGNeurologie*, 5, 179–188. https://doi.org/10.1007/s42451-022-00431-0

Nur Pferden gibt man den Gnadenschuß (They shoot horses, don't they?) (Spielfilm USA, 1969) https://de.wikipedia.org/wiki/Nur_Pferden_gibt_man_den_Gnadenschu%C3%9F (abgerufen am 09.01.2024)

Fleischmann-Struzek, C., Mikolajetz, A., Reinhart, K., Curtis, J. R.; Haase, U. Thomas-Rüddel, D., Dennler, U.; & Hartog, C. S. (2019). Hospitalization and intensive therapy at the end of life—a national analysis of DRG statistics from 2007–2015. *Deutsches Ärzteblatt International*, 116, 653–60. https://doi.org/10.3238/arztebl.2019.0653

Gamondi, C., Borasio, G. D., Limoni, C., Preston, N., & Payne, S. (2014). Legalisation of assisted suicide: a safeguard to euthanasia? *Lancet*, 384(9938), 127. https://doi.org/10.1016/S0140-6736(14)61154-5

Ganzini, L., Nelsen, H. D., Lee, M. A., Kraemer, D. F., Schmidt, T. A., & Delorit, M. A. (2001). Oregon physicians' attitudes about and experiences with end-of-life care since passage of the Oregon Death with Dignity Act. *Journal of the American Medical Association*, 285(18), 2363–2369. https://doi.org/10.1001/jama.285.18.2363

George, W., Dommer, E., & Szymczak, V. (2013). *Sterben im Krankenhaus. Situationsbeschreibung, Zusammenhänge, Empfehlungen*. Psychosozial-Verlag, Gießen. https://doi.org/10.30820/9783837966404

George, W., Beckmann, D. & Vaitl, D. (1989). Aktuelle empirische Daten zu den Sterbebedingungen. *Psychotherapie und medizinische Psychologie*, 39, 306–309.

Giddings, L, & McKim, N. (2013). Voluntary assisted dying. Short companion paper to the consultation paper: a proposal for Tasmania. http://archive.mps.tas.greens.org.au/wp-content/uploads/2013/02/Voluntary-Assisted-Dying-Short-Companion-Paper-2013.pdf

Glaubenskongregation (2020). *Bolletino – Lettera »Samaritanus bonus« della Congregazione per la Dottrina della Fede sulla cura delle persone nelle fasi critiche e terminali della vita*. 22.09.2020. https://press.vatican.va/content/salastampa/it/bollettino/pubblico/2020/09/22/0476/01077.html (abgerufen am 09.01.2024)

Gröhe, H., Schneider, N., & Finger, E. (2015). *Und wenn ich nicht mehr leben möchte?* adeo, Holzgerlingen.

Hamm, L. N. (2022). *Interview zur persönlichen Einstellung zur Sterbehilfe bei Menschen in palliativer Situation*. Inauguraldissertation Universität Greifswald. https://epub.ub.uni-greifswald.de/frontdoor/deliver/index/docId/6106/file/Doktorarbeit.pdf (abgerufen am 09.01.2024)

Hartog, C. S., Hoffmann, F., Mikolajetz, A., Schröder, S., Michalsen, A., Dey, K., Riessen, R., Jaschinski, U., Weiss, M., Ragaller, M., Bercker, S., Briegel, J., Spies, C., & Schwarzkopf, D. (2018). Übertherapie und emotionale Erschöpfung in der »end-of-life care«. *Der Anaesthesist*, 67(11), 850–858. https://doi.org/10.1007/s00101-018-0485-7

Hedberg, K., & New, C. (2017). Oregon's Death with Dignity Act: 20 years of experience to inform the debate. *Annals of Internal Medicine*, 167(8), 579–583. https://doi.org/10.7326/M17-2300

Iocobucci, G. (2021). BMA moves to neutral position on assisted dying. *British Medical Journal*, 374, n2262 https://doi.org/10.1136/bmj.n2262

Jansky, M., Jaspers, B., Radbruch, L., & Nauck, F. (2017). Einstellungen zu und Erfahrungen mit ärztlich assistiertem Suizid. *Bundesgesundheitsblatt-Gesundheitsforschung-Gesundheitsschutz*, 60(1), 89–98. https://doi.org/10.1007/s00103-016-2476-7

Joolaee, S., Ho, A., Serota, K., Hubert, M, & Buchman, D. Z. (2022). Medical assistance in dying legislation: Hospice palliative care providers' perspectives. *Nursing Ethics*, 29(1), 231–244. https://doi.org/10.1177/09697330211012049

Kamann, M. (21.10.2014). *Und wenn du schön stirbst, so stirbst du doch.* WELT – Kultur. https://www.welt.de/kultur/literarischewelt/article133499297/Und-wenn-du-schoen-stirbst-so-stirbst-du-doch.html (abgerufen am 09.01.2024)

katholisch.de (22.09.2020). *Glaubenskongregation veröffentlicht Dokument »Samaritanus bonus« – Vatikan: Aktive Sterbehilfe und assistierter Suizid ethisch verboten.* katholisch.de. Das Nachrichtenportal der katholischen Kirchen in Deutschland. https://www.katholisch.de/artikel/26962-vatikan-aktive-sterbehilfe-und-assistierter-suizid-ethisch-verboten (abgerufen am 09.01.2024)

KNMG/KNMP (2012). *Guidelines for the practice of euthanasia and physician-assisted suicide.* https://derechoamorir.org/wp-content/uploads/2018/09/2012-guia-eutanasia-colegio-medicos-pbajos.pdf (abgerufen am 09.01.2024)

Lavoie, D. (08.06.2017). *Fall Michelle Carter: »Geh wieder rein« – der Satz führte ins Gefängnis.* WELT. https://www.welt.de/vermischtes/article165654334/Geh-wieder-rein-der-Satz-fuehrte-ins-Gefaengnis.html (abgerufen am 09.01.2024)

Leopoldina–Nationale Akademie der Wissenschaften (2021). *Neuregelung des assistierten Suizids– Ein Beitrag zur Debatte 29.07.2021.* https://www.leopoldina.org/uploads/tx_leopublication/2021_Diskussionspapier_Neuregelung_des_assistierten_Suizids.pdf (abgerufen am 09.01.2024)

Minelli, L. A. (2015). *Wie wollen wir sterben? Ein Plädoyer für organisierte Sterbehilfe.* Vortrag Oberwesel 29.03.2015; https://hpd.de/sites/hpd/files/field/file/wie_wollen_wir_sterben_-_l._minelli.pdf (abgerufen am 09.01.2024)

Monitor Versorgungsforschung (2023). TransMit: Erste Ergebnisse der Gießener Sterbestudie 2022. 17.01.2023. https://www.monitor-versorgungsforschung.de/news/transmit-erste-ergebnisse-der-giessener-sterbestudie-2022/?cookie-state-change=1694593169511 (abgerufen am 09.01.2024)

Niederkrotenthaler, T. Braun, M., Pirkis, J., Till, B., Stack, S., Sinyor, M., Tran, U. S., Voracek, M., Cheng, Q., Arendt, F., Scherr, S., Yip, P. S. F., & Spittal, M. J. (2020). Association between suicide reporting in the media and suicide: systematic review and meta-analysis. *British Medical Journal*, 368, m575 https://doi.org/10.1136/bmj.m575

Radeloff, D., Genuneit, J., & Bachmann, C. J. (2022). Suicides in Germany during the COVID-19 pandemic: An analysis based on data from 11 million inhabitants, 2017–2021. *Deutsches Ärzteblatt International*, 119(29–30), 502–503. https://doi.org/10.3238/arztebl.m2022.0198

Schöne-Seifert, B. (2020). *Beim Sterben helfen – dürfen wir das?* J. B. Metzler, Stuttgart.

Schütz, C., & Sitte, T. (2020). Sterbehilfe: Freiheitsrecht außer Rand und Band. *MMW Fortschritte der Medizin*, 162, 36. https://doi.org/10.1007/s15006-020-0426-7

Simmons, K. M. (2018). Suicide and death with dignity. *Journal of Law and the Biosciences*, 5(2), 436–438. https://doi.org/10.1093/jlb/lsy008

Sitte, T. (2015). *Palliative Versorgung statt Beihilfe zum Suizid und Tötung auf Verlangen? Über eine mögliche Notwendigkeit lebensverkürzender Maßnahmen.* Inauguraldissertation Universität des Saarlandes Homburg/Saar. https://publikationen.sulb.uni-saarland.de/bitstream/20.500.11880/22163/1/Dissertation_Thomas_Sitte.docx.pdf (abgerufen am 09.01.2024)

Statistisches Bundesamt (2015). *Gesundheit. Fallpauschalen bezogene Krankenhausstatistik (DRG-Statistik) 2014.* Fachserie 12, Reihe 6.4. Statistisches Bundesamt, Wiesbaden https://www.statistischebibliothek.de/mir/servlets/MCRFileNodeServlet/DEHeft_derivate_00018414/2120640147004_akt11012016.pdf (abgerufen am 09.01.2024)

Steck, N., Junker, C., Maessen, M., Reisch, T., Zwahlen, M., & Egger, M. (2014). Suicide assisted by right-to-die associations: a population based cohort study. *International Journal of Epidemiology*, 43(2), 614–622. https://doi.org/10.1093/ije/dyu010

Tagesanzeiger Schweiz (28.12.2010). *Suizid-Rate ging leicht zurück.* Tagesanzeiger Schweiz http://www.tagesanzeiger.ch/schweiz/standard/Frauen-greifen-zum-Gift-Maenner-erhaengen-sich/story/17894659 (abgerufen am 09.01.2024)

Thöns, M., Wagner, B., Holtappels, P., & Lux, E. A. (2015). Assistierter Suizid – wie ist die Meinung von Palliativexperten. *Der Niedergelassene Arzt,* 2, 15–18.

World Medical Association (WMA) (2019). *Declaration on Euthanasia and Physician-Assisted Suicide.* https://www.wma.net/policies-post/declaration-on-euthanasia-and-physician-assisted-suicide; (abgerufen am 09.01.2024)

Wikipedia (2023). *Hard cases make bad law.* https://en.wikipedia.org/wiki/Hard_cases_make_bad_law (abgerufen am 09.01.2024)

Wikipedia (2023). *Werke der Barmherzigkeit.* https://de.wikipedia.org/wiki/Werke_der_Barmherzigkeit (abgerufen am 09.01.2024)

Wittwer, H. (2019). Abgrenzung der ärztlichen Beihilfe zum Suizid von der direkten aktiven Sterbehilfe. In: H. Wittwer (Hrsg.), *Das Leben beenden* (S. 199–215). Mentis, Paderborn

Young, J. E., Jaye, C., Egan, R., Winters, J., & Egan, T. (2021). The discursive context of medical aid in dying: A paradox of control? *Social Science & Medicine,* 291,114501. https://doi.org/10.1016/j.socscimed.2021.114501

6 Ergebnisoffene Konfliktberatung bei Sterbewunsch – Prävention, Freiverantwortlichkeit und Suizidhilfe

Gita Neumann

6.1 Einleitung

Viele Menschen, auch wenn sie noch nicht unmittelbar betroffen sind, beschäftigt die Frage: »Wenn ich mein Leben, wie es sich aktuell darstellt oder vorhersehbar sein wird, nicht mehr ertragen kann, wer hilft mir dann human zu sterben; an wen kann ich mich mit meinen aktuellen Überlegungen wenden; wo würden sich eventuelle Auswege eröffnen?« Vor allem bewegt Bürger:innen in unserem Land zunehmend, wie für sie ein würdiges Lebensende ohne langes Siechtum zu gewährleisten ist.

Mit existenzieller Not oder vorausschauender Sorge verbinden sich drängende Probleme, die angesichts einer Pluralisierung von weltanschaulichen Hintergründen neu zu thematisieren sind. Wie kann und soll vor dem Horizont sich wandelnder Vorstellungen vom guten Leben und Sterben mit den vielschichtigen Phänomenen von Suizidalität angemessen und auf innovativen Wegen umgegangen werden?

Ergebnisoffene Beratungsansätze und entsprechende, leicht zugängliche und öffentlich finanzierte Anlaufstellen scheinen eine optimale Voraussetzung zu sein. Der klientenzentrierte Grundsatz einer Ergebnisoffenheit, die redlicherweise keine mögliche Konsequenz bei vorliegender Suizidalität von vornherein ausschließt, stellt zugleich eine große Herausforderung dar: Die bisherigen Programme oder angestrebten Maßnahmen zur Suizidprävention zeichnen sich dadurch aus, einer ärztlichen sowie vereinsmäßigen Hilfe zur Selbsttötung ablehnend gegenüberzustehen. Teils wird nachdrücklich ein neuer Paragraf 217 StGB zur Strafbarkeit professioneller Suizidhilfe gefordert.

Ein verabsolutierter (Lebens-)Schutz für sogenannte vulnerable Menschen vor Einflüssen, die ihre Autonomie gefährden könnten, vermag auch ohne einen neuen § 217 StGB entmündigend oder gar diskriminierend wirken. So drohen unverhältnismäßig hohe Hürden zur Absicherung der – auch heute für Helfende ja strafrechtlich entscheidenden – Freiverantwortlichkeit von Menschen mit Suizidgedanken oder -absichten, wenn »*die* Psychiatrie« die Oberhand über »*die* Suizidhilfe« erlangen würde. Psychiatrisch-psychotherapeutisch dominierte Suizidpräventionsprogramme gehen dabei Hand in Hand mit einem hochmoralischen Credo. Danach müssten erst der Ausbau der Palliativmedizin und menschenwürdige Verhältnisse in Pflegeheimen gewährleistet sein, bevor überhaupt ein von (Leidens-)Druck unmotivierter sogenannter »Freitod« vorliegen könne.

Die zeitgenössischen Ansätze zur Verhütung von Selbsttötungen – das gilt auch für den Umgang mit Sterbewünschen in der Palliativmedizin – sehen vor, Stigmatisierung und Verschweigen zu überwinden, und sie wollen zum »Darüber sprechen« ermutigen. Der verbindende humanistische Grundsatz zur Entstigmatisierung von Suizidalität und zu einer tabufreien vertrauensbildenden Beratung lässt hoffen: Ein ethisch und pragmatisch gebotenes Zusammengehen von Suizidassistenz und -prävention muss im Sinne einer allgemein geltenden »Patientendienlichkeit« möglich sein.

Doch trotz drängender Fragen von Bürger:innen und gestärkten Ansprüchen auf ein selbstbestimmtes Lebensende stößt ein Beratungskonzept mit ergebnisoffener Krisenintervention auf ein bisher verfestigtes Vorurteil: Demnach scheint nichts selbstverständlicher zu sein, als dass die einzige gesellschaftlich anerkannte Aufgabe in einer Reduzierung der Suizidrate zu bestehen habe und dass demzufolge jede Selbsttötung unbedingt zu verhindern sei.

Ein humanistisches Menschenbild vom Individuum in Beziehung zu anderen teilt ebenso wie ein sozialethisches und kirchliches Verständnis die Auffassung des Bundesverfassungsgerichts (BVerfG), in dessen Urteil vom Februar 2020 es heißt: »Selbstbestimmung ist immer relational verfasst« (Bundesverfassungsgericht, 2020, Rand-Nr. 235). Sie ist folglich immer graduiert und kann nicht absolut sozusagen »festgestellt« werden.

Der Impuls, Wunsch, Gedanke oder Drang, aus dem Leben zu scheiden oder dies zumindest unter bestimmten Bedingungen tun zu können, ist sehr unterschiedlich ausgeprägt. Suizidalität ist oft Ergebnis eines längeren Prozesses, kann sich aber auch mehr oder minder abrupt einstellen. Es macht einen Unterschied, ob nach Trennungs-, Versagens- oder Verlusterfahrung – etwa auch von Ansehen, sozialer Teilhabe, materiellen Grundlagen – emotionale Unterstützung durch Nahestehende oder praktikable Handlungsoptionen zur Verfügung stehen und wie öffentlich mit dem Thema Depression und Scheitern umgegangen wird.

Bei allen Bürger:innen ist zunächst davon auszugehen, dass sie ihre Motive auch anzusprechen vermögen und prinzipiell über eine Fähigkeit zur Freiverantwortlichkeit verfügen. Sofern diese eine realitätsbezogene Einschätzung und auch Verantwortung für das betroffene Umfeld einschließt, ist der entsprechend gereifte Erfahrungshorizont in der Regel bei Jugendlichen nicht hinreichend ausgeprägt. Diese benötigen besondere präventive Angebote und kommen für das Konzept einer hier vorgestellten ergebnisoffenen Beratung nicht in Frage. Als deren Hauptzielgruppe gelten Menschen im mittleren Lebensalter mit komplexen Belastungen durch körperliche Erkrankung, soziale, materielle, berufliche und psychische Probleme sowie Hochbetagte mit teils rational bilanzierter Lebenssattheit, jeweils unter gewünschter und ermöglichter Einbeziehung von Angehörigen und Bezugspersonen.

6.2 Zwei Falldarstellungen: Suizid mit Begleitung und Suizid durch Fenstersturz

Die folgenden beiden Darstellungen betreffen authentische Fälle, die in fachliterarischen Publikationen veröffentlicht wurden (Deutscher Ethikrat, 2022; Neumann, 2012; Spittler, 2012). Sie sind hier stark komprimiert dargestellt und sozusagen »umgekehrt« aufgebaut, indem der begangene Suizid als Ausgangspunkt der Geschichte dargestellt wird. Die anschließenden Anmerkungen sind persönliche Kommentare der Autorin.

6.2.1 Begleiteter Suizid bei Schwerstbehinderung von Geburt an

Die folgende Darstellung erfolgt gemäß Quelle aus der Schriftenreihe der Humanistischen Akademie Berlin (Neumann, 2012, S. 188 ff).

> Eine 42-jährige Frau, von Geburt an schwer körperbehindert, Rollstuhlfahrerin und bei allen täglichen Verrichtungen auf Hilfe angewiesen, hat sich, begleitet von einer Vertrauensperson, in einer eigens dazu angemieteten Ferienwohnung das Leben genommen. Die ihr vorliegenden Medikamente und Anleitungen hatte sie durch einen von ihr ungenannt bleibenden Arzt erhalten.
>
> Sie verfügt gemäß »Arbeitgebermodell« rund um die Uhr über eigene Assistenten, deren Aufgaben und Arbeitszeiten sie selbst frei bestimmt und dann entsprechend entlohnt. Mit deren Hilfe kann sie in eigener Wohnung leben, oft verreisen und als Sozialpädagogin einem Beruf nachgehen. Sie ist ihren Eltern dankbar, die ihr diese Ausbildung ermöglicht haben und deren größtes Anliegen es gewesen sei, dass sie erfüllt leben könne und keinerlei Ausgrenzung erfahre. Von den Kostenträgern würden ihr zudem optimale Strukturen (Assistenzmodell) bereitgestellt – sie hätte sich insgesamt als diesbezüglich privilegiert empfunden. Eine andere Seite ihres Lebens macht sie jedoch der Vertrauensperson gegenüber deutlich, wie diese nach der erfolgten Selbsttötung berichtet – bei der wie in einem Ritual neben Blumen und Kerzen die Medikamente zur Einnahme platziert worden seien. An anderer Stelle des Raumes hätten wohlsortiert zahlreiche Dokumente nebeneinander gelegen, darunter Freitodverfügung, Bestattungsvorsorge, Brief an die Mutter.
>
> In einigen Gesprächen mit der Vertrauensperson, die sich in größeren Abständen etwa über ein Jahr hinzogen, machte sie deutlich: Sie möchte keinesfalls missen, was sie alles Wertvolles erleben und erfahren durfte. Nicht die Einschränkungen an sich – wozu auch »das Fehlen des einfach Frauseins« gehöre – oder die massiven Auswirkungen auf Privatleben und Intimsphäre, sondern die Aussicht auf die noch unendliche Länge des Weiterlebens mit Behinderung, Schmerzen und völliger Hilfsabhängigkeit hätte sie »mürbe, erschöpft und ausgebrannt« werden lassen. Sie mache ihre negative Entwicklung auch daran fest,

dass sie zunehmend ungeduldig, bisweilen auch »gemein und böse« gegenüber ihren Assistenten werde, vor allem »wenn ich immer wieder dieselben Dinge erklären muss und vor neuen Menschen, wie man mich auszuziehen hat.« Ihre jahrelange Psychoanalytikerin habe ihr unter anderem bei dieser Thematik sehr geholfen, aber um Beendigung des Therapieverhältnisses gebeten, als sie in die geplante Erfüllung des Todeswunsches eingeweiht worden sei – das sei eine sehr herbe menschliche Enttäuschung gewesen, daraufhin »fallen gelassen worden zu sein.«

Am frühen Nachmittag der Freitodbegleitung ist sie sehr gelassen, berichtet die Vertrauensperson. Ihre einzige Sorge, dass ihr starkes Herz ihr »einen Strich durch die Rechnung« machen könnte, bestätigt sich nicht. Die Vertrauensperson verlässt nach offensichtlich eingetretenem Atemstillstand den Ort, erst spät abends trifft verabredungsgemäß ihr »halbinformierter«, das heißt nicht ganz ahnungsloser langjähriger »Lieblingsassistent« ein. Als »Vermächtnis« hinterlässt sie: »Mein Wunsch beim Abschiednehmen ist, dass neben dem Gefühl der Befreiung, sterben zu dürfen, auch Trauer erlaubt ist, so nicht mehr leben zu können, … dass auch mein Gefühl der Schuld gesehen wird, die ich auf mich lade, die großen Belastungen, die sich im Umfeld durch meinen selbstgewählten Tod ergeben werden. … meine Dankbarkeit, dass das »Ja, du darfst gehen« trotz der praktischen und vielleicht sogar juristischen Schwierigkeiten weiterhin gilt.«

Anmerkung dazu: Bis Ende 2015, dem Beginn des dann geltenden Verbots der Suizidhilfe gemäß § 217 StGB, war es nicht unüblich, um Verantwortung und Risiko auf mehrere Schultern zu verteilen, dass sich drei verschieden involvierte Personen absichtlich gar nicht kannten. So vermochte die Person in der Auffindungssituation wahrheitsgemäß der eintreffenden Polizei mitzuteilen, zur Verschreibung von Medikamenten oder eventuellen Begleithilfe keinerlei Auskunft geben zu können.

6.2.2 Suizid durch Fenstersturz bei psychiatrischer Depressionsbehandlung

Die folgende Darstellung erfolgt gemäß Quelle aus der Broschüre *Suizid – Verantwortung, Prävention und Freiverantwortlichkeit* (Deutscher Ethikrat, 2022, S. 45 f):

Drei Tage nach der fünften Behandlungsstunde in einer psychotherapeutischen Ambulanz setzt eine nach Berufsaustritt zunehmend an Depressionen leidende Frau ihrem Leben ein Ende – durch Sturz aus einem Fenster in der neunten Etage. Sie ist 66 Jahre alt, unverheiratet geblieben und kinderlos. Vorausgegangen waren jahrelange Befindlichkeitsstörungen und zuletzt auf Anraten ihres Hausarztes die Vorstellung bei einer niedergelassenen Psychiaterin; diese empfiehlt und vermittelt eine ca. 4-wöchige stationäre psychotherapeutische Behandlung mit medikamentöser Einstellung. Danach wird eine ambulante Unterstützung als die geeignete Methode von der Patientin dankbar angenommen. Sie versichert noch kurz vor ihrem Tod, die zur Verfügung stehenden weiteren Behandlungsstunden »auf alle Fälle« in Anspruch zu nehmen, verbunden mit dem Hinweis, sie sei »nicht suizidgefährdet.«

Die in ihrer Behandlung einbezogenen Ärzt:innen bzw. Psycholog:innen zeigen sich entsetzt vom für sie völlig unerwarteten Tod der Frau, die sie als verhalten, dabei gesprächsbereit und sehr freundlich erlebt hätten. Sie seien überzeugt gewesen, dass es ihr mit pharmakologischer und unterstützender psychotherapeutischer Behandlung nach und nach gelingen würde, zu einer Lebensführung mit geringfügigen verbleibenden Störungen zu finden. Die Patientin hinterlässt ihnen in einem langen Abschiedsbrief: Sie müsse sich nun durch »Freitod befreien.« Von dem qualvollen Bild eines Schachtes, aus dem es »kein Entkommen« mehr gebe, vermöge sie sich nicht mehr zu lösen.

Anmerkung dazu: Neben dem teils schrecklichen Erleben von zufällig anwesenden Passanten, von Hausbewohnern sowie alarmierten Einsatzkräften wird hierbei das Selbstverständnis der Behandelnden erschüttert, die sich zudem durch die ihnen vertraut erschienene Patientin getäuscht fühlen müssen.

Es muss offenbleiben, ob im vorgestellten Fall ihre Selbsttötung für alle Beteiligten glimpflicher ausgegangen wäre, hätte die Psychiatriepatientin – sofern bei ihrem Krankheitsbild überhaupt legal möglich – frühzeitiger Hilfe dazu durch einen der Sterbehilfevereine erbeten und erhalten. Deren teils erhobener Anspruch, in nicht unmaßgeblicher Zahl einsame »brutale Suizide« verhindern zu können, erscheint jedenfalls fraglich. Denn letzteren liegt in der Regel eine kurze Bedenkzeit mit spontanen Entschlüssen zugrunde.

Wenn im Verhältnis zu einer fraglichen Willensfreiheit eine so quälende psychische Leidensbestimmtheit der Suizidabsicht zugrunde liegt, treten auch (medizin-)ethische und moralische Fragen auf: Darf bei demgegenüber bevorzugtem Lebensschutz ein weiteres Ausharren ohne aussichtsreiche Hoffnung oder eine Forderung nach weiteren Behandlungsversuchen noch zugemutet werden? Wäre es nicht eine inhumane Härte, einen Menschen in nicht zu lindernder existentieller Not entweder zu weiterem Erleiden eines unerträglichen Lebenszustandes oder zu einem einsamen und vermutlich brutalen Suizid zu »verurteilen«? Insbesondere wenn zuweilen ein schon von Jugend an mit Demütigungen und Misshandlungen vorgezeichneter Weg in desaströse materielle und soziale Lebensumstände geführt hätte, ist es sehr bedrückend, wenn auch der letztmögliche menschlich zugewandte Akt einer Suizidbeihilfe und -begleitung, der vom Betroffenen so dringend noch erhofft wird, versagt bleiben muss.

6.3 Feindbild Suizidhilfe mit anti-emanzipatorischer Implikation

Die erfolgversprechende Behandlung einer psychischen Erkrankung stellt die beste Prävention dar – doch bei mangelnder Versorgungsstruktur kann das Warten auf einen Therapieplatz monatelang dauern. Es ist keineswegs den Netzwerken der Suizidprävention vorbehalten, von Gesellschaft und Politik einzufordern, flächendeckende Verbesserungen im Gesundheitswesen und Pflegebereich (Psychiatrie, Psychotherapie, Geriatrie, Psychosomatik) vorzunehmen sowie Palliativmedizin, psychosoziale Angebote und niedrigschwellige Beratung für suizidgefährdete Personen zur Verfügung zu stellen. Diese Forderung nach radikalen gesellschaftspolitischen Reformen ist selbstverständlich unbedingt unterstützenswert. Wenn sie im Namen der Suizidprävention artikuliert wird, schwingt allerdings oft ein anti-emanzipatorischer Impetus und eine Feindseligkeit gegen Suizidhilfe mit.

In einem ZDF-Format entgegnet etwa die Fachärztin für Psychiatrie und Psychotherapie Ute Lewitzka einer 81-jährigen Seniorin, die sich für humane Suizidhilfe einsetzt, statt ins Pflegeheim zu müssen: Aber warum sorgen wir dann nicht dafür, dass alle menschenwürdig gepflegt und gut im Alter versorgt sind, »anstatt zu sagen: hier habt ihr 'nen Cocktail« zum Sterben?« Ein halb moralisierender, halb verständnisvoller Gestus kommt weiterhin zum Vorschein, wenn Lewitzka ihrer verdutzten Gesprächspartnerin, die gerade sagt, sie möchte gern selbstbestimmt aus dem Leben gehen, quasi ins Wort fällt: »Was heißt selbstbestimmt? Das heißt doch: kontrolliert, nicht? Das ist der Punkt, … alles kontrollieren wollen – denn wenn wir das Gefühl haben, die Kontrolle zu verlieren, dann macht es etwas mit uns, macht es ganz große Angst« (ZDF, 2023). Lewitzka ist in der Öffentlichkeit das Gesicht und die Stimme der Deutschen Gesellschaft für Suizidprävention und deren Vorstandsvorsitzende. In dem ZDF-Format »Sags mir«, das einen respektvollen Austausch befördern soll, stellt sie kein Vorbild für eine vorurteilsfreie und ergebnisoffene Gesprächsführung dar.

6.3.1 Verfassungsrechtliche Verteidigung der Inanspruchnahme von Suizidhilfe

Je weniger als selbstverständlich vorausgesetzte Vorurteile begründet werden, umso mehr verbergen sich dahinter unausgesprochene Prämissen, die eine Selbsttötung als solche ablehnen. Von Kirchen-, Hospiz- und Psychiatrievertreter:innen wird in öffentlich wahrnehmbarer Gegnerschaft zur Suizidhilfe vor allem eine drohende Normalisierung beklagt. Geht es hierbei um eine allgemein als unerwünscht angesehene Bagatellisierung des Suizids, um Desinteresse daran oder gar seine Kommerzialisierung? Eher ist die konnotierte Gefahrenbewertung wohl als eigentliche Strategie zu verstehen, Emanzipationstendenzen in unserer Gesellschaft abzuwehren, deren unaufhaltsame Selbstbestimmungsansprüchen den eigenen Tod betreffen.

Das BVerfG macht in seinem Urteil deutlich: Zwar mag es auch dem steigenden Kostendruck mit gravierenden Qualitätsmängeln im Pflegesystem geschuldet sein, dass sich der assistierte Suizid als eine Form der Lebensbeendigung für alte und chronisch schwerkranke Menschen etablieren könnte. Ein Anstieg der Suizidrate in diesem Bereich mit größerer Akzeptanz in der Gesellschaft, so die Karlsruher Richter:innen, könne jedoch auch mit »der Stärkung des Selbstbestimmungsrechts oder dem gewachsenen Bewusstsein erklärt werden, dass der eigene Tod nicht mehr als unbeeinflussbares Schicksal hingenommen werden muss« (Bundesverfassungsgericht, 2020, Rand-Nr. 256).

Vom BVerfG wird auch nüchtern die Hospiz- und Palliativversorgung bewertet: Selbst wenn diese mit einer möglichen Reduzierung »von Sterbewünschen todkranker Menschen« einhergehen könne, wären bereits erzielte oder weiter zu erreichenden Verbesserung als »Korrektiv [ungeeignet] zur Beschränkung dennoch oder losgelöst davon in freier Selbstbestimmung gefasster Selbsttötungsentschlüsse« (Bundesverfassungsgericht, 2020, Rand-Nr. 298).

Das bedeutet: Seinen Verpflichtungen, gravierenden Defiziten in der medizinisch-palliativen Versorgung und vor allem im Pflegesektor entgegenzuwirken, hat der Staat unbedingt nachzukommen. Deren negative Erscheinungsformen könnten verständlicherweise dazu beitragen, bei Bürger:innen Ängste zu schüren, inneren Druck hervorzurufen und damit Suizidvorhaben zu fördern. Dem ist jedoch nicht mit der Strategie entgegenzuwirken, die Inanspruchnahme von Suizidassistenz zu bekämpfen und so ein entsprechendes Grundrecht auf selbstbestimmtes Sterben außer Kraft setzen zu wollen.

6.3.2 Gescheiterter Versuch »sachkundiger Dritter« zur Beibehaltung des § 217 StGB

Eine entsprechende Einflussnahme – damals für die Beibehaltung des 2015 eingeführten Strafrechtsparagrafen 217 StGB – auf das BVerfG ist bekanntlich gescheitert. In seinem Urteil ist nachzulesen, wie »sachkundige Dritte« aus dem Bereich Psychiatrie und angrenzender Disziplinen argumentierten (Bundesverfassungsgericht, 2020). Diese hätten in der Anhörung vorgetragen, dass »psychische Erkrankungen eine erhebliche Gefahr für eine freie Suizidentscheidung« bilden. »Ihren Ausführungen zufolge«, heißt es im Urteil, lägen »in rund 90 % der tödlichen Suizidhandlungen psychische Störungen, insbesondere in Form einer Depression vor.« Besonders groß sei der Anteil von Suizidenten »unter betagten und schwer erkrankten Menschen«, die auch unter Depressivität leiden. Demzufolge beruhe die Annahme, »die Autonomie und damit das Leben seien durch eine gesetzlich uneingeschränkte geschäftsmäßige Suizidhilfe gefährdet, auf einer hinreichend tragfähigen Grundlage.« Hiernach sei plausibel, »dass bei einer Einbeziehung geschäftsmäßig handelnder Suizidhelfer Leistungen im Vordergrund stehen, die der Durchführung des Suizids dienen, und deshalb die freie Willensbildung und die Entscheidungsfindung nicht hinreichend sichergestellt sind.« (Bundesverfassungsgericht, 2020, Rand-Nr. 245–249)

Dieser Auffassung ist das Bundesverfassungsgericht nicht gefolgt, sondern hat vielmehr den § 217 StGB für nichtig erklärt. Darüber hinaus wird die immer wiederkehrende Angabe von rund 90 % psychisch erkrankten Suizident:innen angesichts wissenschaftlicher Metaanalysen in Frage gestellt (Brigger et al., 2022). Deren Fazit lautet: Es besteht zwar »ein enger Zusammenhang zwischen psychischen Erkrankungen und Suizid,« aber gleichzeitig die Gefahr, »dass die Einengung der Suizidprävention auf die Diagnostik und Behandlung psychiatrischer Erkrankungen zu kurz greift.« Die Beobachtungs- und Therapiestudien ergäben deutliche Hinweise, dass psychische Störungen nur *ein* Faktor unter mehreren sind, die schließlich zu einem Suizid führen. Auch der am 06.07.2023 im Bundestag verabschiedete Entschließungsantrag »Suizidprävention stärken« geht nicht mehr von rund 90 %, sondern von allenfalls 30–50 % der Suizide aus, die aufgrund einer psychischen Erkrankung erfolgen (Deutscher Bundestag, 2023).

6.4 Beschränkungen und Öffnungen des nationalen Suizidpräventionsprogramms

Dem bestehenden nationalen Suizidpräventionsprogramm (NaSPro) unter Federführung der Deutschen Gesellschaft für Suizidprävention gehören zahlreiche Organisationen und Institutionen an, darunter die Fachverbände Deutsche Gesellschaft für Psychiatrie und Psychotherapie (DGPPN), Gerontologie, Palliativmedizin (DGP), die Arbeitsgemeinschaften für Altenarbeit der Evangelischen Kirche Deutschlands, Seniorenorganisationen und Träger psychiatrischer Krankenhäuser, die Depressionsliga, Telefonseelsorge, Bundesärzte- und Psychotherapeutenkammer. Laut NaSPro befasse man sich im Schwerpunkt nicht mit körperlich schwer oder tödlich erkrankten Menschen. Für diese hätte die Palliativmedizin und Hospizversorgung eine spezifisch am »Todeswunsch« orientierte suizidpräventive Tradition (Nationales Suizidpräventionsprogramm, 2022b).

6.4.1 Lebens- und Autonomieschutz zur Reduzierung der Suizidrate

Die Zahl der aus dem Jahr 2023 statistisch erfassten Selbsttötungen beträgt 10.300 Fälle, davon mit Abstand die meisten in der Altersgruppe von 55–64 (rund 2.200), dicht gefolgt von der zweithöchsten Fallzahl bei den 80- bis 89-Jährigen (jeweils zu zwei Drittel Männer) (DESTATIS Statistisches Bundesamt, 2024). Bei diesen Angaben ist allerdings Vorsicht geboten insofern, da es sich hier im Regelfall um die »auf den ersten Blick« vor Ort unverkennbaren Suizide handelt. Wie viele aus dem Bereich ungeklärter Todesfälle beziehungsweise von Fehlklassifikationen (etwa als Unfall oder »natürliche Todesursache« nach gezielter Überdosierung von Medikamenten) hinzukommen, ist nicht einmal abzuschätzen. Die hingegen als Annahme ausgewiesene Zahl der missglückten Suizidversuche beträgt das 10- bis 20-Fache, also mindestens 100.000 Fälle pro Jahr.

Der hohe Anspruch des nationalen Suizidpräventionsprogramms besagt: Jeder, der bei Suizidalität Unterstützung sucht, soll diese unkompliziert und schnell zur Verhinderung einer Selbsttötung finden können. Von Vertreter:innen einer verabsolutierten Prävention wird heute nicht mehr der Lebensschutz, sondern eine Gefährdung der Autonomie angeführt – wobei Möglichkeiten zum Suizid und Hilfe zur freiverantwortlichen Selbsttötung als kontraproduktive Gefahr abzuwehren wären.

Demnach solle die erlaubte ärztliche Suizidassistenz und insbesondere die Tätigkeit der Sterbehilfevereine wieder (wie von 2015 bis 2020) – soweit nach dem BVerfG-Urteil noch möglich – in einem neugestalteten § 217 StGB verboten werden, wie im Gesetzentwurf von Castellucci u. a. vorgesehen (Deutscher Bundestag, 2022a). So propagiert es die führende DGPPN in einer Erklärung vom 06.07.2023: Es sei »unbedingt nötig« – statt die Beurteilung der Freiverantwortlichkeit behandelnder Ärzt:innen zu überlassen – Fachleute mit Expertise für psychiatrische Standards im »Umgang mit Menschen, die unter Suizidabsichten leiden, in das Verfahren einzubinden. …Der Gesetzesentwurf von Castellucci et al. tut dies. Eine baldige Verabschiedung eines Gesetzes auf dieser Grundlage wäre begrüßenswert.« (Deutsche Gesellschaft für Psychiatrie und Psychotherapie, Psychosomatik und Nervenheilkunde, 2023)

In ihrer aktualisierten Fassung von 2024 unterbreitet die DGPPN nun außerhalb des Strafrechts konkrete Verfahrensweisen, die regelhaft für Personen gelten sollen, die Hilfe zur Selbsttötung ersuchen: Zunächst Inanspruchnahme einer staatlich anerkannten (oder auch fachärztlichen) Beratungsstelle; mit Bewilligung ihres Antrags nach einer psychiatrischen/psychotherapeutischen Prüfung ihrer Freiverantwortlichkeit soll dann durch eine »staatlich autorisierte Stelle das todbringende Mittel an einen qualifizierten Helfer« ausgehändigt werden. Dieser »assistiert beim Suizid« und hat danach einer Behörde entsprechende Daten »zur Verfügung« zu stellen. Ein solches Verfahren vermeide »Druck auf beteiligte Ärzte und verhindert gleichzeitig, dass ärztliche Zurückhaltung faktisch die Umsetzung freiverantwortlicher Suizide erschwert oder verunmöglicht« (Deutsche Gesellschaft für Psychiatrie und Psychotherapie, Psychosomatik und Nervenheilkunde, 2024).

6.4.2 Suizidprävention und Omnipotenzanspruch

Die maßgeblich zur Gründung und Vernetzung von NaSPro beitragende Deutsche Gesellschaft für Suizidprävention formuliert ihr Anliegen bei der Anhörung im Rechtsausschuss des Bundestages folgendermaßen (Lewitzka, 2022):

> »Unsere Haltung gegenüber Menschen in suizidalen Krisen ist von tiefem Respekt und Verständnis geprägt. Wir sehen sie … in einer inneren-seelischen – aber oft auch körperlichen oder sozialen Not, …dieses Leben *so* nicht mehr auszuhalten, und versuchen, mit ihnen gemeinsam Wege zu finden, dieses Leid zu lindern. Hierzu gehört die vorbehaltlose Annahme des Suizidwunsches aber auch die grundlegende Hoffnung auf Veränderungs-

möglichkeit. In diesem Sinne versteht sich Hilfe als ergebnisoffene Beratung, die für das Individuum Raum und Zeit geben soll, den Suizidwunsch zu überdenken und abzuwägen.«

In der Praxis haben sich die Präventionsansätze in den letzten Jahren verfeinert und geöffnet, so ist von der Selbsttötung als einer schuldhaften, auch gegen Gott gerichteten Tat offiziell keine Rede mehr. Das Verständnis der individuellen Umstände der Betroffenen und nicht mehr Zwang, sondern das Angebot zur Hilfe soll im Vordergrund stehen (Nationales Suizidpräventionsprogramm, 2022a). Die Hinwendung zu einer so interpretierten »ergebnisoffenen« Beratung ist mit Sicherheit menschenfreundlich und von der großen Mehrheit derjenigen, die mit psychischer Begleiterkrankung von Suizidalität betroffen sind, sehr erwünscht. Entsprechende Einrichtungen, Angebote und Maßnahmen sind sinnvoll und notwendigerweise auszubauen, zumal sie auf wiederzugewinnende Selbstbestimmtheit und verbesserte Lebensbewältigung abzielen. Fragwürdig erscheint demgegenüber die von psychotherapeutisch-analytisch Tätigen bis hin zur Suizidforschung durchgängig anzutreffende Ablehnung oder Leugnung einer autonom möglichen Willensentscheidung zum Freitod und eines rational abgewogenen Bilanzsuizids.

Dem grundsätzlich aufrechterhaltenen und nur leicht kaschierten absoluten Lebensschutzgebot wohnt ein Omnipotenz- und Alleinvertretungsanspruch inne. Dabei hat das Ziel der individuellen Abwägung eines Klienten einzig und allein das Aufgeben seines ursprünglichen Suizidanliegens zu sein. Ein mögliches Scheitern des eigenen Professionalitätsverständnisses, tunlichst durch Therapie jeden Suizid zu verhindern, muss ausgeblendet werden. Dadurch kann im herkömmlichen Therapie- und Präventionssetting die existenziell wichtige Vertrauensbasis Risse bekommen, wenn Patient:innen sich zur Verheimlichung genötigt sehen, weil sie sich andernfalls »fallengelassen« fühlen, ihre Therapeut:innen nicht enttäuschen möchten oder gar Zwangseinweisungen befürchten. Sie werden dann vielleicht Mitglied in einem Sterbehilfeverein, der ihren Suizidwünschen positiv gegenübersteht. Oder Betroffene wenden sich lieber an ihnen bekannten Menschen – siehe Kampagne »Ein Gespräch kann Leben retten« (Fachstelle Suizidprävention Berlin, 2023), die Laien nicht nur in der Telefonseelsorge, sondern auch im persönlichen Umfeld als helfende Gesprächspartner:innen propagiert.

6.5 Verfassungskonform gemäß liberalem Gesetzentwurf und Bundestagsbeschluss

Die Politik hält sich weiterhin bedeckt – nach parlamentarischer Ablehnung der beiden Gesetzentwürfe am 06.07.2023, einerseits des restriktiv-strafrechtlichen von Castellucci et al. (Deutscher Bundestag, 2022a) und andererseits des liberalen Gegenentwurfs von Helling-Plahr et al. (Deutscher Bundestag, 2022b). Stattdessen hatte der Bundestag am selben Tag den Entschließungsantrag mit dem Titel »Suizidprävention stärken« mit überwältigender Mehrheit von 693 Stimmen verabschiedet. Begründet wird dieser Beschluss für neue Ansätze damit, Hilfen für Menschen mit Suizidgedanken und deren Angehörige seien bisher nicht ausreichend verfügbar, müssten verbessert und ausgeweitet werden und Betroffene hätten weiterhin Angst vor Stigmatisierung und Ausgrenzung, wenn sie sich öffnen würden. Entscheidend sei der niedrigschwellige Zugang zu Hilfsangeboten (Deutscher Bundestag, 2023).

Für diesen Entschließungsantrag stimmte selbstverständlich auch die Unterstützergruppe des Gesetzentwurfs von Helling-Plahr et al. Diese wollte (statt wie die Abgeordnetengruppe um Castellucci eine regelhafte psychiatrische Begutachtungen der Freiverantwortlichkeit im Strafrecht) vor allem niedrigschwellige, garantiert ergebnisoffene Beratungsstellen mit multiprofessionellen (v.a. psycho-sozialen) Mitarbeiter:innen etablieren. Als Aufgabe wurde im liberalen Regelungsvorschlag formuliert, »eine unwürdige, unzumutbare und nicht von freiem Willen getragene Umsetzung des Sterbewunsches [zu] verhindern sowie eine autonome und vollinformierte Entscheidungsfindung suizidwilliger Personen sicher[zu]stellen« (Deutscher Bundestag, 2022b). Diese Zielvorgabe könnte sinnvoll in die laut Entschließungsbeschluss auf den Weg zu bringenden neuen Ansätze zur Suizidprävention einfließen.

Keinesfalls darf der bahnbrechende Grundsatz des BVerfG außer Acht gelassen werden, welcher zum allgemeinen Erstaunen im Urteil vom Februar 2020 nachdrücklich besagt: »Das Recht auf selbstbestimmtes Sterben ist als Ausdruck personaler Freiheit nicht auf fremddefinierte Situationen beschränkt ... es besteht in jeder Phase menschlicher Existenz. Die Entscheidung des Einzelnen, dem eigenen Leben entsprechend seinem Verständnis von Lebensqualität und Sinnhaftigkeit ein Ende zu setzen, ist ... von Staat und Gesellschaft zu respektieren.« (Bundesverfassungsgericht, 2020, Rand-Nr. 210)

Zwischenzeitlich hat die Akademie für Ethik in der Medizin gemeinsam mit weiteren Fachgesellschaften eine Leitlinie angekündigt bzw. bei der Arbeitsgemeinschaft der Wissenschaftlichen Medizinischen Fachgesellschaften (AWMF) eingebracht. Damit sollen neben Ärzt:innen auch andere Gesundheitsberufe »im Umgang mit Anfragen nach Assistenz bei der Selbsttötung« unterstützt werden: »Zentrale Inhalte betreffen die Prüfung der Freiverantwortlichkeit sowie die Aufklärung und Beratung über Alternativen zum Suizid.« (Ärztekammer Rheinland, Rheinisches Ärzteblatt, 2024, S. 37 f)

Es muss von Ansätzen der Suizidprävention respektiert werden, dass ihre Hauptanliegen zur Verhinderung von Selbsttötungsversuchen nicht mehr uneingeschränkt gelten können. Dazu gehören maßgeblich die »Methodenrestriktionen«, das heißt die Kenntnisse von Suizidmethoden und örtlichen »Hotspots« für Selbsttötungen, etwa um bauliche Maßnahmen an Klinikfenstern in oberen Stockwerken und an Brücken, Türmen und Bahngleisen vorzunehmen, sowie vor allem Einschränkungen bei verfügbaren Medikamenten und anderen suizidgeeigneten Mitteln (Florentine & Crane, 2010). Es ist nur folgerichtig, dass aus dieser Sicht energisch abgelehnt wird, im Betäubungsmittelrecht das als human und sicher geltende Suizidmittel Natrium-Pentobarbital freizugeben, das sich viele Menschen im hohen Rentenalter für einen Bedarfsfall bei sich zu Hause zur Verfügung wünschen.

6.6 Fall: Suizidhilfe für schwerkranke Patientin durch Verein nach gescheitertem Versuch

Die folgende Darstellung erfolgt gemäß Quelle aus Weißbuch SterbeHilfe-Deutschland (Spittler, 2012, S. 53 ff).

Eine an einer schweren Lungenerkrankung (COPD) leidende Patientin, frühberentet und alleinlebend, hat sich durch einen mittels einer Sterbehilfeorganisation ärztlich verschriebenen Medikamentencocktail das Leben genommen – diesmal zu Hause erfolgreich im Beisein ihrer Tochter, nachdem ihr gut ein Jahr zuvor ein Versuch misslungen war, der eine stationäre Aufnahme in einer psychiatrischen Klinikabteilung zur Folge hatte. In einem Beratungsgespräch gibt die entschieden auftretende Patientin an, dass es ausschließlich ihre unheilbare und sich verschlimmernde Erkrankung sei, die ihren Willen, aus dem Leben zu scheiden, motiviert. Früher sei sie sehr selbstständig und sportlich gewesen, dann habe sich vor etwa 15 Jahren erstmalig Atemnot bemerkbar gemacht, es sei COPD diagnostiziert worden. Sie könne nichts mehr tun, was sie früher alles selbst gemacht oder unternommen habe, auch Kontakte etwa bei einer Geburtstagsfeier mit mehreren können sie nicht mehr aufrechterhalten – allenfalls zu Einzelpersonen.

Sie sei aber an allem interessiert, lese viel, nur: »Es fehlt mir die Luft zum Atmen.« Sie habe zudem am ganzen Körper Arthrosen und eine »neue Hüfte bekommen.« Auf dem Treppenaufgang im 1. Stock steht ein Sauerstoffgerät mit Flaschen, in der Küche ihrer Wohnung im 2. Stock ein Sauerstoffkonzentrator mit sehr langem Schlauch bis ins Schlafzimmer, den sie in ihrer Wohnung durchgängig tagsüber nutzen soll. In den letzten Jahren sei es ihr durch mehrere Grippeerkrankungen durch quälende Atemnot immer schlechter gegangen, auch mit Lungenembolie beiderseits und langwieriger Lungenentzündung, was letztendlich ausschlaggebend war für ihren Suizidversuch, der ja leider durch eine stationäre Einweisung misslungen wäre. Ein vorgelegter Arztbrief nennt als Übernahmeanlass: »... zwei Tage nach Tablettenvergiftung in suizidaler Absicht bei ausgeprägtem Atemnotempfinden im Rahmen ihrer bekannten COPD.« Hinsichtlich der Einweisung aufgrund von »Mischintoxikation in suizidaler Absicht« erfolgte die wiederholte psychiatrische Vorstellung. Von den Kollegen sei die Fortführung der »stationär begonnenen antidepressiven Therapie sowie die ambulante psychiatrische Anbindung der Patientin« empfohlen worden und der Hinweis erfolgt: »Über dieses Vorgehen wurde wiederholt und ausgiebig mit der Patientin und ihrer Tochter gesprochen. Von Seiten der Patientin wird eine antidepressive Medikation jedoch strikt abgelehnt.«

Einem unvoreingenommenen Gesprächspartner, welcher den Suizid und die Beihilfe dazu als mögliche Option ansieht, schildert die Patientin das dort Erlebte wie folgt: »Unmittelbar nach dem Scheitern wird man im Krankenhaus mit Vorbehalten und ganz vorsichtig angefasst, in eine Ecke geschoben, dass man labil, schwach und verletzlich sei.« Der Wille, dem Leben ein Ende zu setzen, würde ausschließlich als psychische Krankheit, jedenfalls als Depression wahrgenommen. Ob ein ernstzunehmender Grund zur Akzeptanz des Suizides vorliegt, spiele nicht die geringste Rolle und werde völlig ignoriert.

Drastisch drückt sie es so aus: »Man is' wie jemand, der in die Klapsmühle gebracht werden muss, dann kriegt man Psychopharmaka, dann sitzt man drin.« Man würde regelrecht entmündigt, ein bisschen wie schizophren angesehen, jedenfalls nicht für voll genommen: »Ich fühlte mich komplett falsch verstanden.« Sie nehme aktuell täglich drei Medikamente und dazu vier Inhalationen, sowie bei Bedarf zwei weitere Medikamente – von ihr abgelehnte antidepressiv wirkende seien nicht dabei.

Anmerkung dazu: Die Patientin fühlt sich von der psychiatrischen Nachsorge bei überlebtem Suizidversuch nicht ernst genommen, als vulnerabel zu schützend diskriminiert und mit Antidepressiva fehlbehandelt. Ihre Tochter hat die Anliegen der Mutter schon gegenüber den Klinikärzten mit vertreten, ist ihrem Leidensweg offenbar mit einfühlsamem Verständnis begegnet und hat sich schließlich als Freitodbegleiterin zur Verfügung gestellt. In dieser Konstellation sind Trauer- und Verlustgefühle anlässlich eines selbstbestimmten Lebensendes vergleichbar mit denen anlässlich eines auch als Erlösung empfundenen »natürlichen« Todes nach langer qualvoller Krankheit. Völlig unerwartete Suizide führen hingegen bei An- und Zugehörigen meist zu einem Schockzustand. Die ewige Frage, wie hätten wir das Unfassbare verhindern können, liegt wie ein andauernder Schatten über dem eigenen Leben, welches dann nicht so selten ebenfalls durch Suizid beendet wird.

6.7 Gleichsetzung von Gefährdungspotenzial mit Selbstbestimmungsverlust

Gemäß des Entschließungsantrags »Suizidprävention stärken« vom Juli 2023 im Bundestag hat Bundesgesundheitsminister Karl Lauterbach im Mai 2024 eine neue nationale Präventionsstrategie vorgestellt (Bundesgesundheitsministerium, 2024). Dazu gehört (neben Verkleinerung von Medikamentenpackungen, Begrenzung von verfügbaren Pestiziden und der Errichtung etwa von Gittern oder hohen Zäunen an häufig für brutale Suizide genutzten Stellen) die Einrichtung einer zentralen Krisendienst-Notrufnummer – denkbar sei etwa die 113. Von verschiedenen Seiten wurde laut ZDF vom 3. Mai kritisiert, dass unklar bliebe, wie selbst erfolgreich bestehende Projekte finanziell abgesichert und fortgeführt (geschweige innovative auf den Weg gebracht) werden sollten. Dafür könne allein eine gesetzliche Verankerung sorgen (ZDF, 2024).

Zu all dem hat man bisher nichts von Betroffenen gehört, denen diese Maßnahmen helfen sollen. Wie werden deren Erfolgsaussichten von denjenigen eingeschätzt, die selbst am Ende ihre Suizidgedanken und -absichten überwinden konnten? Dazu zählt Georg Rösl (49), der heute eine Stiftung für mentale Gesundheit leitet und ein Buch über eine Methode auch zur Selbsttherapie veröffentlicht hat. Denn er weiß nicht nur aus eigener Erfahrung, wie schwierig es ist, in unserem Land in derartigen Krisen Unterstützung zu erhalten. Seine Idee: Stellen einrichten, die mehrmals pro Woche geöffnet sind, wo Menschen offen und ganz ehrlich über Suizidgedanken sprechen können und es gut ausgebildetes Personal gibt, das auch Selbsthilfegruppen anleiten könnte. In einem Focus-Interview zu den »Anti-Suizid-Strategien« von Lauterbach und bisherigen Präventionskonzepten lautet sein Fazit kurzgefasst: »Das ist so dermaßen am Leben vorbei«. Das Problem sei, dass sich von oben herab die Wissenschaft und Expert:innen »in ihren weißen Kitteln« Maßnahmen ausdenken ohne Vorstellung oder Einfühlungsvermögen, was eigentlich in Menschen vorgeht, die nicht mehr leben wollen oder können (Focus, 2024).

Laut der Publikation »Suizid« des Deutschen Ethikrats gilt für die Entscheidungsfreiheit von psychisch erkrankten Personen, diese sei ohne eine vorliegende »einzelfallbezogene substanziierte Begründung für eine normativ erhebliche Beeinträchtigung ihrer Selbstbestimmungsfähigkeit« zu respektieren (Deutscher Ethikrat, 2022, S. 18). Darüber hinaus ist zu konstatieren: Angeblich diesbezüglich gefährdete Personen zeigen teils auch in Folge zahlreicher psychiatrisch-psychotherapeutischer Behandlungen eine fortgeschrittene Selbstwahrnehmung und Krankheitserkenntnis mit entweder bestehender, schwankender oder auch nachvollziehbar völlig verlorener Besserungshoffnung. Dabei wäre auch eine von ihnen erkannte Aussichtslosigkeit als Suizidgrund ernst zu nehmen – das gilt auch oder gerade, wenn dieser als weitgehend leidensbestimmt, also durch die Grundkrankheit motiviert, angesehen werden müsste.

Gefährdungspotenziale werden regelmäßig für weitere sogenannte vulnerable Risikogruppen bezüglich ihrer Belastungssituationen und Motive (etwa »nur nicht zur Last fallen wollen«) hervorgehoben. Dabei wird übersehen, dass diese Zuschreibungen nicht mit einer Einschränkung oder gar dem Verlust der Selbstbestimmungsfähigkeit gleichzusetzen sind – auch nicht bei einer zusätzlichen depressiven Verstimmtheit.

6.7.1 Willkürliche Einstellungen nach Personengruppen

An der Tagesordnung bleiben unterschiedliche Haltungen zu subjektiv bewerteten Motiven für eine Selbsttötung. So wird allgemein unheilbar schweres körperliches Leiden oder Pflegebedürftigkeit im hohen Alter aufgrund von Multimorbidität eher als Grund dafür respektiert. Auch im professionellen Rahmen werden die Einschränkungen von erforderlicher Eigenverantwortung und Urteilsfähigkeit je nach Szenario uneinheitlich bewertet. Um erlaubte Hilfe zum vorzeitigen Sterben zu bitten, gilt etwa bei tödlich Erkrankten als in der Regel nicht hinreichend gefestigt beziehungsweise als ambivalent. Bei dieser Personengruppe stehen kaum psychiatrische Bedenken bezüglich ihrer freien Willensfähigkeit im Zentrum, sondern die häufig erfahrbare Schwankung zwischen »gehen und bleiben wollen«. Es handelt sich meist um krebskranke Patient:innen bereits in Palliativbehandlung, die gern so lange weiterleben würden, wie es bei Symptomkontrolle oder nach Tagesform bei optimaler hospizlicher Umsorgung noch einigermaßen gut geht, und die noch einsichts- und urteilsfähig sind.

Wenn sie trotz einfühlsamem Eingehen auf ihre Bedürfnisse auf einem Todeswunsch beharren, soll ihnen laut der palliativmedizinischen Fachgesellschaft DGP bei eintretender Unerträglichkeit eine Alternative zur Suizidhilfe in Aussicht gestellt werden (Deutsche Gesellschaft für Palliativmedizin, 2021): Die sogenannte palliative Sedierung – auf die es dann allerdings zu vertrauen gilt und die ärztlicherseits keine Lebensverkürzung beabsichtigen darf. Oder es wird auf die Methode des »Sterbefastens« verwiesen, das heißt des Verzichts auf Nahrung und Flüssigkeit. Dabei seien die Patient:innen diesbezüglich aufzuklären: »Beim vollständigen Verzicht auf Essen und Trinken ist davon auszugehen, dass die Lebenserwartung ca. ein bis zwei Wochen, selten länger, beträgt.« Bei lediglichem Verzicht auf Essen könne es »vier bis sechs Wochen« bis zum Tod dauern.

Die gesicherte Möglichkeit, zu einem selbstbestimmten Zeitpunkt einen humanen und schnellen Ausweg zur Lebensbeendigung zu haben, führt bei den Betroffenen in aller Regel zur Reduzierung von Angst und zu mehr Gelassenheit, um auch mit weiteren Verschlechterungen umzugehen und auf ein Suizidhilfeangebot noch länger zu warten oder auch völlig zu verzichten. Von allen, die ergebnisoffene und vertrauensbasierte Gespräche führen, wird diese suizidpräventive Komponente bestätigt. Ähnliches gilt für eine Gruppe von Personen, die bei Beurteilung ihrer Situation – oder zu erwartenden Umständen im Pflegeheim – meist aufgrund hohen Alters ihr Leben beenden wollen. Sie wiederum sehen sich besonders einem anderen Vorbehalt ausgesetzt, nämlich unter der Beeinflussung durch Dritte zu stehen, als bloße Last für andere doch lieber selbst ein Ende zu machen. Eine solche Druckausübung durch Angehörige käme wohl recht schnell ans Licht, ist aber in der Praxis so gut wie nicht beobachtet worden.

6.7.2 »Proaktiver Bilanzsuizid« im hohen Alter als mögliche Option

Der Psychotherapeut Hans-Joachim Schwarz (Jahrgang 1939), der für sich und Gleichgesinnte einen rational bilanzierten »proaktiven Alterssuizid« als anzuerkennende Möglichkeit in Anspruch nehmen möchte, sieht es so (Schwarz, 2021): »Wer auf 80 oder mehr Jahre gelebten Lebens zurückblicken kann … und von sich sagen kann, in seiner bisherigen Lebensführung habe insbesondere selbstbestimmtes Handeln stets zu den obersten Zielsetzungen gehört, wird auch am Ende seines Lebens gerade darauf nicht verzichten können;…hat er doch die Erfahrung gemacht, dass [an dieser Leitlinie festzuhalten] weitgehend psychisches Wohlbefinden und Lebenszufriedenheit mit sich bringt.« Es sei »offenkundig, dass nicht wenige Menschen in hohem Alter eine Lebenssituation vorfinden, in der ihnen der Suizid als einzige Lösung ihres Problems erscheint.« Dies sei nicht einem angeblich »alles kontrollieren wollen« in der Moderne geschuldet. Vielmehr habe es bereits in der Antike eine verbreitete Denkfigur gegeben, etwa bei Seneca in den Briefen an Lucilius, sich unter Umständen (»proaktiv«) zum Suizid noch eher zu entschließen als es sein muss, um nicht, wenn es dann sein muss, im Greisenalter völlig gebrechlich oder demenziell erkrankt unfähig dazu geworden zu sein.

Für Schwarz drängt sich der Eindruck auf: »Wenn ein namhafter Suizidfachmann zu erkennen gibt, er sei im Rahmen seiner Tätigkeit« noch keinem begegnet, der in freier Entscheidung diesbezüglich seine Suizidabsichten entwickelt, »so zeigt er mit seiner Aussage auch das systematische Manko dieser Experten«: Sie bekämen doch zumindest einen altersbedingten Bilanzsuizid überhaupt nicht zu Gesicht. Denn warum sollte auch ein hinreichend psychisch gesunder, selbstbewusster und -verantwortlicher Mensch bei diesem Vorhaben ausgerechnet eine Beratungsstelle zur Suizidprävention oder »einen Psychiater aufsuchen, von dem er ja weiß oder vermuten muss, dass dieser ... eine völlig konträre Auffassung« zu seiner eigenen hat?

Die Anliegen von Menschen im psychiatrisch-psychologischen Setting, die in Übereinkunft mit ihren Therapeut:innen ausschließlich auf Lebenserhaltung und -bewältigung ausgerichtet sind, unterscheiden sich grundsätzlich von denen in einer Gesprächssituation im Rahmen der organisierten Suizidhilfe: Der um letztere nachsuchende Suizidwillige weiß sich mit den Mitarbeitenden eines Sterbehilfevereins darin einig, dass eine befürwortende und respektierende Haltung gegenüber dem Freitod besteht. Zwischen diesen beiden gegensätzlich orientierten Personengruppen gibt es eine große Anzahl anderer, graduell unterschiedlich und uneindeutig hilfe- und ratsuchender Menschen. Deshalb ist es so wichtig, dass es innovative Beratungsangebote gibt, welche die jahrzehntelang unversöhnliche Gegnerschaft zwischen den Polen von Suizidprävention einerseits und Hilfe zur Selbsttötung andererseits zu überwinden versuchen.

6.8 Modellcharakter und Kriterien von ergebnisoffener Suizid(konflikt)beratung

Im Spannungsfeld zwischen Suizidverhütung und Hilfe zur Selbsttötung wäre eine wachsende, meist ältere Bevölkerungsgruppe ansprechbar. Bisher wurde für die Aufgabenstellung entsprechender Konfliktberatungen allerdings die Perspektive von Betroffenen ausgeblendet, als eine qualifizierte Stimme aus ihren Reihen dürfte der oben bereits genannte Georg Rösl gelten, der sich unter anderem für Selbsthilfegruppen nach dem Vorbild der Anonymen Alkoholiker stark macht. Er führt gegen eine einheitliche Notfall-Rufnummer oder sich an alle suizidalen Menschen gleichermaßen richtende Beratungsstelle aus: Für zwei sozusagen gegensätzliche Szenarien bringe das nichts: »Im ersten Fall ist der Betroffene ruhig, hat einen Plan und will den auch umsetzen. Hier spricht man von aktiven Suizidgedanken. Die Betroffenen handeln tatsächlich.« Versuche, sie davon abzuhalten, würden lediglich die Vertrauensbasis zu ihnen zerstören. Im zweiten Fall, »wenn ich passive Suizidgedanken habe, komme ich in eine Krise, weil diese Gedanken mich übermannen. ... Die Betroffenen sind wie gelähmt.« Und sie würden dann kaum dazu kommen, sich qualifizierte Beratung zu suchen. Eine solche würde sich folglich für die große dazwischenliegende Zielgruppe auszahlen, die Gesprächs-, Informations- und/oder Unterstützungsbedarf bei einer Entscheidungsbildung hat.

6.8.1 Kernpunkte gemäß Entwurf des Humanistischen Verbandes

Einigkeit dürfte darin bestehen, dass ergebnisoffene Beratungsstellen hinsichtlich – möglichst in freier, pluralistisch orientierter – Trägerschaft und Personalauswahl spezifische Anforderungen zu erfüllen haben. Ein öffentlich finanzierter Modellversuch zu einer solchen innovativen Suizid(konflikt)beratung steht aus. Ansätze dazu gibt es jedoch schon. In einem entsprechenden Konzept hat sich der Humanistische Verband Deutschlands (HVD) auf ein von ihm in kleinem Umfang bis Ende 2015 praktizierten und theoretisch reflektierten Ansatz beziehen können (Neumann, 2012). Der dann bereits kurz nach dem Urteil des BVerfG im Mai 2020 veröffentlichte Entwurf des HVD (Humanistischer Verband, 2020), der sich auch auf ein mögliches Projekt bezieht, sieht dazu unter anderem vor:

- »Die Mitarbeiter:innen von Suizidkonfliktberatungsstellen haben kompetent und fachgerecht zu informieren, wobei Grundkenntnisse in den Bereichen Medizin, Pflege, Palliativversorgung und hospizliche Sterbebegleitung sowie Recht und Sozialwesen vorausgesetzt werden sollen.« Dazu gehörten im Regelfall etwa zwei Festangestellte und erforderlichenfalls kurzfristig hinzuzuziehende spezielle Fachkräfte.
- »Ihre Grundhaltung muss […] gewährleisten, dass sie die Selbsttötung als solche sowie die Hilfe dazu nicht moralisch missbilligen oder gar verurteilen. Andererseits müssen sie sich davon leiten lassen, dass das Selbstbestimmungsrecht immer relational verfasst ist, also äußeren Einflüssen unterliegt, und dass ein Todesverlangen sich oftmals durch Ambivalenz auszeichnet«.
- »Die Suizidkonfliktberatungsstelle darf selbst keine Suizidhilfe oder -begleitung anbieten und mit keiner Organisation oder Einzelperson, die geschäftsmäßig Suizidhilfe leistet, so verbunden sein, dass hiernach eine Verflechtung materieller Interessen anzunehmen wäre.«
- »Es kann von der Suizidkonfliktberatungsstelle in Einzelfällen auch seelsorgerische oder sozialpädagogische Beratung angeboten werden. […] Bei Bedarf beziehungsweise entsprechendem Gesprächsergebnis kann und soll eine Weitervermittlung erfolgen«, etwa an ehrenamtliche Besuchs- und Hospizdienste, Betreuungsvereine, Pflegeeinrichtungen, Selbsthilfegruppen etc.
- »Betroffene Angehörige [sind] einzubeziehen und zu unterstützen […]« Die Beratung auf der Mikroebene kann auch »anonym sowie auch telefonisch erfolgen« und muss bei Bedarf aufsuchend möglich sein. Auf der Mesoebene ist die Kompetenz von Institutionen und deren Mitarbeiter:innen, die mit suizidalen Menschen zu tun haben, zu fördern.
- »Es ist vor allem eine Kooperation mit niedergelassenen Ärzt:innen anzustreben. […] Darüber hinaus ist prinzipiell mit Einrichtungen, Diensten und Vereinen

zusammenzuarbeiten, die mit Suizidgefährdung, -verhütung und Suizidhilfe befasst sind.«
- »Zur Sicherstellung von ausreichenden Angeboten« mit Anspruch auf öffentliche Förderung von Personal- und Sachkosten haben »im Fall der Vollfinanzierung die Beratungen unentgeltlich zu erfolgen.«

6.8.2 Ergänzung zum ärztlichen Aufgabenbereich

Ärzt:innen in bestehenden Behandlungsverhältnissen haben ebenso Aufgaben zum adäquaten Umgang mit Suizidalität zu erfüllen wie auch die Freiverantwortlichkeit hinsichtlich medizinischer Fragestellungen zu beachten. Doch es geht bei dem grundgesetzlichen Persönlichkeitsrecht, sich das Leben zu nehmen und verfügbare Hilfe dazu annehmen zu können, laut BVerfG-Urteil keinesfalls nur um körperlich schwerkranke oder hochbetagte Patient:innen, sondern gleichermaßen um junge und/oder weitgehend gesunde Menschen in existenziellen Krisenlagen. Eine sogenannte Konfliktberatung im Umfeld von Gedanken oder Vorhaben zur Selbsttötung wäre dann entweder ergänzend zur ärztlichen Abklärung oder parallel dazu erforderlich, um kompetent über psychosoziale Angebote (Beispiele: Schuldnerberatung, Besuchsdienst, Selbsthilfegruppe, Trauerbeistand, Pflegestützpunkt) zu informieren. Zudem wären ggf. mehrfache vertrauensvolle Gespräche anzubieten, zu denen auch medizinische Unterlagen beigebracht werden können.

Eine ausführliche Konfliktberatung bei fortgeschrittenem Suizid(hilfe)wunsch hätte neben der aktuellen Situationsbeschreibung auch zurückliegende biografische Elemente einzubeziehen. Dabei können auch Sozialarbeiter:innen oder Angehörige einer sonstigen pädagogischen oder klientenorientierten Profession durchaus erkennen, ob etwa von einer maßgeblichen Urteilsfähigkeit und Autonomie auszugehen ist.

Kriterien wären seitens der zu beratenden Klient:innen:

- Zusammenhängende und bezüglich stimmungsmäßiger Reaktion nachvollziehbare Schilderung.
- Prägnante und treffende Reaktionen auf (auch wohlwollend paradox) gestellte Fragen und (respektvolle) Einwände.
- Keine gravierenden Einschränkungen bezüglich Gedächtnisleistung oder kognitiver Kompetenz.
- Langzeitige Überlegtheit und Bewertung einer Situation mit oder ohne Besserungshoffnung.
- Informiert- und Aufgeklärtheit über einzelfallbezogene lebenszugewandte Angebote als Alternative zu einem Suizid.
- Selbsterkenntnis und -wahrnehmung auch bezüglich ggf. eigener Zerrissenheit und Ambivalenz.
- Reflexionsfähigkeit bei weitgehender Leidensbestimmtheit der Suizidabsicht.
- Keine Anhaltspunkte für Beeinflussung durch Angehörige oder Dritte.

Anzusprechen wäre zudem, ob und wenn ja wie eine Kommunikation über den Sterbewunsch im persönlichen Umfeld, mit An- und Zugehörigen oder Ärzt:innen erfolgt ist bzw. wie (vor allem bei bisheriger Geheimhaltung) weiter damit umzugehen wäre. Bei Hinweisen auf zurückliegende oder fortbestehende psychische Erkrankung, Drogen- oder Alkoholabhängigkeit, kombinierten Persönlichkeitsstörungen mit überwiegenden depressiven oder psychotischen Zügen, bei mittel- bis hochgradiger Depression, fortgeschrittenen demenziellen Erkrankungen u. ä. wäre auch dies ggf. in einer Gesprächsdokumentation zu vermerken – unter Einhaltung des Datenschutzes nur mit Information der betreffenden Person und ihrem Einverständnis.

6.9 Schlussbetrachtungen zu Persönlichkeitsrecht und Präventionsbegriff

Gegenwärtig besteht ein enormes und sogar zunehmendes Ungleichgewicht zwischen dem »Aufwind« verfügbarer Suizidhilfe für wenige Mitglieder entsprechender Vereine und dem »Stillstand« für die absolute Mehrheit von Patient:innen, die ihr Persönlichkeitsrecht auf selbstbestimmtes Sterben in einer vertrauten Behandlungssituation wahrnehmen möchten, deren Ärzt:innen aber zögerlich und – nicht zuletzt rechtlich – verunsichert sind (Neumann, 2021). Dieser Entwicklung ist entgegenzuwirken. Der Schwerpunkt der Vermittlungs- und Kooperationstätigkeit einer Suizidkonfliktberatungsstelle soll sich auf Haus-, Fach- oder Palliativärzt:innen beziehen. Diese sind meist ihrerseits auf sozialarbeiterisch/psychologisch begleitende, praxiserfahren-kollegiale sowie arzt- und medizinrechtlich kompetente Unterstützung bei einer von ihnen möglicherweise erwogenen Suizidhilfe angewiesen.

Aufkommende »Wunschvorstellungen«, am liebsten tot zu sein, sind nicht identisch mit dem dauerhaften Verlust des Lebenswillens und auch dessen Erlöschen muss keinesfalls zu einer Suizidhandlung führen. Kann in ergebnisoffenen Gesprächen die adäquate Richtung für einzelfallbezogene Unterstützungsangebote auf den Weg gebracht werden? Ist eine offensichtlich gereifte Entscheidung von Ratsuchenden, sich das Leben zu nehmen, zu akzeptieren, zu bescheinigen und ggf. durch Vermittlung von Suizidassistenz zu fördern? Dabei wären die Mitarbeitenden der Suizidkonfliktberatungsstelle nicht diejenigen, die etwa über eine mögliche ärztliche Assistenz, Verschreibung tödlich wirkender Medikamente oder Suizidhilfebewilligung eines entsprechenden Vereins zu entscheiden hätten.

Suizidalität erstreckt sich von gelegentlicher Gestimmtheit, Lebenssattheit, Depression, sich aufdrängender Idee, völliger Zurückgezogenheit, Ambivalenz, Hilferuf oder Ankündigung, über Hoffnung auf ein baldiges Ende oder spontanen Suizidversuch aufgrund psychischer Erkrankung, bis hin zu begründbarem Ersuchen um Suizidassistenz oder planmäßiger Durchführung einer Selbsttötung nach autonomem Entschluss. Es wird immer eine Herausforderung bleiben, wie der Vielfältigkeit des Phänomens Suizidalität zu begegnen ist.

Eine redliche Ergebnisoffenheit kann sich nicht nur auf eine respektvolle Gesprächsebene beschränken, sondern hat auch die reale Handlungsebene mit einzubeziehen. Sie muss darauf hinwirken, dass ein vorrangiges oder gar ausschließliches Ziel zur Reduzierung *aller* Suizide hinter sich gelassen wird. Wenn im Frühjahr 2025 mehr als fünf Jahre seit dem Urteil des BVerfG vergangen sind, darf sein Grundsatz nicht ad acta gelegt werden, der in einem doppelten Auftrag besteht: Es gilt einen abgewogenen Ausgleich zu finden zwischen der reellen Gewährleistung des Persönlichkeitsrechts auf humanes und selbstbestimmtes Sterben mit Hilfe Dritter einerseits und einer gebotenen Suizidprävention andererseits. Letztere hat unfreie und meist eher brutale Selbsttötungen im Affekt oder in vorübergehender Krisensituation zu vermeiden sowie akute Suizidversuche bei schwerer psychischer Störung zu verhindern. Unter den Aspekt einer lebens- und autonomieschützenden Verhütung kann auch fallen, Menschen mit Suizidvorhaben entlastende Gespräche anzubieten oder den Raum für noch mögliche alternative Optionen zu eröffnen.

Wird der Präventionsbegriff jedoch missbraucht zur Verhütung von unzweifelhaft freiverantwortlichen und wohldurchdachten Suiziden sowie Versuchen und Hilfen dazu, würde er ins Negative, Autonomieverletzende und Bedrohliche umkippen. Er verlöre damit seine ursprünglich so wohlklingende und rein menschenfreundliche Bedeutung.

Literatur

Ärztekammer Rheinland in: Rheinisches Ärzteblatt Heft 6/2024, S. 37. https://www.aekno.de/aerzte/rheinisches-aerzteblatt/ausgabe/artikel/2024/juni-2024/assistierter-suizid-medizinische-fachgesellschaften-streben-leitlinie-an (abgerufen 09.09.2024)

Brigger, P., Menzel, S., & Hamann, J. (2022). *Wird die Rolle von psychischen Erkrankungen beim Suizid überbewertet?* Bundesgesundheitsblatt Gesundheitsforschung Gesundheitsschutz, 65(1), 25–29. https://doi.org/10.1007/s00103-021-03464-0 (abgerufen am 09.01.2024)

Bundesgesundheitsministerium: *Nationale Suizidpräventionsstrategie* vom 30.04.2024. https://www.bundesgesundheitsministerium.de/fileadmin/Dateien/5_Publikationen/Praevention/abschlussbericht/240430_Nationale_Suizidpraeventionsstrategie.pdf (abgerufen am 09.09.2024)

Bundesverfassungsgericht (2020). Urteil vom 26. Februar 2020 zu 2 BvR 2347/15 et al. https://www.bundesverfassungsgericht.de/SharedDocs/Downloads/DE/2020/02/rs20200226_2bvr234715.pdf?__blob=publicationFile&v=4 (abgerufen am 09.01.2024)

DESTATIS Statistisches Bundesamt (2024). *Todesursachen – Suizide.* https://www.destatis.de/DE/Themen/Gesellschaft-Umwelt/Gesundheit/Todesursachen/Tabellen/suizide.html (abgerufen am 09.09.2024)

Deutsche Gesellschaft für Palliativmedizin (2021). Empfehlungen der Deutschen Gesellschaft für Palliativmedizin. *Zum Umgang mit dem Wunsch nach Suizidassistenz in der Hospizarbeit und Palliativversorgung.* https://www.dgpalliativmedizin.de/images/220318_Broschuere_Suizidassistenz_100dpi.pdf (abgerufen am 09.01.2024)

Deutsche Gesellschaft für Psychiatrie und Psychotherapie, Psychosomatik und Nervenheilkunde (DGPPN) 2023. Pressemitteilung – *Suizidbeihilfe muss endlich gesetzlich geregelt wer-*

den. 06.07.2023. https://www.dgppn.de/presse/pressemitteilungen/pressemitteilungen-2023/pm-abstimmung-suizidassistenz.html (abgerufen am 09.01.2024)

Deutsche Gesellschaft für Psychiatrie und Psychotherapie, Psychosomatik und Nervenheilkunde (DGPPN) 2024. *DGPPN-Eckpunkte für eine Neuregelung des assistierten Suizids – Aktualisierung vom 09.08.2024:* https://www.dgppn.de/_Resources/Persistent/d519678e1d3766c151e39eb707a39c0795d8a348/2024-07-01DGPPN-EckpunkteAssistierterSuizid.pdf (abgerufen am 09.09.2024)

Deutscher Bundestag (2022a). Drucksache 20/904: *Entwurf eines Gesetzes zur Strafbarkeit der geschäftsmäßigen Hilfe zur Selbsttötung und zur Sicherstellung der Freiverantwortlichkeit der Entscheidung zur Selbsttötung* (Castellucci et al.); 07.03.2022. https://dserver.bundestag.de/btd/20/009/2000904.pdf (abgerufen am 09.01.2024)

Deutscher Bundestag (2022b). Drucksache 20/2332: *Entwurf eines Gesetzes zur Regelung der Suizidhilfe* (Helling-Plahr et al.); 21.06.2022. https://dserver.bundestag.de/btd/20/023/2002332.pdf (abgerufen am 09.01.2024)

Deutscher Bundestag (2023). Drucksache 20/7630: *Suizidprävention stärken* (Kappert-Gonther et al.); 05.07.2023. https://dserver.bundestag.de/btd/20/076/2007630.pdf (abgerufen am 09.01.2024)

Deutscher Ethikrat (2022). *Suizid – Verantwortung, Prävention und Freiverantwortlichkeit (Stellungnahme 22.09.2022).* https://www.ethikrat.org/fileadmin/Publikationen/Stellungnahmen/deutsch/stellungnahme-suizid.pdf (abgerufen am 09.01.2024)

Fachstelle Suizidprävention Berlin (2023). *Ein Gespräch kann Leben retten. Fragen. Zuhören. Nicht schweigen.* https://www.suizidpraevention-berlin.de/ich-will-helfen/ (abgerufen am 09.01.2024)

Florentine, J. B., & Crane, C. (2010). Suicide prevention by limiting access to methods: a review of theory and practice. *Social Science Medicine,* 70(10), 1626–32. https//doi.org/10.1016/j.socscimed.2010.01.029 (abgerufen am 09.01.2024)

Focus Gesundheit (09.08.2024). *»So dermaßen am Leben vorbei«.* https://www.focus.de/gesundheit/mental-gesund/das-ist-so-dermassen-am-leben-vorbei-lauterbach-will-mit-3-massnahmen-suizide-verhindern-das-haelt-ein-betroffener-von-den-ideen_id_260188354.html (abgerufen am 09.09.2024)

Humanistischer Verband Deutschlands (2020). *Entwurf für ein Gesetz zur Bewältigung von Suizidhilfe- und Suizidkonflikten.* 02.05.2020. https://humanistisch.de/sites/humanistisch.de/files/hvd-bundesverband/docs/2020/05/suizidhilfekonfliktgesetz_hvd_bundesverband.pdf (abgerufen am 09.01.2024)

Lewitzka, U. (2022). *Stellungnahme der Deutschen Gesellschaft für Suizidprävention zur Regelung des assistierten Suizids sowie zur Suizidprävention.* 27.11.2022. https://www.bundestag.de/resource/blob/923424/798d870f0ac14456dc926a4df7dd79ae/Lewitzka_DGS-data.pdf (abgerufen am 09.01.2024)

Nationales Suizidpräventionsprogramm (2022a). Stellungnahme *zum Antrag »Suizidprävention stärken und selbstbestimmtes Leben ermöglichen«* (BT-Drucksache 20/1121). 25.11.2022. https://www.bundestag.de/resource/blob/923418/4630485d1bba9d497c2a5590a1d35b74/Schneider-data.pdf (abgerufen am 09.01.2024)

Nationales Suizidpräventionsprogramm (2022b). Vorläufige Stellungnahme *zu den Gesetzentwürfen zum assistierten Suizid.* 27.11.2022. https://www.suizidpraevention.de/fileadmin/user_upload/Stellungnahme_ass.SuizidNov22.pdf (abgerufen am 09.01.2024)

Neumann, G. (Hrsg.) (2012). *Suizidhilfe als Herausforderung: Arztethos und Strafbarkeitsmythos.* Schriftenreihe der Humanistischen Akademie Berlin, Bd. 5. Alibri, Aschaffenburg.

Neumann, G. (2021). *Ärztliche Suizidhilfe im Stillstand.* Humanistischer Pressedienst vom 21.12.2021. https://hpd.de/artikel/aerztliche-suizidhilfe-im-stillstand-sterbehilfevereine-im-aufwind-19980 (abgerufen am 09.01.2024)

Schwarz, H.-J. (2021). *Proaktiver Suizid im Alter – eine vernünftige Option?* Deutsche Gesellschaft für Humanes Sterben. https://www.dghs.de/humanes-sterben/diskussionen-zum-suizid.html (abgerufen am 09.01.2024)

Spittler, J. F. (2012). In: Roger Kusch und Johann Friedrich Spittler (Hrsg.), *Weißbuch 2012;* SterbeHilfeDeutschland, Schriftenreihe Band 4. Books on Demand, Norderstedt.

ZDF Kultur (21.07.2023). *Sterbehilfe: Gefahr oder Menschenrecht? Sterbehilfe-Beraterin trifft Ärztin.* ZDF Kultur Sag's mir. www.zdf.de/kultur/sags-mir/sterbehilfe-sam-102.html (abgerufen am 09.01.2024)

ZDF Nachrichten (03.05.2024). *Suizid-Vorbeugung ohne Plan für Finanzierung?* https://www.zdf.de/nachrichten/politik/deutschland/suizid-praevention-lauterbach-kritik-caritas-aerzte-100.html (abgerufen am 09.09.2024)

7 Sterbehilfe und Psychiatrie

Matthias Dose

Mit Urteil vom 26.02.2020 hat das Bundesverfassungsgericht (BVerfG) ein 2015 ausgesprochenes Verbot der geschäftsmäßigen Förderung der Selbsttötung im § 217 Abs. 1 des StGB aufgehoben und klargestellt, dass jeder Mensch das Recht hat, sein Leben zu beenden, wenn er dies nur freiverantwortlich tut, und dass er dabei auch das Recht hat, ihm angebotene Hilfe in Anspruch zu nehmen. Dazu haben die Deutsche Gesellschaft für Psychiatrie und Psychotherapie, Psychosomatik und Nervenheilkunde (DGPPN) mit »Eckpunkten für eine mögliche Neuregelung der Suizidassistenz« (Deutsche Gesellschaft für Psychiatrie und Psychotherapie, Psychosomatik und Nervenheilkunde, 2020) und die Bundesärztekammer (BÄK) mit »Hinweisen…zum ärztlichen Umgang mit Suizidalität und Todeswünschen« Stellung genommen (Bundesärztekammer, 2021).

Mit ihren »Hinweisen« bekräftigte die BÄK die Beschlusslage des Deutschen Ärztetages vom Mai 2021, der gleichzeitig das Verbot der ärztlichen Unterstützung von Suiziden aus der Musterberufsordnung gestrichen hatte, dass:

- Hilfe zur Selbsttötung nicht zu den beruflichen Aufgaben eines Arztes gehöre,
- kein Arzt verpflichtet sei, Hilfe zur Selbsttötung zu leisten,
- die diesbezügliche Entscheidung frei und individuell zu treffen sei.

Demgegenüber gehöre das vertrauensvolle Gespräch über den Wunsch von Patient:innen, zu sterben oder ihr Leben zu beenden, zum Kern der ärztlichen Tätigkeit. Dabei sei die Ärzt:in zur Beratung und Aufklärung über bestehende Erkrankungen und ihren voraussehbaren Verlauf, über Therapien und alternative (z.B. palliativmedizinische oder psychotherapeutische) Angebote verpflichtet, um den Patient:innen eine selbstbestimmte Entscheidung zu ermöglichen. In diesem Zusammenhang solle sich die Ärzt:in auch über die Einwilligungsfähigkeit der Patient:innen vergewissern. Dies stelle keine Mitwirkung (»Assistenz«, Hilfe) beim Suizid dar.

7.1 Positionen der psychiatrischen Fachwelt

In ihren »Eckpunkten für eine mögliche Neuregelung der Suizidassistenz« betont auch die DGPPN, dass Ärzt:innen keine Beihilfe zum assistierten Suizid leisten sollten. Vielmehr solle aus Sicht der DGPPN ein alternatives Schutzkonzept in dem vom Gericht festgelegten Rahmen das Selbstbestimmungsrecht der Betroffenen respektieren, sie aber dort, wo die Selbstbestimmung erheblich eingeschränkt sei, vor einem irreversiblen Schritt wie dem Suizid schützen.

Dazu solle ein Verfahren zur Prüfung der Freiverantwortlichkeit und der Überwachung der Einhaltung prozeduraler Vorgaben durch das zuständige Amts- bzw. Betreuungsgericht gewährleistet werden.

Dieses Verfahren solle eine obligatorische fachärztliche Untersuchung, Beratung und Aufklärung der Betroffenen beinhalten. Bei Vorliegen konkreter Anhaltspunkte für eine Einschränkung der freien Willensbildung solle das Gericht zusätzlich ein Gutachten bei einem Sachverständigen mit fachärztlicher psychiatrischer Kompetenz beauftragen. Die abschließende Feststellung der Freiverantwortlichkeit sei dann Aufgabe des Gerichts. Lägen konkrete Anhaltspunkte für eine Einschränkung der freien Willensbestimmung vor, solle das Gericht ein Gutachten bei einer sachverständigen Person mit fachärztlicher Kompetenz einholen. Diese Gutachten sollten neben der Beurteilung möglicher psychischer Störungen auch Aussagen über die Informiertheit, Dauerhaftigkeit und mögliche psychosoziale Pressionen enthalten.

Schematische, einheitliche Fristen für Personen, die Suizidhilfe wünschten, seien aufgrund der unterschiedlichen individuellen Lebenssituationen und Gründe für den Suizidwunsch nicht angemessen. Freiverantwortlichkeit könne nicht positiv attestiert, sondern es könne lediglich festgestellt werden, ob nach gründlicher Abklärung eine oder mehrere der hierfür erforderlichen Qualitäten erheblich beeinträchtigt seien oder nicht. Bestünden Zweifel an der Freiverantwortlichkeit, müsse gelten: »In dubio pro vita.«

Als »zweifellos besonders gefahrenträchtig« für die freie Willensbildung und autonome Entscheidungsfindung stellen die »Eckpunkte« diejenigen geschäftsmäßigen Suizidhilfeorganisationen dar, bei denen Leistungen im Vordergrund stünden, die der Durchführung des Suizids dienten.

Aus psychiatrischer Sicht solle daher dringend erwogen werden, keine Organisationen zuzulassen, die einseitig auf die Assistenz zur Selbsttötung ausgerichtet seien und nicht ein Spektrum alternativer Hilfemöglichkeiten anbieten würden, die der Bewältigung individueller Lebensprobleme bis hin zur palliativen Behandlung oder häuslichen Hospiz-Begleitung am Lebensende diene. Es sei davon auszugehen, dass einseitig ausgerichtete Suizidhilfeorganisationen eine »idealisierende Stilisierung« als »Freitod usw.« propagieren würden, die ein »Klima der Normalisierung, wenn nicht gar Heroisierung des assistierten Suizids« fördern würden.

Um entsprechend den Vorstellungen des BVerfG den Gefahren gesellschaftlicher Erwartungshaltungen, autonomiegefährdender sozialer Pressionen und einer Normalisierung der Suizidhilfe zu begegnen, könnten ein Werbeverbot, attraktive Gegenmodelle, Öffentlichkeitskampagnen, etc. hilfreich sein.

Zu diesen »Eckpunkten« haben mit gleicher Veröffentlichung drei Mitglieder verschiedener Kommissionen der DGPPN Stellung genommen.

Gemeinsam mit C. Cording hat H. Saß (Mitglied der Kommission »Ethik und Recht« der DGPPN) darauf hingewiesen, dass vom BVerfG vier Sachverhalte genannt wurden, die die Freiheit einer Suizidentscheidung beeinträchtigen könnten (Saß & Cording, 2022):

- Beeinflussung durch eine psychische Störung,
- mangelnde Informiertheit, Aufklärung und Beratung,
- mangelhafte Dauerhaftigkeit/innere Festigkeit des Suizidwunsches und
- psychosoziale Einflussnahme/Pressionen.

Das definierte Konstrukt einer »freiverantwortlichen Suizidentscheidung« sei neuartig und sollte mit dem Begriff der »Freiverantwortlichkeit« von anderen Rechtsbegriffen wie »freie Willensbestimmung, Einwilligungs- und Schuldfähigkeit« klar abgegrenzt werden. Insofern sei es widersprüchlich, wenn in den Eckpunkten der DGPPN im Abschnitt »fachärztliche Begutachtung« unzutreffend von »freier Willensbestimmung« gesprochen werde.

Bei dem normativen Konstrukt der »Freiverantwortlichkeit« handle es sich um einen Rechtsbegriff, über den nur ein Gericht entscheiden könne, wobei es sich hinsichtlich der realen Voraussetzungen in der Regel sachverständiger Hilfe bedienen sollte.

Die Beurteilung der psychomentalen Situation Suizidwilliger erfordere die Kompetenz von Fachärzt:innen für Psychiatrie und Psychotherapie, wobei hier eine besondere Qualifikation im Bereich der Psychopathologie und den Rechtsfragen anzustreben sei. Bei Minderjährigen seien entsprechend qualifizierte Ärzt:innen für Kinder- und Jugendpsychiatrie/Psychotherapie auszuwählen. Für Suizidwillige im Terminalstadium körperlicher Erkrankungen sollten Ausnahmeregelungen erwogen und etabliert werden.

Angesichts der Komplexität der Beurteilung der »Freiverantwortlichkeit« halten es die Kommentatoren für nicht vertretbar, eine psychiatrische Begutachtung nur »bei Vorliegen konkreter Anhaltspunkte für eine Einschränkung der freien Willensbildung« vorzusehen, wie es die DGPPN vorschlage. Abgesehen von Ausnahmen (z. B. bei terminal Kranken) müssten daher die Voraussetzungen für die freie Verantwortlichkeit eines Suizidentschlusses grundsätzlich von Fachärzt:innen für Psychiatrie überprüft werden. Eine spezielle Zusatzqualifikation könne erwogen werden. Ohne dass dies explizit gefordert würde, wird darauf hingewiesen, dass nach dem Transsexuellen-Gesetz auch bei einer Geschlechtsumwandlung regelmäßig ein strukturiertes Prozedere mit zwei unabhängigen Gutachten speziell erfahrener Sachverständiger erforderlich sei. Die fachkompetente Prüfung der »Freiverantwortlichkeit« müsste den Suizidwilligen auch deshalb zugemutet werden, weil sie durch die gewünschte Inanspruchnahme von Suizidhilfen einen Dritten –die Suizidhelfer:in – in ihr Vorhaben einbeziehen und mit in die Verantwortung nehme, ein Suizid außerdem erhebliche Auswirkungen auf das soziale Umfeld der Betroffenen habe. Abschließend wird der kategorischen Ablehnung der ärztlichen Suizidassistenz, wie sie in der Stellungnahme der DGPPN geschehen sei, widersprochen. Vielmehr bedürfe dieser Komplex einer vertieften Erörterung unter Berücksichtigung individueller Fallgestaltung und des breiten Meinungsspektrums in der Mitgliedschaft.

In einer Übersichtsarbeit haben Saß und Cording (Saß & Cording, 2022) ihre in dem zitierten Kommentar referierte Auffassung noch einmal dahingehend konkretisiert und erweitert, dass zumindest bei den Suizidwilligen, die weder unheilbar terminal erkrankt seien, noch an therapieresistenten unerträglichen Leidenszuständen litten, die Beobachtungs- bzw. Bedenkzeit mindestens sechs Monate betragen sollte. Für die nicht zu diesem Personenkreis gehörenden Menschen (unheilbar terminal Erkrankte, Kranke mit therapieresistenten unerträglichen Schmerzzuständen) könnten und sollten je nach den individuellen Gegebenheiten kürzere Fristen festgelegt werden können. Bei unheilbar terminal Erkrankten, bei denen Fachärzt:innen des entsprechenden medizinischen Gebiets und/oder Palliativmediziner:innen eine zu erwartende Lebensdauer von wenigen Monaten prognostiziert hätten, sollten geringere Anforderungen an den Nachweis der Ernsthaftigkeit und Dauerhaftigkeit des Selbsttötungswillens gestellt werden.

Allerdings sollten im Falle depressiver oder ängstlicher Syndrome bzw. anderer psychischer Auffälligkeiten Fachärzt:innen für Psychiatrie und Psychotherapie zur Prüfung etwa noch vorhandener Therapieoptionen hinzugezogen werden. Ansonsten könne die Prüfung der Freiverantwortlichkeit in diesen Fällen auch durch die behandelnden Ärzt:innen erfolgen, um die Belastung für die tödlich Kranken möglichst gering zu halten. Bei Kranken mit therapieresistenten, unerträglichen Leidenszuständen sollte zunächst von Fachärzt:innen des zuständigen Spezialgebietes überprüft werden, ob alle nach dem Stand der Wissenschaft gebotenen Therapieoptionen und Unterstützungsmöglichkeiten genutzt worden seien. Außerdem sollte durch diesbezüglich besonders erfahrene Fachärzt:innen für Psychiatrie und Psychotherapie oder Schmerztherapeut:innen geklärt werden, welche psychotherapeutischen und/oder medikamentösen Behandlungsangebote den Betroffenen vielleicht doch noch Linderung bringen könnten. Wenn diese Behandlungsoptionen erschöpft seien bzw. keine Linderung versprechen, sollte im Rahmen einer abgekürzten Wartefrist die freie Verantwortlichkeit fachärztlich überprüft werden.

T. Henke (ebenfalls Mitglied der Kommission »Ethik und Recht« der DGPPN) weist in seiner Stellungnahme darauf hin, dass sich die laut Stellungnahme der DGPPN aus der Entscheidung des BVerfG abgeleitete Pflicht zur Neuregulierung durch den Gesetzgeber durch das Urteil des BVerfG in dieser Form nicht ergebe. Vielmehr bewege sich die gesetzgebende Instanz innerhalb der Schutzpflicht oder habe sich eine Schutzpflicht auferlegt. Für die weiteren Überlegungen seien vor allem zwei Aussagen bedeutsam: Die gesetzgebende Instanz könne die Suizidhilfe regulieren (»nicht…von Verfassung wegen untersagt«), wenngleich sie aufgrund der Bedeutung der Selbstbestimmung, die dem Einzelnen im Umgang mit dem eigenen Leben zukomme, bei der Ausgestaltung eines Schutzkonzepts strengen Bindungen unterliege. Der gesetzgebenden Instanz stehe ein »breites Spektrum an Möglichkeiten« zu. Daraus ergebe sich die Frage, ob es überhaupt einer strafrechtlichen Regelung bedürfe oder ob der Zustand, wie er vor 2015 (ohne Strafnorm) bestand, ausreichen würde. Zudem könnten Alternativen zu einer Regelung im Strafgesetzbuch überlegt werden. Dabei sei zu bedenken, dass mit einer straffen Norm auch »potenzielle Täter:innen« auf Seiten der Ärzt:innen geschaffen würden. Damit wäre eine Gewissensentscheidung des Einzelnen gedanklich nicht berücksichtigt. Daher solle zunächst im Vordergrund die Überlegungen stehen, wie möglichst gut gesichert werden könne, dass der Suizidwunsch einem freiverantwortlichen Willen entspringt. Ein prozedurales Schutzkonzept, das auf Aufklärung und Beratung durch verschiedene Disziplinen setze, erscheine dabei Verboten vorzuziehen.

Das von der DGPPN vorgeschlagene hochformelle Verfahren mit Beteiligung der Gerichte könne einer Forderung des BVerfG zuwiderlaufen, dem Recht des Einzelnen, sein Leben selbstbestimmt zu beenden, hinreichende Raum zur Entfaltung und Umsetzung zu geben. Wenn die DGPPN auf eine Untersuchung Bezug nehme, nach der rund 90% der Suizidfälle ihren Ursprung in einer psychischen Störung hätten, würden sich – selbst wenn man diese Zahlen als korrekt hinnehme – damit zwei Fragen verbinden: Stellt sich bei diesen 90% überhaupt das Problem der ärztlichen Hilfeleistung oder handelt es sich dabei nicht um eine andere Gruppe als die hier im Fokus stehende? Und schließlich: Was sei mit den verbleibenden knapp 10%? Hätten diese sich dann – trotz freiverantwortlicher Suizidentscheidung – einem höchst förmlichen Verfahren zu stellen?

Faktisch bedeute dies laut T. Henke, dass jeder Wunsch nach Selbsttötung zunächst unter den Verdacht des »Pathologischen« gestellt würde. Müsse also auch die terminal an Krebs erkrankte Person belegen, dass ihr Wunsch nach einem selbstbestimmten Beenden ihres Lebens nicht einer psychischen Störung entspringt? Müsse eine an ALS erkrankte Person mit Wunsch nach Suizidhilfe sich einer Begutachtung unterziehen und sich gar im Rahmen einer persönlichen Anhörung einem Richter stellen? Sei dies tatsächlich in letzter Konsequenz gewollt, wenn im Zweifel oder gar in der Regel aufgrund des hohen Gutes »Leben« ein Gutachten zur Freiverantwortlichkeit erstellt werden müsse? Erscheine es tatsächlich notwendig, den Patient:innen diese zusätzlichen Mühen und Lasten aufzuerlegen?

Von welchem Verständnis und welchem Menschenbild gehe diese Forderung aus? Und: Sei der Ärzteschaft tatsächlich zu unterstellen, dass sie leichtfertig Suizidhilfe leiste? Der Kommentar betont weiter, dass der Leitgedanke, Suizide zu verhindern, nicht infrage gestellt werden solle, jedoch das Mittel dafür; mit Verboten lasse sich keine echte Suizidprävention bewirken. Außerdem lasse der Fokus auf psychische Erkrankungen außer Acht, dass auch andere Gründe Anlass eines Suizids sein könnten.

Weiter weist der Kommentar darauf hin, dass die Stellungnahme sich zwar gegen Sterbehilfeorganisationen ausspreche, gleichzeitig aber erkläre, dass Ärzt:innen keine Suizidhilfe leisten sollten. An wen sollen sich Selbsttötungswillige dann noch wenden?

Unklar bleibe weiter, wie denn geregelt werden soll, dass »im Zweifelsfall ein Gutachten erstellt werden soll.« Und: wenn die »Freiverantwortlichkeit« mangels Fachkompetenz der Gerichte durch Gutachter:innen geklärt werden müsse, dann entscheide faktisch das Ergebnis des Gutachtens.

Wenn die Stellungnahme bezüglich des Ergebnisses des Gutachtens von einem *in dubio pro vita* spreche, bedeute dies streng genommen ein *in dubio gegen die freie Willensbestimmung*.

Die Stellungnahme der DGPPN verkenne außerdem den Streitstand der Rechtswissenschaft um den Begriff der »Freiverantwortlichkeit.« Stand der Dinge sei eine Orientierung an der Exkulpations- bzw. an der Einwilligungslösung (wobei letzteres vorzuziehen sei). Stattdessen benenne die DGPPN »Freiverantwortlichkeit« im gleichen Absatz wie »Geschäfts- und Schuldfähigkeit«, was bedauerlich sei, weil man hier lieber Ausführungen zur Überprüfung der Freiverantwortlichkeit, orientiert an den normativen Vorgaben und detaillierten Ausführungen im Urteil des BVerfG, gehört hätte.

Zusammenfassend plädiert der Kommentator für den Ausbau eines Beratungsangebotes und eines prozeduralen Schutzkonzeptes, an dem sich je nach Problemlage der Personen mit Suizidwunsch unterschiedliche Disziplinen beteiligen könnten.

Auch der Kommentar von T. Steinert (ebenfalls Mitglied der Kommission »Ethik und Recht« der DGPPN) weist zunächst darauf hin, dass die Analogie zur »Geschäfts- oder Schuldfähigkeit« in Verbindung mit der Empfehlung der DGPPN an die Gutachter:in *in dubio pro vita* logisch nicht schlüssig erscheine. Bekanntlich gelte, dass im Zweifelsfall Geschäftsfähigkeit anzunehmen sei, während Geschäftsunfähigkeit positiv zu belegen sei. *In dubio pro vita* heiße aber vermutlich doch, in Zweifelsfällen das Vorliegen freiverantwortlichen Handelns zu bestreiten. Danach könne eine Person zwar geschäftsfähig, dennoch aber in Bezug auf die Entscheidung zum Suizid nicht freiverantwortlich sein. Das erscheine dem Autor schwer vorstellbar, und an diesem Punkt sei genauere Klärung erforderlich.

Der Hinweis, dass Ärzt:innen keine Beihilfe zum assistierten Suizid leisten sollten, lasse viele Fragen offen. Weitgehend unbestritten sei, dass bei »weichen« Suizidmethoden Medikamente bevorzugt würden. Zu diesem Zweck geeignete Medikamente seien legal nur durch ärztliche Verschreibung zugänglich. Hierzu seien entweder Ärzt:innen einzubeziehen, was z. B. von der »Akademie für Ethik in der Medizin« befürwortet, von der DGPPN aber ebenso wie von der Bundesärztekammer abgelehnt werde. Oder man überlasse dieses Feld professionellen Sterbehilfeorganisationen, was ebenfalls von der DGPPN abgelehnt werde. Oder man regele den Zugang zu geeigneten Suizidmethoden außerhalb der ärztlichen Verschreibungspflicht. Aber auch das sei mit Problemen behaftet. Es sei zu befürchten, dass es ohne die Barriere »ärztliche Verschreibung« zu einer Zunahme von Suiziden kommen werde.

Bezüglich der Suizidbeihilfe hätten Ärzt:innen sehr unterschiedliche persönliche Einstellungen und Überzeugungen, was auch legitim sei. Selbstverständlich könne keine Ärzt:in zu Maßnahmen der Suizidbeihilfe gezwungen werden. Die gesetzlich geregelte Einbeziehung von behandelnden Ärzt:innen in den Prozess der Suizidbeihilfe würde aber bedeuten, dass Patient:innen in diesen Extremsituationen von ihnen in der Regel bis dahin unbekannten persönlichen Einstellungen ihrer Ärzt:in völlig abhängig seien, was unter dem Gesichtspunkt der Patientenautonomie problematisch sei. Andererseits sei es auch schwer vorstellbar, dass die Patient:innen sich in einer solchen Situation einfach eine andere Ärzt:in suchen könnten. Gegen die mögliche Alternative einer umfassenden Verrechtlichung stehe, dass das BVerfG klargestellt habe, dass das Recht auf einen freiverantwortlichen Suizid unabhängig vom Motiv bestehen müsse. Nach den Erfahrungen in den Niederlanden könne es dann aber dazu kommen, dass Gutachter:innen dabei beteiligt sein könnten, psychisch und körperlich gesunden Menschen (die folglich freiverantwortlich handeln) zum Suizid zu verhelfen. Auch das scheine dem Autor mit der ärztlichen Berufsauffassung schwer vereinbar. Aus diesen Gründen sei er ebenfalls dagegen, Ärzt:innen gesetzlich verankert bei der Suizidbeihilfe zu beteiligen, halte es aber für erforderlich, die Diskussion über die daraus resultierenden Konsequenzen zu führen und entsprechende Empfehlungen für die gesetzgebende Instanz, aber auch für die Mitglieder zu formulieren.

In der Folgezeit haben sich im Rahmen eines »Pro und Kontra« G. Marckmann als Präsident der Akademie für Ethik in der Medizin und T. Pollmächer als Präsident der DGPPN zu der Frage geäußert, ob es sich beim assistierten Suizid um eine ärztliche Aufgabe handle (Marckmann & Pollmächer, 2022).

Darüber hinaus veröffentlichte die DGPPN auf ihrer Website weitere »Eckpunkte für eine Neuregelung der Suizidassistenz«, in die die zu den zunächst 2020 veröffentlichten »Eckpunkten« (s. o.) abgegebenen Kommentare (die auf der Website nicht mehr auffindbar sind) laut Mitteilung der DGPPN Eingang gefunden haben.

Zu der noch in den Eckpunkten von 2020 aufgestellten Behauptung, rund 90 % der tödlichen Suizidhandlungen lägen psychische Störungen, insbesondere in Form von Depressionen, zugrunde, heißt es in der aktualisierten Stellungnahme, einem »Großteil« der tödlichen Suizidhandlungen lägen psychische Erkrankungen zugrunde. Erneut wird betont, Suizidassistenz sei keine ärztliche Aufgabe, vielmehr schreibe die Musterberufsordnung für die in Deutschland tätigen Ärzt:innen fest, dass es ihre Aufgabe sei, »das Leben zu erhalten, die Gesundheit zu schützen und wiederherzustellen, Leiden zu lindern, Sterbenden Beistand zu leisten.«

Hieß es in den ersten Eckpunkten im Jahr 2020 noch, dass eine sachverständige Person mit fachärztlicher psychiatrischer Kompetenz dann zu beauftragen sei, wenn konkrete Anhaltspunkte für eine Einschränkung der freien Willensbildung vorlägen, so fordern die 2022 veröffentlichten Eckpunkte, dass eines der zwei unabhängigen fachärztlichen Gutachten von einer sachverständigen Person mit fachärztlicher psychiatrischer Kompetenz eingeholt werden müsse. Erneut wird betont, die abschließende Feststellung der Freiverantwortlichkeit und Entscheidung über die Suizidassistenz obliege dem Gericht. Die vorgeschlagenen Regularien zur fachärztlichen Begutachtung werden dahingehend konkretisiert, dass zwei Untersuchungen im Mindestabstand von drei Monaten, davon mindestens eine durch eine Fachärzt:in für Psychiatrie/Psychotherapie, zu erfolgen hätten. Lediglich bei nachweislich terminal erkrankten Menschen mit hohem Leidensdruck könne auf das zweite Gutachten verzichtet werden. Ebenfalls neu ist in den »Eckpunkten« von 2022 die Forderung, dass Beratung, Begutachtung und Durchführung der Sterbehilfe von unterschiedlichen und voneinander unabhängigen Personen und Institutionen durchgeführt werden müssten. Zwischen Beratung und Vollzug der Suizidassistenz wird – wenn keine terminale Erkrankung vorliegt – eine Wartefrist von sechs Monaten empfohlen. Ein bundesweites Register für Anträge auf Suizidassistenz, das alle mit dem Fall zusammenhängenden und relevanten Daten inklusive des Ausgangs erfasst, soll aufgebaut werden, die entsprechenden Statistiken sollen jährlich veröffentlicht werden und für Forschungszwecke zugänglich sein. Das geforderte, aktuell nicht bestehende Gesetz und seine Folgen sollten nach spätestens fünf Jahren wissenschaftlich evaluiert werden, wofür die finanziellen Mittel bereitzustellen seien.

Zuletzt hat Pollmächer in einer Übersicht noch einmal das Thema »Der assistierte Suizid aus psychiatrischer Sicht« aufgegriffen (Pollmächer, 2023a). In diesem Artikel beschreibt er, dass Suizid mit über 9.000 Opfern jährlich nach wie vor die häufigste nicht-natürliche Todesursache in Deutschland darstelle. Der Anteil assistierter Suizide sei unbekannt, allerdings hätten im Jahr 2021 allein drei Sterbehilfe-Vereine zusammen 342 Menschen in den Tod begleitet. Die von ihm behauptete »enge Assoziation von Suizidalität mit psychiatrischen Erkrankungen« mache die assistierte Selbsttötung zu einem für die Psychiatrie höchst wichtigen Thema, das lebhaft diskutiert werde. Weiter wird ausgeführt, bei bis zu 90 % der Suizidenten bestehe zum Zeitpunkt des Todes eine psychiatrische Erkrankung, wobei diese Assoziation keine Kausalität zwischen psychischer Erkrankung und Suizid positiv belege.

Eine liberale Politik bezüglich des assistierten Suizids senke jedoch die Zahl nichtassistierter (violenter) Suizide nicht. In Ländern, die neben dem assistierten Suizid auch die Tötung auf Verlangen erlaubten, würden die Tötungen auf Verlangen stetig zunehmen und die Zahl der assistierten Suizide (z. B. in den Niederlanden um das 40-Fache) überwiegen. Bezogen auf assistierte Suizide von Menschen mit psychischen Erkrankungen wird – bezogen auf die gut dokumentierten Berichte aus den Niederlanden – angegeben, dass 2,8 % der Menschen, die durch assistierten Suizid oder Tötung auf Verlangen ums Leben gekommen sind, an einer Demenz und 1,5 % an einer anderen psychischen Erkrankung gelitten hätten. Bei den Befürwortern einer liberalen Haltung zum assistierten Suizid bei Patienten mit schweren körperlichen Erkrankungen bleibe häufig unberücksichtigt, dass Schmerzen, Einschränkungen der Mobilität und körperlichen Belastbarkeit die Betroffenen nicht nur psychosozial beeinträchtigten, sondern häufig auch mit manifesten psychischen Erkrankungen einhergingen. So würde etwa ein Drittel der Menschen in Palliativeinrichtungen an einer depressiven Erkrankung, einer Anpassungs- oder Angststörung leiden und noch häufiger seien neuropsychologische Defizite, die häufig weder erkannt noch ausreichend behandelt würden.

Auch wenn das gleichzeitige Auftreten einer psychischen mit einer terminal somatischen Erkrankung per se keine Zweifel an der Freiverantwortlichkeit einer Suizidentscheidung begründe, sei doch zu vermuten, dass bei einem Teil dieser Personen die Selbstbestimmungsfähigkeit eingeschränkt sei.

Es werden dann – wie in den bereits referierten »Eckpunkten« – die Kriterien einer freiverantwortlichen Suizidentscheidung dargestellt, dabei wird aber eingeräumt, dass psychische Erkrankungen die Fähigkeit, frei und selbstbestimmt zu entscheiden, nicht zwangsläufig beeinträchtigen. Die Frage, ob dies der Fall sei, müsse in jedem Einzelfall sorgfältig geprüft werden, wozu es erheblicher Expertise bedürfe, über die typischerweise Fachärzt:innen für Psychiatrie und Psychotherapie verfügten. Zur Frage der Einstellung der in der DGPPN organisierten Ärzt:innen zur Suizidassistenz und Sterbehilfe wurde auf eine im Sommer 2021 durchgeführte Online-Umfrage verwiesen, an der sich 22 % der Mitglieder beteiligt hatten. Von diesen hätten 70 % eine Suizidassistenz bei freiverantwortlich gefasstem Suizidwunsch unter bestimmten Lebensumständen für legitim gehalten, wobei die Mehrheit der Teilnehmenden (88 %) eine gesetzliche Regelung des assistierten Suizids für notwendig gehalten hätten (Wassilitzky et al., 2022). Die Entscheidung des BVerfG zum assistierten Suizid 2020 habe speziell auch für die Psychiatrie eine schwierige Situation geschaffen. Einerseits sei die juristische Vorgabe zu respektieren, assistierte Suizide zu ermöglichen (unabhängig von terminalen Erkrankungen und unerträglichen Leid). Andererseits müsse der Staat seine Schutzpflicht gegenüber denen effektiv wahrnehmen, die durch individuellen oder gesellschaftlichen

Druck zu Suiziden gedrängt würden oder eine solche Entscheidung nicht frei treffen könnten.

Aufgabe von Psychiater:innen müsse es primär sein, Suizide zu verhindern und für die Suizidprävention einzutreten. Deshalb sei es konsequent, ein legislatives Schutzkonzept und ein Suizidpräventionsgesetz zu fordern, wie dies die DGPPN und ihre Mitglieder auch täten.

7.2 Suizidassistenz bei psychischen Erkrankungen, insbesondere »therapieresistenter Depression« – die internationale Perspektive

Anders als z. B. Cording und Saß (s. o.), die bei »Kranken mit therapieresistenten, unerträglichen Leidenszuständen« (also z. B. chronifizierten, bzw. therapieresistenten Depressionen) eine fachärztliche Überprüfung fordern, ob alle nach dem Stand der Wissenschaft gebotenen Therapieoptionen und Unterstützungsmöglichkeiten genutzt worden seien, und zudem, dass geklärt werden solle, welche psychotherapeutischen und/oder medikamentösen Behandlungsangebote den Betroffenen vielleicht doch noch Linderung bringen könnten, sprechen sich andere Autoren (Schuklenk & van de Vathorst, 2015) auch in solchen Fällen für die Möglichkeit eines assistierten Suizids (bzw. in den Niederlanden der Tötung auf Verlangen) aus, wenn:

- Personen in der Lage sind, ihre aktuelle Situation einzuschätzen,
- Personen in der Lage sind, ihre Zukunftsaussichten basierend auf der Kenntnis der verfügbaren wissenschaftlichen Evidenz zum Zeitpunkt ihres Sterbewunsches einzuschätzen und
- ihre Entscheidung informiert und freiwillig ist und
- es um ihre Lebensqualität so bestellt ist, dass sie das Leben für nicht lebenswert halten und die Wahrscheinlichkeit einer Verbesserung höchst gering ist oder nicht besteht und
- ihr Sterbewunsch über einen ausreichend langen Zeitpunkt wiederholt vorgebracht wird.

In ähnliche Richtungen gehen Überlegungen von Steinbock, der zusätzlich argumentiert, dass das Wissen um die Möglichkeit eines assistierten Sterbens Menschen zumindest zeitweise von einem aktuell geplanten Suizid abhalten könne (Steinbock, 2017).

Eine ausführliche Übersicht zur Frage der Sterbehilfe bei unheilbarem, bzw. nicht zu linderndem Leiden findet sich bei van Veen et al. die sich mit den drei folgenden Fragen auseinandersetzen, zu denen empirische Studien gefordert werden (van Veen et al., 2020):

- Wann kann von Unheilbarkeit gesprochen werden?
- Welche Rolle kann/soll »Hoffnung« bei den Erwägungen von Sterbewilligen einnehmen?
- Welche Behandlungen werden aus welchen Gründen abgelehnt und wie soll mit diesen Ablehnungen umgegangen werden?

7.3 Einflüsse der DGPPN-Positionen auf die am 06.07.2023 im Bundestag zurückgewiesenen Gesetzentwürfe zur Neuregelung der Suizidhilfe

In seiner Sitzung vom 06.07.2023 hat der Bundestag zwei Gesetzentwürfe fraktionsübergreifender Gruppen zu einer Neuregelung der Suizidhilfe mehrheitlich abgelehnt (Deutscher Bundestag, 2022; Deutscher Bundestag, 2023a). Angenommen wurde dagegen ein gemeinsamer Antrag beider Gruppen zur Stärkung der Suizidprävention (Deutscher Bundestag, 2023b).

Gesetzentwurf der »Castellucci-Gruppe« (Deutscher Bundestag, 2022)

Analog (und »verschärfend«) zu der in den »Eckpunkten« der DGPPN erhobenen Forderung »eines Gutachtens eines Sachverständigen mit fachärztlicher psychiatrischer Kompetenz […] bei Vorliegen konkreter Anhaltspunkte für eine Einschränkung der freien Willensbildung« wurde in dem vorangestellten Text des Gesetzentwurfs der Gruppe um den Abgeordneten Castellucci eine »in der Regel zweimalige Untersuchung durch einen Facharzt/eine Fachärztin für Psychiatrie und Psychotherapie im Abstand von drei Monaten« gefordert. Im vorgeschlagenen Gesetzestext heißt es dann, die Untersuchung solle »durch einen nicht an der Selbsttötung beteiligten Facharzt oder durch eine nicht an der Selbsttötung beteiligte Fachärztin für Psychiatrie und Psychotherapie« zu zwei Terminen mit einem »Mindestabstand von drei Monaten« durchgeführt werden. Zusätzlich müsse »mindestens ein individuell angepasstes, umfassendes und ergebnisoffenes Beratungsgespräch nach Maßgabe des untersuchenden Facharztes oder der untersuchenden Fachärztin für Psychiatrie und Psychotherapie…durchgeführt werden«, das mindestens die folgenden Punkte umfassen müsse:

- Aufklärung über den mentalen und physischen Zustand,
- Möglichkeiten der medizinischen Behandlung und Alternativen zur Selbsttötung,
- Hinweis auf weitere Beratungsmöglichkeiten und

- mögliche psychologische und physische Auswirkungen eines fehlgeschlagenen Selbsttötungsversuchs sowie soziale Folgen einer durchgeführten Selbsttötung.

Zwischen dem letzten ärztlichen Untersuchungsgespräch (davor noch das »Beratungsgespräch«) und der Selbsttötung soll nach diesem Gesetzentwurf noch eine Wartefrist von mindestens zwei Wochen liegen. Sollte die Selbsttötung dann nicht innerhalb von zwei Monaten nach dem letzten (jetzt – ein Monat in Abweichung von der im Gesetzestext noch gegebenen Möglichkeit der Untersuchung durch eine nicht näher bezeichnete Fachärzt:in) »psychiatrischen Untersuchungsgespräch« erfolgen, müsse das gesamte Prozedere erneut durchlaufen werden.

Die hier deutlich werdende Ambivalenz zwischen der in Übereinstimmung mit den »Eckpunkten« zunächst geforderten (nicht näher definierten) »obligatorischen fachärztlichen Untersuchung, Beratung und Aufklärung der Betroffenen« und dem dann geforderten »psychiatrischen Untersuchungsgespräch« lässt insbesondere den Einfluss der Position der psychiatrischen Kollegen Saß und Cording erkennen, die neben der uneingeschränkten »Kompetenz von Fachärzten für Psychiatrie und Psychotherapie« zur Frage der »Freiverantwortlichkeit« eines Sterbewunsches zusätzlich »eine besondere Qualifikation im Bereich der Psychopathologie und Rechtsfragen« für erstrebenswert halten, wobei lediglich für Suizidwillige im Terminalstadium körperlicher Erkrankungen Ausnahmeregelungen erwogen und etabliert werden könnten (Saß & Cording, 2022).

Analog zu letzterer Position von Cording und Saß sah auch der Gesetzentwurf der Gruppe um Castellucci vor, dass von dem vorgeschlagenen Prozedere ausnahmsweise dann abgewichen werden könne, wenn die Durchführung von zwei Untersuchungsterminen, z. B. bei einer nicht heilbaren, fortschreitenden und weit fortgeschrittenen Erkrankung und zugleich begrenzten Lebenserwartung, für die zur Selbsttötung entschlossene Person nicht zumutbar sei und nach der fachlichen Überzeugung der untersuchenden Fachärzt:in für Psychiatrie und Psychotherapie von einer weiteren Untersuchung keine weitere Erkenntnis zur Freiwilligkeit, Ernsthaftigkeit und Dauerhaftigkeit des Sterbeverlangens zu erwarten sei.

Ebenfalls analog (und »verschärfend«) zum Vorschlag der »Eckpunkte« (keine Organisationen zuzulassen, die einseitig auf die Assistenz zur Selbsttötung ausgerichtet seien und evtl. »ein Werbeverbot« für derartige Organisationen auszusprechen) wollte dieser Gesetzentwurf die »geschäftsmäßige Hilfe zur Selbsttötung« konträr zum Urteil des BVerfG vom 26.02.2020 wieder unter Strafe stellen.

Gesetzentwurf der »Henning-Plahr-« und »Künast-Gruppe« (Deutscher Bundestag, 2023a)

Der zusammengelegte Entwurf der Gruppen unter anderem um die Abgeordnete Katrin Helling-Plahr sowie der Gruppe um die Abgeordnete Renate Künast (Deutscher Bundestag, 2023), der u. a. ein »Gesetz zum Schutz des Rechts auf selbstbestimmtes Sterben und zur Regelung der Hilfe zur Selbsttötung« als »Suizidhilfegesetz/ShG« vorsah, entspricht wiederum mehr dem »Tenor« des Kommentars von T. Henke, der statt einer Regelung im Strafgesetzbuch ein »prozedurales Schutzkonzept, das auf Aufklärung und Beratung durch verschiedene Disziplinen setze«, als Verboten vorzuziehen empfahl.

Nach diesem Gesetzentwurf sollten das »Recht auf Hilfe zur Selbsttötung« und das »Recht auf Hilfeleistung zur Selbsttötung« dahingehend normiert werden, dass jeder, der aus autonom gebildetem, freiem Willen sein Leben eigenhändig beenden möchte, das Recht habe, hierbei Hilfe in Anspruch zu nehmen und dass jeder einem anderen, der aus autonom gebildetem, freiem Willen sein Leben eigenhändig beenden wolle, auf dessen Wunsch Hilfe zur Selbsttötung leisten und ihn bis zum Eintritt des Todes begleiten dürfe.

Voraussetzung der Verschreibung von Medikamenten zum Zweck der Selbsttötung sollte nach diesem Gesetzentwurf nach entsprechender Abklärung des »autonom gebildeten freien Willens« und Aufklärung durch die verschreibenden Ärzt:innen über »sämtliche für die Selbsttötung wesentlichen medizinischen Umstände« die Vorlage einer Bescheinigung einer im Gesetz geforderten und definierten »Beratungsstelle« sein, die nicht älter als zwölf Wochen sein dürfe. Für »Härtefälle« und damit »Ausnahmen« von dieser Regelung wird die Einschätzung einer zweiten Ärzt:in verlangt, die bestätigen müsse, dass es sich um einen »Härtefall« handle. Dieser sei dann gegeben, wenn sich die suizidwillige Person in einem existenziellen Leidenszustand mit anhaltenden Symptomen befinde oder in absehbarer Zeit befinden werde, die die Person in ihrer gesamten Lebensführung dauerhaft beeinträchtige, was insbesondere bei Vorliegen einer nicht heilbaren, fortschreitenden und weit fortgeschrittenen Erkrankung und zugleich begrenzter Lebenserwartung gegeben sei.

Sollte die Verschreibung entsprechender Medikamente für die suizidwillige Person glaubhaft nicht zu erlangen sein, sollte nach dem Gesetzentwurf eine »nach Landesrecht zuständige Stelle…eine einer ärztlichen Verschreibung gleichstehende Erlaubnis zum Erwerb eines Arznei- oder Betäubungsmittels zum Zweck der Selbsttötung« erteilen, »sofern ein Arzt oder eine Ärztin oder eine andere bei der zuständigen Stelle beschäftigte gleichermaßen qualifizierte Person das Vorliegen der Voraussetzungen analog zum skizzierten Vorgehen im Regelfall bestätigt und entsprechend aufgeklärt habe.«

7.4 Lebensbeendigung / Sterbewunsch / Selbsttötung / Freitod / Selbstmord / Suizid – ein babylonisches Sprachgewirr?

In den um das Urteil des BVerfG vom Februar 2020 geführten Debatten zum Thema »Sterbehilfe« fällt eine – je nach Standpunkt – unterschiedliche bevorzugte Wortwahl auf. Schon das Urteil des BVerfG zeigt (beginnend mit den »Leitsätzen«) eine ambivalente Verwendung der Worte »selbstbestimmtes Sterben«, »Selbsttötung« und »Suizid«. Während es im Urteil heißt, das bisherige Gesetz zur »geschäftsmäßigen Förderung der Selbsttötung« sei mit dem Grundgesetz unvereinbar, werden mit »Suizid« zusammenhängende Begriffe im Urteil insgesamt 450-mal benannt.

Die referierten Stellungnahmen und Kommentare aus den Reihen der DGPPN verwenden demgegenüber in der Diskussion um dieses Urteil nahezu ausschließlich mit »Suizid« zusammenhängende Begriffe: sowohl die referierten »Eckpunkte« wie auch die dazu angegebenen Kommentare verwenden 17-mal »Suizid«, während z. B. »Selbsttötung« dreimal vorkommt und (in den »Eckpunkten« explizit »Freitod« als »idealisierende Stilisierung« kritisiert wird, die ein »Klima der Normalisierung« wenn nicht gar »Heroisierung des assistierten Suizids« fördern könnte).

In einer Übersichtsarbeit »Selbstmord? Suizid? Freitod? Selbsttötung?« hat Ostwald auf die Gefahr der Psychiatrisierung des Themas (und des Täters/Opfers) durch Verwendung von Begriffen wie »Selbstmord« hingewiesen, die durch die Verwendung des nach Amtsdeutsch klingenden und begrifflich ausdrucksarmen Begriffs der »Selbsttötung« vermieden werden könne (Ostwald, 2017). Zusammenfassend kommt er zu dem Schluss, dass sämtliche Ausdrücke zum Suizid kritisiert werden dürften und müssten. Auch wenn in den meisten Fällen »Selbsttötung« oder auch »Suizid« die beste Wahl sein dürfte, gebe es kein »richtiges« Wort. Je nach Situation müsste neu entschieden und verantwortet, eventuell erklärt und problematisiert werden. Je nach Zweck könnte man ein Wort auswählen und die Intention präzisieren. Im ethischen oder medizinischen Kontext biete sich an, mit allen diesen Worten zu arbeiten, sie aber bewusst zu verwenden.

In einem Editorial »Beihilfe zum Suizid oder ärztliche Sterbehilfe« hat sich Spießl mit dieser Thematik auseinandergesetzt (Spießl, 2020). Unter Bezugnahme auf die o. a. Stellungnahmen der Bundesärztekammer und der DGPPN, dass die Beihilfe zum Suizid unverändert nicht zu den Aufgaben von Ärzt:innen gehöre, setzt sich Spießl mit der Frage auseinander, ob es richtig sei, Suizid und Sterbehilfe (bewusst?) »in einen Topf zu werfen«, oder ob dadurch nicht möglicherweise der Blick auf zwei unterschiedliche Problembereiche und damit auf eine Lösung des entstandenen Dilemmas, gerade auch für die Psychiatrie und die Suizidprävention, entstanden sei. Als wesentliche Merkmale von Patient:innen, die um Sterbehilfe bitten, bezieht sich Spießl zur Abgrenzung von suizidalen Patient:innen auf die von der American Association of Suicidology (AAS) in einem Statement (»Suicide« is not the same as »physician aid in dying.«) herausgearbeiteten Unterschiede (Spießl, 2020; American Association of Suicidology, 2017).

Die um Sterbehilfe bittenden Personen:

- litten an terminalen körperlichen Erkrankungen mit nur noch wenigen Monaten betragender Lebenserwartung,
- litten nicht an primär seelischen Erkrankungen, zeigten auch keine der üblichen Risikofaktoren für einen Suizid,
- wollten an sich leben, kämpften oft verzweifelt darum; der Verlauf der körperlichen Erkrankung führe aber unweigerlich zum Tod,
- wüssten um alle Möglichkeiten anderer Hilfen, könnten diese Alternativen vernünftig beurteilen und ihre Entscheidungen treffen,

- seien in der Lage, pro und kontra ihres vorzeitigen Sterbens vernünftig und objektiv nachvollziehbar abzuwägen; dieser Entscheidungsprozess erfolge über einen längeren Zeitraum,
- erhielten sich bis zuletzt ihre persönliche Würde und lebten bzw. stürben entsprechend ihrer Wertvorstellungen.

Kritisch weist Spießl darauf hin, dass die Darstellung der AAS im Hinblick auf psychische Erkrankungen vereinfacht erscheine, weil hier die Abgrenzung zwischen Suizid und Sterbehilfe deutlich schwieriger sei (Spießl, 2021). Dabei sollten für ärztliche Sterbehilfe bei ausschließlich psychischer Erkrankung (die in den Niederlanden und Belgien ca. 1–2 % der ärztlichen Sterbehilfe ausmachten) grundsätzlich dieselben Voraussetzungen zugrunde gelegt werden wie bei einer terminalen körperlichen Erkrankung. Der nach dem Angebot und der Ablehnung möglicher Hilfen freie, nicht von psychischen Erkrankungen oder Dritten beeinflusste, feste und dauerhafte Wille eines Sterbewunsches solle akzeptiert und als Akt der Menschlichkeit am besten ärztlich begleitet werden, was kein Versagen der notwendig angesehen Suizidprävention sei.

Zu diesem Editorial hat Pollmächer eine widersprechende Stellungnahme abgegeben (Pollmächer, 2021). Spießls Vorschlag, die Beteiligung von Ärzt:innen an Selbsttötungen als »ärztliche Sterbehilfe« zu bezeichnen und vom Suizid zu trennen, sei gefährlich und nicht zielführend. Der Begriff sei zu vage und unbestimmt. Ärztliche Sterbehilfe trenne nicht zwischen der Assistenz bei einer Selbsttötung und einer Tötung auf Verlangen, was eine zumindest moralisch hoch relevante Unterscheidung sei.

Der Vorschlag würde weiter dazu führen, dass der Begriff »Suizid« auf Selbsttötungen nicht selbstbestimmungsfähiger Personen, also in der Regel von Menschen mit schweren psychiatrischen Erkrankungen, eingeengt werden müsste. Diese Einengung des Suizidbegriffes bedeute eine Stigmatisierung psychiatrischer Patient:innen und sei auch in hohem Maße irreführend, weil im allgemeinen Sprachgebrauch mit dem Begriff »Suizid« jede absichtliche Selbsttötung gemeint sei und darin auch der euphemistische Begriff des »Freitods«, also des freiverantwortlichen Suizids, mitgedacht werde. Auch Spießls Forderung, eine Ärzt:in solle beteiligt sein, wenn eine tödliche Dosis eines Medikaments verschrieben werde, überzeuge in keiner Weise. Die Bereitstellung von Substanzen zu (Selbst-)Tötungszwecken bedürfe keiner ärztlichen Mitwirkung und könne sehr wohl auch durch eine regulatorische Behörde erfolgen, die einem vorher rechtlich definierten Prozedere folge, welches eine missbräuchliche Verwendung verhindere. Die Sinnhaftigkeit oder Notwendigkeit eines ärztlichen Beistands zum assistierten Suizid ergebe sich weder aus den Kernaufgaben von Ärzt:innen noch aus einer notwendigen Beteiligung von diesen an der Zurverfügungstellung todbringender Substanzen.

Auf diesen Kommentar hat Spießl geantwortet: Der Begriff des »assistierten Suizids« sei in Deutschland – ohne dass auf die international inzwischen gebräuchliche Bezeichnung als »ärztlich/medizinische Sterbehilfe« bei Menschen mit terminalen körperlichen Erkrankungen Bezug genommen werde – weiterhin stigmatisiert und von Psychiater:innen fortlaufend und fast ausschließlich im engen

Zusammenhang (»über 90%«) mit seelischen Erkrankungen pathologisiert und durch Begriffe wie »Suizid begehen« stigmatisiert (Spießl, 2021).

Eine Fortführung der zumindest bei Teilen der »psychiatrischen Fachwelt« mangelnden Bereitschaft, zwischen der »Suizidalität« psychisch Kranker bzw. Menschen in seelischen Belastungssituationen und dem Sterbewunsch sowohl körperlich Schwerkranker, aber auch von Menschen, die – ohne psychisch oder körperlich krank zu sein – ihr Leben freiverantwortlich beenden wollen, zu unterscheiden, zeigt sich auch in Lewitzkas Beitrag »Suizidprävention im Kontext des assistierten Suizids« (Lewitzka, 2022).

Die hier gemachten Vorschläge (Methodenrestriktionen, Sicherung sogenannter Hotspots, Waffenrestriktionen, Fort- und Weiterbildungsmaßnahmen, Suizidprävention bei Jugendlichen, Rolle der Medien in der Suizidprävention etc.) beziehen sich sehr eindeutig auf Menschen in seelischen Krisen, bzw. psychisch Kranke. Die Problematik körperlich schwer bzw. terminal Erkrankter wird unter »Suizidprävention im Alter« nur dahingehend angesprochen, dass die Sterbewünsche dieser Menschen häufig als »bilanzierend und medizinisch und menschlich nachvollziehbar« betrachtet und mit einem »therapeutischen Nihilismus« versehen würden, nun »nichts mehr tun zu können.« In Ländern mit realisierter Suizidassistenz habe es eine Ausweitung von schwer kranken Menschen mit begrenzter Prognose auf weitere Fälle und Möglichkeiten (bis zur Tötung auf Verlangen) gegeben. Das habe aber nicht zu einer Reduktion der sogenannten »harten Suizide« geführt. Hier wird einerseits – entgegen dem Kriterium der umfassenden Informiertheit über Behandlungsmöglichkeiten als unabdingbarer Voraussetzung von »Freiverantwortlichkeit« – ein (nicht belegter) »Nihilismus« des therapeutischen Personals unterstellt.

Es wird auch nicht diskutiert, dass die nicht nachweisbare Reduktion der »harten Suizide« in Ländern mit liberaler Gesetzgebung zu »Sterbehilfe« damit zu tun hat, dass es sich bei diesen Selbsttötungen (4.035 durch Erhängen, gefolgt von 897 Stürzen in die Tiefe und 820 durch Arzneimittel bzw. Drogen) mit hoher Wahrscheinlichkeit um »psychiatrische« Suizide handelt. Für diese mögen die gemachten Vorschläge und auch der im Bundestag am 06.07.2023 beschlossene Antrag zur Stärkung der Suizidprävention sinnvoll und notwendig sein – die Problematik körperlich schwer Erkrankter, aber auch von Menschen, die – ohne dass eine körperlich/psychische Störung oder Erkrankung vorliegt – freiverantwortlich ihr Leben beenden möchten, wird hier (wenn überhaupt) nur »am Rande« erfasst. Es sei erwähnt, dass sich in Deutschland 2021 bei abnehmender Tendenz 9.215 Menschen das Leben nahmen, entsprechend einer Halbierung der Fallzahlen seit 1980.

7.5 Was ergibt sich daraus für die ärztliche Hilfe zur Selbsttötung?

Entgegen der zuletzt in einem Leserbrief an die »Süddeutsche Zeitung« von Pollmächer (Pollmächer, 2023b) erhobenen Forderung, der Staat habe die Verantwortung dafür zu tragen, Menschen vor einer tödlichen Entscheidung zu bewahren, die sie womöglich nicht frei hätten treffen können, und Menschen, die zu einer freien Entscheidung fähig seien, die faktische Möglichkeit zum assistierten Suizid zu eröffnen, hat bereits Henke (siehe seine Stellungnahme auf S. 118) darauf verwiesen, dass sich die von der DGPPN aus der Entscheidung des BVerfG abgeleitete (und von Pollmächer aktuell wiederholte) »Pflicht zur Neuregulierung durch den Gesetzgeber« durch das Urteil des BVerfG in dieser Form überhaupt nicht ergebe.

Nachdem sich der Deutsche Bundestag am 06.07.2023 auf keinen der vorgeschlagenen Gesetzentwürfe geeinigt hat, ist aktuell nicht damit zu rechnen, dass es in absehbarer Zeit zu einer gesetzlichen Regelung der Sterbehilfe kommen wird. Es wird also bei der durch das BVerfG-Urteil vom 26.02.2020 hergestellten Rechtslage bleiben, nach der ärztliche Hilfe zur Selbsttötung sowohl straf- wie auch berufsrechtlich unter Voraussetzung der sorgfältig geprüften Freiverantwortlichkeit nicht sanktioniert ist. Die von einigen Vertretern der DGPPN und auch im Gesetzentwurf von Castellucci et al. geforderte Untersuchung »durch einen nicht an der Selbsttötung beteiligten Facharzt oder durch eine nicht an der Selbsttötung beteiligte Fachärztin für Psychiatrie und Psychotherapie« zu zwei Terminen mit einem »Mindestabstand von drei Monaten« ist nicht obligat. Vielmehr kann jede dazu bereite Ärzt:in nach sorgfältiger Prüfung der Freiverantwortlichkeit entsprechend den von der gesetzgebenden Instanz vorgegebenen Kriterien (Ausschluss der Beeinflussung durch eine psychische Störung; ausreichende Informiertheit, Aufklärung und Beratung über bestehende Alternativen; Dauerhaftigkeit/innere Festigkeit des Sterbewunsches; Ausschluss psychosozialer Einflussnahme/Pressionen) Hilfe zur Selbsttötung leisten. Nach ausführlichen Gesprächen zur Freiverantwortlichkeit können dann entsprechende Medikamente verschrieben und deren Einnahme und das Sterben in der von den Patient:innen gewünschten Form und Umgebung begleitet werden.

Bei Zweifeln an der Beeinflussung durch eine psychische Störung empfiehlt sich die Zuziehung einer Fachärzt:in für Psychiatrie/Psychotherapie, die jedoch – bei ausreichender Sicherheit der Beurteilung durch die unmittelbar beteiligte Ärzt:in – nicht verpflichtend ist. Siehe auch »Handreichung zum Umgang mit nachhaltigen Sterbewünschen bei schwerer Krankheit« (Thöns et al., 2021).

7.6 »Ausschluss der Beeinflussung durch eine psychische Störung« – was können/sollen Psychiater:innen tun?

In seiner Übersichtsarbeit räumt Pollmächer zwar ein, dass »das gleichzeitige Auftreten einer psychischen mit einer terminal somatischen Erkrankung per se keine Zweifel an der Freiverantwortlichkeit einer Suizidentscheidung« begründe, und dass »psychische Erkrankungen die Fähigkeit, frei und selbstbestimmt zu entscheiden nicht zwangsläufig beeinträchtigen« würden, »vermutet« aber gleichzeitig, dass »bei einem Teil dieser Patienten die Selbstbestimmungsfähigkeit eingeschränkt« sei (Pollmächer, 2023a). Klar dürfte sein, dass (die von Kritikern gern gegen eine Liberalisierung der Sterbehilfe vorgebrachten) vorübergehende »Lebenskrisen« (wie z. B. Suizidideen im Rahmen von »Liebeskummer« Minderjähriger oder »Anpassungsstörungen« entsprechend Kapitel F43 der ICD-10), wie auch akute depressive oder psychotische Episoden und andere (auch organisch bedingte) psychische Störungen die »Freiverantwortlichkeit« eines Sterbewunsches in der Regel ausschließen. So hat z. B. in einem aktuellen Fall, in dem es um »Sterbehilfe« bei einer chronifizierten Depression durch einen (nicht psychiatrischen) Kollegen geht, die Staatsanwaltschaft in einem laufenden Verfahren dem bestellten psychiatrischen Gutachter folgende Fragen gestellt:

1. *Bestand kurz vor dem Tod – beeinflusst von einer bestehenden psychiatrischen Erkrankung – ein Zustand, der eine freiverantwortliche Willensentscheidung möglich machte?*
   Zu dieser Frage käme es darauf an, zu beurteilen, ob zum Zeitpunkt eines Sterbewunsches kognitive Fähigkeiten durch die psychische Störung/Erkrankung derart eingeschränkt sind, dass eine freie Willensbildung nicht mehr möglich ist.
2. *Wären in diesem Zustand die Voraussetzungen für eine gerichtliche Unterbringung wegen Eigengefährdung gegeben gewesen?*
   Diese Frage wäre – entsprechend den jeweiligen Vorgaben der länderspezifischen Psychisch-Kranken-Hilfegesetze/PychKHGs – nach dem Zustand der Betroffenen und ihren Angaben zu entscheiden.
3. *War der Sterbewunsch Teil des aktuell bestehenden Krankheitsbildes?*
   Sterbewünsche können selbstverständlich Teil einer akuten psychischen Störung/Erkrankung sein. Konkret ginge es also darum, herauszufinden (z. B. Patientenverfügung; fremdanamnestische Angaben), ob der aktuell bestehende Sterbewunsch auch in Zeiten psychischer Stabilität geäußert wurde, bzw. bestand.
4. *Hätten weitere Möglichkeiten zur Behandlung der psychischen Erkrankung bestanden?*
   Bei der Vielfalt therapeutischer Optionen zur Behandlung psychischer Störungen/Erkrankungen lässt sich sicher in zahlreichen Fällen eine therapeutische Option finden, die im konkreten Fall (z. B. Elektrokrampftherapie, Ketamin bei Depressionen) noch nicht angewandt wurde. Entscheidend wäre hier, ob diese therapeutischen Optionen den Betroffenen verständlich zur Kenntnis gebracht wurden und ob deren evtl. Ablehnung aus – von krankheitsbedingten Fehlein-

schätzungen unbeeinflussten – Gründen erfolgte, die man (z. B. Chemo- und Strahlentherapie bei an Krebs Erkrankten) auch nicht psychisch Kranken zubilligen würde.

5. *Welchen Erfolg hätten diese Behandlungsmöglichkeiten versprochen?*
Diese Frage hat – soweit (siehe 4.) eine entsprechende Aufklärung erfolgt ist – für die Einschätzung der »freiverantwortlichen Willensentscheidung« eigentlich keine Bedeutung. Denn selbst wenn es »erfolgversprechende Behandlungsmöglichkeiten« gibt, hat jede Patient:in das Recht, sich – soweit keine krankheitsbedingten Einschränkungen der Einwilligungsfähigkeit bestehen – gegen eine (sei sie noch so »erfolgsversprechend«) vorgeschlagene Therapieoption zu entscheiden.

Die mit dieser »Skizze« dargestellten Überlegungen können selbstverständlich nur eine »Orientierungshilfe« geben und nicht alle Probleme ansprechen, mit denen Psychiater:innen, die bereit sind, sich der Aufgabe des Umgangs mit Sterbewünschen, Wünschen nach Sterbehilfe und Sterbebegleitung zu stellen, konfrontiert sein werden. Nachdem dazu bislang auch wenig Erfahrungen und Expertise bestehen, wird es sinnvoll sein, sich zu Intervisionsgruppen zusammenzuschließen, in denen regelmäßig konkrete »Fälle« vorgestellt und kollegial beraten werden können.

7.7 Fazit

Nachdem psychische gegenüber körperlichen Erkrankungen beim Wunsch nach Lebensbeendigung eine verschwindend geringe Rolle spielen (Brieger & Menzel, 2020) und nicht – wie vielfach behauptet (Joiner et al., 2017; DGPPN, 2022) – 90 % aller Suizident:innen psychisch krank sind, sollte sich »die Psychiatrie« im Zusammenhang mit »Sterbehilfe« auf ihre mögliche Rolle als Ratgeberin/Gutachterin/ Helferin in Fällen psychischer Erkrankungen/Störungen beschränken und sich nicht (wie einige in der DGPPN vertretene Positionen nahelegen) die Rolle der in allen Fällen vorgetragener Sterbewünsche zu beteiligenden »Obergutachterin« anmaßen bzw. jegliche Beteiligung an der Hilfe zur Selbsttötung als »nicht ärztliche Aufgabe« ablehnen.

Literatur

American Association of Suicidology (2017). *»Suicide« is not the same as »physician aid« in dying.* http://www.suicidology.org/portals/14/docs (abgerufen am 09.01.2024)

Brieger, P., & Menzel, S. (2020). Sind Menschen, die sich das Leben nehmen, psychisch krank? – Kontra. *Psychiatrische Praxis*, 47, 177–178. https://doi.org/10.1055/a-1107-1985

Bundesärztekammer (2021). Hinweise der Bundesärztekammer zum ärztlichen Umgang mit Suizidalität und Todeswünschen nach dem Urteil des Bundesverfassungsgerichts zu § 217 StGB. *Deutsches Ärzteblatt;* 118(29–30), 1428–1432.

Deutscher Bundestag (2022). Drucksache 20/904: Entwurf eines Gesetzes zur Strafbarkeit der geschäftsmäßigen Hilfe zur Selbsttötung und zur Sicherstellung der Freiverantwortlichkeit der Entscheidung zur Selbsttötung (Castellucci et al.); 07.03.2022. https://dserver.bundestag.de/btd/20/009/2000904.pdf (abgerufen am 09.01.2024)

Deutscher Bundestag (2023a). Drucksache 20/7624: Entwurf eines Gesetzes zum Schutz des Rechts auf selbstbestimmtes Sterben und zur Regelung der Hilfe zur Selbsttötung sowie zur Änderung weiterer Gesetze vom 06.07.2023. https://dserver.bundestag.de/btd/20/076/2007624.pdf (abgerufen am 09.01.2024)

Deutscher Bundestag (2023b). Drucksache 20/7630: Suizidprävention stärken (Kappert-Gonther et al.); 05.07.2023. https://dserver.bundestag.de/btd/20/076/2007630.pdf (abgerufen am 09.01.2024)

Deutsche Gesellschaft für Psychiatrie und Psychotherapie, Psychosomatik und Nervenheilkunde (DGPPN) (2022). *Eckpunkte für eine Neuregelung der Suizidassistenz.* DGPPN 01.06.2022. https://www.dgppn.de/_Resources/Persistent/df3567dba85e7d801d61df34abdf9bbf2663501b/2022-06-01_Suizidassistenz_Eckpunkte_legislatives%20Schutzkonzept%20FIN.pdf (abgerufen am 09.01.2024)

Joiner, T. E., Buchman-Schmitt, J. M., & Chu, C. (2017). Do Undiagnosed Suicide Decendents Have Symptoms of a Mental Disorder? *Journal of Clinical Psychology*, 73, 1744–1752. https://doi.org/10.1002/jclp.22498

Lewitzka, G. (2022). Suizidprävention im Kontext des assistierten Suizids. *Nervenarzt*, 93, 1112–1124. https://doi.org/10.1007/s00115-022-01382-3

Marckmann, G., & Pollmächer, T. (2022). Assistierter Suizid – eine ärztliche Aufgabe? – Pro & Kontra. *Psychiatrische Praxis*, 49, 67–70.

Ostwald, G. (2017). Selbstmord? Suizid? Freitod? Selbsttötung?. *Suizidprophylaxe*, 44(3), 87–102.

Pollmächer, T. (2021). Zum Editorial von Hermann Spießl »Beihilfe zum Suizid oder ärztliche Sterbehilfe?« *Psychiatrische Praxis*, 48, 49.

Pollmächer, T. (2023a). Der assistierte Suizid aus psychiatrischer Sicht. *Nervenarzt*, 94, 625–630. https://doi.org/10.1007/s00115-023-01497-1

Pollmächer, T. (2023b; 31.07.2023). *Leserbriefe: Ringen um die Sterbehilfe. Verantwortung liegt beim Staat.* Süddeutsche Zeitung. https://www.sueddeutsche.de/kolumne/leserbriefe-sterbehilfe-1.6080511 (abgerufen am 09.01.2024)

Saß, H. & Cording, C. (2022). Zur Freiverantwortlichkeit der Entscheidung für einen assistierten Suizid. *Nervenarzt*, 93, 1150–1155. https://doi.org/10.1007/s00115-022-01386-z

Schuklenk, U., & van de Vathorst, S. (2015). Treatment-resistant major depressive disorder and assisted dying. *Journal of Medical Ethics*, 41, 577–583. https://doi.org/10.1136/medethics-2014-102458

Spießl, H. (2020). Beihilfe zum Suizid oder ärztliche Sterbehilfe? *Psychiatrische Praxis*, 47, 411–413. https://doi.org/10.1055/a-1274-1376

Spießl, H. (2021). Antwort auf den Leserbrief von T. Pollmächer zum Editorial »Beihilfe zum Suizid oder ärztliche Sterbehilfe?« *Psychiatrische Praxis*, 48, 50. https://doi.org/110.1055/a-1327-8204

Steinbock, B. (2017). Physician-Assisted Death and Severe, Treatment-Resistant Depression. *Hastings Center Report*, 47(5), 30–42. https://doi.org/10.1002/hast.768

Thöns, M., Putz, W., Dose, M., Überall, M. A., Cuno, J., Wefelscheid, R., Beck, D., Matenaer, B., & Hilgendorf, E. (2021). Handreichung – Umgang mit nachhaltigen Suizidwünschen bei schwerer Krankheit. *Schmerzmedizin*, 37(4), 12–15. https://doi.org/10.1007/s00940-021-3145-y

van Veen, S., Ruissen, A., & Widdershoven, G. (2020). Irremediable psychiatric suffering in the context of physician-assisted death: A Scoping Review of Arguments. *The Canadian Journal of Psychiatry / La Revue Canadienne de Psychiatrie;* 65(9), 593–603. https://doi.org/10.1177/0706743720923072

Wassilitzky, M., Gerlinger, G., Domschke, K., & Reif, A. (2022). Der assistierte Suizid-Einstellungen und Erfahrungen der Mitglieder der DGPPN. *Nervenarzt, 93*, 1134–1142. https://doi.org/10.1007/s00115-022-01391-2

8 Sterbehilfe aus Sicht der Betroffenen

Michael Überall und Matthias Thöns

Die Sicht von Patient:innen in palliativer Situation und von Patient:innen mit chronischen schweren Schmerzen soll in diesem Kapitel beleuchtet werden.

8.1 Die Sicht der Palliativpatient:innen

Matthias Thöns

Übergreifend ist die Angst vieler Menschen vor einem qualvollen Sterben oftmals größer als vor dem Tod an sich. Dieses Phänomen beschreiben unsere Patient:innen. Es wird auch so von namhaften Palliativmediziner:innen bestätigt (Bausewein, 2019).

Mithin dürfte es wohl unstrittig sein: Menschen wünschen sich bezüglich ihres eigenen Todes – wenn sie das Thema nicht komplett verleugnen – vor allem Leidenslosigkeit der Sterbephase. Viele unserer Patient:innen sagen, »mit diesem Gefühl, mit dieser Sicherheit und Zusage kann ich jetzt viel besser leben.« Ein bis zwei Drittel sind froh über die Option der Suizidhilfe (Quill, 2007; Al Rabadi et al., 2019). Betroffene sprechen sich mit großer Mehrheit für liberale Lösungen aus (Young et al., 2021).

8.1.1 Patient:innenwunsch – Leidlosigkeit

Wenngleich in der aktuellen öffentlichen Debatte zahlreiche maßgebliche Stimmen aus der Ärzteschaft behaupten, mit guter Palliativversorgung könne man (fast) alles Leiden lindern, so widerspricht das nicht nur dem gesunden Menschenverstand, sondern zahlreichen Publikationen, die umfangreich in ▶ Kap. 5.2 diskutiert werden: Weder gibt es eine hinreichende Palliativversorgung in Deutschland, noch ist diese immer in ausreichendem Maße in der Lage, Leiden suffizient zu lindern. Als Narkosearzt mit mehr als 70.000 Narkoseeinleitungen weiß ich sicher, dass das Einschlafen durch moderne Narkosen immer friedlich verläuft – man schläft ein und merkt das nicht. Viele unserer Patient:innen berichten darüber hinaus von einem sehr angenehmen Schlaf. Probleme bei der Narkoseeinleitung kennt das Fachgebiet, wenn der Venenzugang nicht sicher liegt, oder wenn man die Narkose mit Narkosegasen einleitet, sonst nicht. Das ist selbstverständlich vorher sicher auszuschließen. So friedlich stirbt ein wesentlicher Teil der auch umfassend palliativmedizinisch versorgten Personen nicht, im Wesentlichen nur das Drittel, welches im tiefen Schlaf verstirbt.

Der deutsche Rundfunkjournalist Udo Reiter erlitt durch einen schweren Autounfall 1966 eine Querschnittslähmung. Zeitlebens setzte er sich immer wieder für ein Recht auf selbstbestimmtes Sterben ein. Am 09.10.2014 erschoss er sich im Alter von 70 Jahren. Ärztliche Hilfe, wie er sie sich für seinen Tod gewünscht hatte, war ihm verwehrt geblieben, aber er brachte es auf den Punkt: »Ich möchte bei mir zu Hause, wo ich gelebt habe und glücklich war, einen Cocktail einnehmen, der gut schmeckt und mich dann sanft einschlafen lässt.« Mithin wünschen sich die Betroffenen eine leidlose, sichere Suizidmethode, die zuhause angewendet werden kann und bei der die Familie anwesend sein darf (Schneider & Schneider, 2019). Gleiches geben Mitglieder der Sterbehilfeorganisation Exit an (Nitschke et al., 2007).

Aber auch wenn man nach dem Urteil des Bundesverfassungsgerichts (BVerfG) vielfach glaubt, nun müsse einfach eine »Todespille« zugelassen werden und dieser Glaube durch Publikationen wie die »Friedliche Pille« unterstützt wird – eine solche Pille gibt es nicht (Nitschke & Stewart, 2011).

8.1.2 Problematische Empfehlungen zur Suizidhilfe

Doch im Internet und vielen Publikationen werden diverse selbst anzuwendende Suizidhilfemethoden dezidiert beschrieben, die keinesfalls sicher und zumeist schon gar nicht leidlos sind:

Denn jedem Schlucken von Giften oder Medikamenten steht die große Gefahr des Erbrechens der oft schleimhautreizenden und bitteren Giftstoffe entgegen. Kommt es zum leidvollen Erbrechen, besteht einerseits die große Gefahr des Eindringens von Magensäure in die Lunge mit schlimmsten Erstickungsgefühlen (saure Aspiration löst quasi immer einen schwersten Asthmaanfall aus), andererseits verzögert sich der Todeseintritt teils über mehrere Tage, teils überleben Menschen diese Versuche mit schweren weiteren gesundheitlichen Schäden – von Lungenversagen bis zu geistiger Behinderung durch Sauerstoffmangel. Wer möchte schon seine letzten Minuten damit verbringen, enorme bittere Giftmengen schnell zu schlucken gegen einen erheblichen Würgereiz, dabei Übelkeit, Erbrechen, Erstickungsnot und Todesangst erleben?

Auch erscheint die Möglichkeit einer Verordnung tödlicher Arznei zur eigenen freien Verfügbarkeit gegen den Sinn des Urteils des BVerfG zu sein. Denn Freiverantwortlichkeit mag man bestätigen zum Zeitpunkt der Verordnung, aber wie verhält es sich etwa bei sich entwickelnder Demenz, wenn die Suizident:in die Gifte erst Monate oder Jahre später nimmt? Wer trägt die strafrechtliche Verantwortung für den dann unfreien Suizid? Viele weitere Fragen ergeben sich aufgrund der Sicherungspflicht tödlicher Gifte, die ja auch zur Fremdtötung und akzidentellen Vergiftung etwa von Kindern führen könnten. Hier bestehen in Deutschland zu Recht für tödliche Gifte sehr strenge gesetzliche Vorbehalte für den Bezug und die sichere Aufbewahrung von Giften. Dies alles wurde zuletzt im Urteil des Bundesverwaltungsgerichts vom 07.11.2023 richtigerweise bestätigt. Hier wurde das Begehren von zwei Antragstellern abgelehnt, eine vorsorgliche Verschreibung von Pentobarbital zur Selbsttötung zu erhalten (Bundesverwaltungsgericht, 2023).

Und mit aller Deutlichkeit muss dem unethischen Treiben im Internet und in einigen Büchern entgegnet werden, die dezidiert tödliche Cocktails oder andere Selbsttötungstechniken empfehlen. Denn diese Literatur gelangt ja ungeprüft an die große Mehrzahl nicht freiverantwortlicher Suizident:innen, fördert also unfreie Suizide. Es ist eine wissenschaftlich gut belegte Kernforderung der Suizidprävention, den Zugang zu Suizidhilfsmitteln einzuschränken (u.a. beschränkter Zugang zu Pestiziden und Schusswaffen, Errichten von Barrieren in U-Bahnen, auf Brücken und populären Gebäuden, Änderung der Verpackungsvorschriften für Medikamente) (World Health Organization, 2014).

Im Internet und in Buchbeiträgen werden Medikamentenkombinationen aus einem zumeist wenig wirksamen Antibrechmittel (Metoclopramid) in konkreter Dosierungsanleitung in Kombination mit einem nichttödlichen Schlafmittel (Benzodiazepin) sowie einer anderen vermeintlich tödlichen Substanz (Amitriptylin, Chloroquin [in Deutschland gar nicht mehr erhältlich], Hydroxychloroquin, Betablocker, Barbiturate) feilgeboten. Sehr konkret sind die Einnahmeempfehlungen (Stiftung wozz, 2008):

- »Man streue die Medikamente und das langwirksame Benzodiazepin in eine Schüssel Apfelmus, Pudding oder Joghurt. Die Mixtur wird einen bitteren Geschmack haben.
- Chloroquin ist äußerst bitter, löst Würgen aus, Tabletten nicht zerstampfen.«

Das alles erfolgt mit der Angabe von Tipps, wie man sich die Medikamente illegal im Internet bestellt oder sich von seiner Ärzt:in eine Verordnung erschleicht. Und nicht zuletzt gibt es dann noch Tipps, wie man alles verschleiert, eine »natürliche Todesart« vortäuscht und staatsanwaltschaftliche Ermittlungen umgeht.

8.1.3 Unwirksam – leidvoll – fremdgefährdend

Noch viel schlimmer sind aber die von Laien verfassten Bücher, die dann auch noch diverse Haushaltschemikalien, Paracetamol, Fiebersäfte, Ersticken in Plastiktüten oder gar Strangulieren mit Kabelbindern oder Erfrieren als »sanfte Selbsttötungsmethoden« propagieren oder sogar formulieren »Sodium nitrite brings about a happy hypoxic death« (Düber, 2021).

Es verschlägt einem fast die Sprache, wenn man dann am Ende noch liest »Der im Anhang beigefügte ›Einkaufsführer‹ vereinfacht die Beschaffung der Komponenten noch einmal enorm« (Düber, 2019).

Besonders gefährlich wird es allerdings, wenn Suizidmethoden empfohlen werden, die Unbeteiligte und eingesetzte Rettungskräfte in Lebensgefahr bringen, wie die Empfehlung zur Herstellung von Kohlenmonoxid. Dieses ist so tödlich, dass es bei Entweichung in Nachbarwohnungen oder bei Rettungsversuchen Unbeteiligte ohne Atemschutz gleich mit in den Tod reißt. Es ist schon absurd, dass deutsches Rettungsdienstpersonal aus eben diesem Grund bereits systematisch Kohlenmonoxid-Warnmelder an ihren Einsatzjacken trägt. Ungeachtet dessen wird immer noch empfohlen, als Suizidmethode Autoabgase einzusetzen. Dies ist seit flächendeckender Einführung der Katalysatoren jedoch selbst toxikologisch unsinnig – Kohlenmonoxid ist kaum noch in der Abgasluft enthalten, dagegen Kohlendioxid. Die Person wird aufgrund schlimmster Atemnot, welche physiologisch bekanntlich vor allem durch Kohlendioxidanstieg geregelt ist, die Autotür öffnen (Riepert et al., 2002). Das in der Laienpresse auch empfohlene Cyanid führt gar zu so einem leidvollen Tod, dass es nach einer erfolgreichen Kampagne der Amerikanischen Bürgerrechtsunion (American Civil Liberties Union) gegen den Justizvollzug des US-Bundesstaates Kalifornien in den USA seit 1999 nicht mehr zur Hinrichtung praktiziert wird (Brazil, 1996). Schlagendes Argument war seinerzeit, dass die Gaskammer gegen das in der US-Verfassung verankerte Verbot grausamer und ungewöhnlicher Strafen verstößt, da sie unnötig Schmerzen und Leiden verursacht. Gleiches muss gegen die 2024 erstmals einer breiteren Öffentlichkeit vorgestellten sogenannten »Suizidkapsel« festgestellt werden. In einer futuristisch designten Gaskammer kann der Suizident selbst Stickstoff einleiten und angeblich leidarm ersticken (Neue Zürcher Zeitung, 2024).

Bei jeder Methode der Erstickung ist zudem das Risiko immanent, dass sich der über den Kopf gezogene Plastiksack vor die Atemwege legt, eine Akuterstickung – so als ob gewaltsam Mund und Nase zugehalten werden. Dies führt zu so starken Leidenszuständen, dass kleine Adern durch den enormen Blutdruckanstieg um die Augenbindehäute platzen. Es gibt viele Berichte, dass Suizident:innen aufgrund der Grausamkeit der Methode von ihrem Vorhaben Abstand nahmen.

Die Gesetzgebung legt nahe, dass es ein leicht zu verschreibendes Medikament gibt, das durchweg schnell und schmerzlos zum Tod führt. Beweise aus Ländern, in denen »Sterbehilfe« praktiziert wird, zeigen jedoch, dass es nicht so einfach ist, den Tod zu beschleunigen. Kein einzelnes Medikament oder eine Kombination von Medikamenten wird als am wirksamsten angesehen, um ein Menschenleben zu beenden. Medikamente, die für medizinische Zwecke verwendet werden, müssen ein strenges Zulassungsverfahren durchlaufen, um Wirksamkeit und Sicherheit zu beurteilen (Worthington et al., 2022). Aber die Medikamente, die für die »Sterbehilfe« verwendet werden, wurden einem solchen Prozess nie unterzogen. Die Sicherheit und Wirksamkeit früherer und aktueller Kombinationen tödlicher Medikamente ist weitgehend unbekannt. Kanadas Sterbehilfeprotokoll räumt dies ein (Harty et al., 2018); auch gibt es weitere Zeugnisse leidvoller Sterbehilfe (van Landt, 2016).

In US-Bundesstaaten, in denen assistierter Suizid legal ist, wurden wechselnde Arzneimittelkombinationen aus Diazepam, Digoxin, Morphin und Amitriptylin oder Propranolol ausprobiert (Worthington et al., 2022). Im Bundesstaat Oregon wurden jährliche Komplikationsraten von bis zu 14,8 % veröffentlicht. Dies reichte von Schluckbeschwerden oder Arzneimittelrückfluss, Krampfanfällen bis hin zum Wiedererwachen nach Einnahme der tödlichen Arznei (Oregon Health Authority, 2021). Dabei dauerte es bis zum Todeseintritt teilweise 31 Stunden (Harty et al., 2018), andere Autoren berichten sogar über 4,3 Tage (Al Rabadi et al., 2019). Bei der legalen Suizidhilfe in Kanada wird über eine Misserfolgsrate von 50 % berichtet! Nachdem binnen einer Stunde der Tod nicht eingetreten war, wechselte man zu einer tödlichen Injektion, um den »assistierten« Tod abzuschließen (Baikwell &

Naik, 2019). Im aktuellen Jahresbericht der niederländischen Kontrollkommission lag diese »Versagensquote« beim assistierten Suizid mit fast 10% immer noch erschreckend hoch. Im Nachbarland sterben 5,4% aller Menschen überwiegend durch Tötung auf Verlangen, wobei der Anteil Demenzbetroffener (also ohne aktuelles Verlangen) immer weiter steigt (Kontrollkommission NL, 2024). Toxikologische Untersuchungen von Hingerichteten zeigten, dass 88% postmortal zu niedrige Anästhetikakonzentrationen im Blut hatten, etwa die Hälfte von ihnen hatte Konzentrationen im Einklang mit Bewusstsein (Weisman et al., 2005). Als problematisch werden auch Bolusgaben von Barbituraten angegeben, da die Wirkdauer nicht ausreichend lang sei (Zimmers et al., 2007).

Selbst unter Einnahme von Pentobarbital nach Anticmetikum kommt es in 10% der Fälle zu Erbrechen, bis zu 4% der Patienten erwachen wieder. Der Sterbevorgang kann bis zu sieben Tage lang dauern (Sinmyee et al., 2019).

Nebenbei bemerkt sind auch vermeintlich »todsichere« Suizidmethoden keinesfalls sicher: So führt die Deutsche Bundesbahn jährlich eine dezidierte Statistik zu »Schienensuiziden« (Eisenbahn-Bundesamt, 2022). Hier standen zuletzt den 678 Suiziden weitere 89 überlebte Suizidversuche gegenüber, in 13% »scheiterte« also die gemeinhin als todsicher geltende Kollision mit einem Schienenfahrzeug.

Wenn aber die Misserfolgsrate – selbst bei Anwendung von dem in Deutschland nicht beim Menschen zugelassenen Pentobarbital – zwischen 4% und 50% bei hohen Komplikationsraten liegt, so kann dieses Verfahren nicht wirklich empfohlen werden und es verwundert zutiefst, dass dies von Politik und Sterbehilfevereinen als alternativlos angesehen wird. Zumindest würde es bei diesen Negativberichten nie eine formale Zulassung geben. So misslang in der Schweiz sogar der Selbsttötungsversuch einer Sterbehelferin (Meier, 2013). Schon länger bezweifeln Fachleute die Eignung der Suizidhilfepraxis (Arora, 2021).

8.1.4 Medizinisch zu bevorzugende Methode

Insofern sei der Blick zur Tiermedizin angeraten. Dort gibt es eine lange Forschungsaktivität zur Tötung (»Einschläfern«) von Tieren, die in einer Leitlinie aus dem Jahr 2020 »für alle Säugetiere« feststellt: Barbiturate sind die geeigneten Medikamente, da sie bei Überdosierung eine tiefe Narkose, eine Atemdepression bis zur Apnoe mit der Folge eines Herzstillstandes auslösen. Alle Barbiturate, die zur Narkose zugelassen sind, eignen sich für die intravenöse Anwendung. Es wird ausschließlich die intravenöse Gabe gefordert (American Veterinary Medical Association, 2020).

Befunde aus der Humanmedizin belegen die sichere atemdepressive Wirkung von Thiopental. Man setzte es in den 1980er Jahren zur Hirnprotektion bei Ischämien ein, da man sich durch das Bremsen des Hirnstoffwechsels eine Hirnprotektion versprach – bei 50 mg/kg bis hin zu einem isoelektrischen EEG (Belopavlovic & Buchthal, 1980). Da dies auch als Hirntodkriterium angenommen wird, darf man wohl sicher auf ein fehlendes Bewusstsein und den sicheren Ausfall der Atemsteuerung schließen.

Mithin erscheint in Deutschland lediglich das kostengünstige Thiopental in intravenöser Infusion ein angemessenes Suizidhilfemedikament zu sein. Scheitern ist auf Komplikationen beim Anlegen des Venenzugangs begrenzt; das muss ja auch bei jeder Narkose aufs Sorgfältigste zu beachten sein. Wie sich in ▶ Kap. 8.2 zeigen wird, kommt dies dem Wunsch der Betroffenen auf eine sichere Methode in Arztbegleitung am nächsten.

Zusammenfassend steht fest, dass es sich bei der freiwillig angebotenen Hilfe zur Selbsttötung nach dem Urteil des BVerfG um ein »Grundrecht« handelt, dass dies dem von den allermeisten Menschen gewünschten leidlosen Lebensende am nächsten kommt und dass dies nicht einfach mit der Verordnung irgendeiner Pille oder Medikamentenkombination umsetzbar ist. Es braucht ähnlich einer Narkose eine gewisse fachärztliche Kompetenz, um sicher und leidlos zu sein. Keine Ärzt:in kann zum Wunschkaiserschnitt, zur Abtreibung oder Schönheitsoperation gezwungen werden, gleichwohl wird man dies alles wohl als ärztliche Aufgabe ansehen. Warum ein Grundrecht, bei dessen Wahrung es ärztlicher Expertise bedarf, keine ärztliche Aufgabe sein soll, vermag da nicht zu überzeugen.

Abschließend dazu darf Friedensnobelpreisträger Erzbischof Desmond Tutu zitiert werden:

> »Sterbende Menschen sollen das Recht haben zu wählen, wie und wann sie Mutter Erde verlassen und dass ihre Entscheidungen einen würdevollen assistierten Tod beinhalten sollten« (Tutu, 2016).

8.2 Die Sicht nicht lebensbedrohlich kranker und gesunder Menschen

Michael Überall

8.2.1 Das Unkritische

Seit dem wegweisenden und aus Sicht vieler inhaltlich durchaus überraschend differenzierenden Urteil des BVerfG vom 26.02.2020 nimmt die Diskussion rund um das Thema »selbstbestimmtes Sterben« zunehmend an Fahrt auf. Es wird vor allem von denjenigen getragen, bei denen auf den ersten Blick naturgemäß die Not bzw. das Bedürfnis für einen selbstbestimmten, friedvollen und leidensfreien Abschluss ihrer meist von einem fortgeschrittenen Tumorleiden oder einer schwerwiegenden neurologischen oder kardiopulmonalen Erkrankung bedrohten Existenz auf Erden groß ist.

8.2.2 Das (etwas) Überraschende

Zusätzlich hat das BVerfG in seinen Ausführungen überraschenderweise auch solche Menschen miteinbezogen, die unter schwerwiegenden chronischen, aber eben absehbar nicht-tödlich verlaufenden Erkrankungen leiden, und ihnen darüber hinaus aus Art. 2 Abs. 1 GG in Verbindung mit Art. 1 Abs. 1 GG ein uneingeschränktes Recht auf eine selbstbestimmte Beendigung des eigenen Lebens (und die hierfür notwendige straffreie Unterstützung durch Dritte) zugesprochen. Das gleiche gilt auch für solche Menschen, die körperlich und geistig gesund, aber der eigenen Existenz aus welchen Gründen auch immer überdrüssig sind und die deshalb als Ergebnis einer individuellen Bilanzierung ihrem eigenen Leben selbstbestimmt, aufgeklärt, abgewogen und wohlüberlegt ein Ende setzen wollen.

8.2.3 Das gesellschaftliche Minderheiten-Powwow

In der sich daraufhin nach und nach etablierenden gesellschaftlichen Auseinandersetzung mit der Selbstbestimmung des Lebensendes prallen nun nicht nur konträre traditionelle gesellschaftliche Einstellungen, divergierende religiöse Ansichten und philosophische Fragestellungen, sondern auch ethische, medizinische und vor allem juristische Ansichten aufeinander. Vielmehr ging und geht es hierbei auch immer um Aspekte wie Individualität und kollektive Verantwortung, den Generalverdacht »krankheitsbedingter« Einschränkungen des freien Willens sowie das »mystische Geschenk des Lebens.« Die dringend notwendige rationale Diskussion um den richtigen Umgang mit den Fragen nach Zeitpunkt und Art der eigenen Sterblichkeit werden von den genannten Aspekten mitunter so überlagert und emotionalisiert, dass viele Menschen auch weiterhin das tun, was sie schon immer getan haben: sich der notwendigen aktiven Teilhabe an der Diskussion verweigern und hoffen, dass dieser Krug doch bitte an ihnen vorübergehen möge.

Diese Verweigerungshaltung kommt nicht von ungefähr und fällt letztlich auch leicht, weil sie dem Menschen dabei hilft, das evolutionäre Paradoxon seiner individuellen Existenz – das Fehlen einer rationalen Handlungsstrategie für den letzten Schritt im vollen Bewusstsein der eigenen Endlichkeit – zu verdrängen und die Verantwortung hierüber an den Zufall, das Schicksal bzw. das gesellschaftliche Kollektiv abzugeben.

8.2.4 Das Scheitern der Politik

Aber was, wenn auch die Gesellschaft bzw. die an verantwortlicher Stelle der Gesellschaft stehenden Vertreter:innen an dieser Aufgabe scheitern? Was, wenn das gesellschaftliche Kollektiv unter dem Einfluss religiöser, ethischer, medizinischer und juristischer Strömungen pro forma zwar einwandfreie Detaillösungen anbietet und immer neue Strategien entwickelt, um Erkrankungen zu verhindern, vorzubeugen und zu behandeln, aber dann letzten Endes doch an der Unausweichlichkeit des Todes und der mit der geforderten Selbstbestimmung verbundenen gesamtgesellschaftlichen Herausforderung scheitert?

Der bisherige Verlauf der gesellschaftlichen und politischen Diskussionen um eine Lösung der vom BVerfG geforderten rechtlichen Rahmenbedingungen gipfelte am 06.07.2023 im Scheitern des Deutschen Bundestags, sich auf einen von zwei fraktionsübergreifenden Gruppenanträgen zur Regelung des assistierten Suizids zu einigen (Deutscher Bundestag, 2022b; Deutscher Bundestag, 2022c). Hierdurch bleibt die Hilfe zur Selbsttötung lebensmüder und sterbewilliger Menschen grundsätzlich zwar weiterhin erlaubt, aber ihnen werden die Mittel zu dessen Umsetzung verweigert.

8.2.5 Der Bundestag als Saboteur

In gleicher Sitzung hat der Deutsche Bundestag mit großer Mehrheit einen Antrag zur Verbesserung der Suizidprävention verabschiedet und damit rechtlich unverbindlich die Bundesregierung aufgefordert, die institutionellen Strukturen zur Suizidprävention zu verbessern (Deutscher Bundestag, 2023b). Dies hilft freiverantwortlichen suizidwilligen Menschen nicht weiter, sondern endet absehbar in den typisch deutschen Bürokratismen der Mangelversorgung. Menschen in palliativen Lebensumständen werden – wenn sie das Glück haben, in fortschrittlich agierenden Einrichtungen behandelt zu werden – deswegen kaum nennenswerte Einschränkungen erfahren. Und wie immer werden gut situierte und informierte Menschen damit irgendwie zurechtkommen und eine Lösung finden, aber viele andere werden hier absehbar mit ihrer Not allein gelassen. Hierdurch hat der Deutsche Bundestag nicht nur de facto das verfassungsrechtlich geschützte Recht auf Selbstbestimmung außer Kraft gesetzt, sondern der Staat hat damit auch sein Desinteresse bzgl. seiner grundgesetzlichen »Verpflichtung zu Achtung und Schutz der unantastbaren Menschenwürde« mangels Entscheidungsfähigkeit Ausdruck gegeben. Damit wurde das verfassungsgerichtlich verbriefte Recht auf Selbstbestimmung über den eigenen Tod sabotiert.

8.2.6 Die Fehlausrichtung der Medizin

Grundsätzlich stellt sich im Rahmen dieser Diskussion doch die relativ einfache Frage, warum wir in der modernen Medizin dem natürlichen Verlauf des menschlichen Lebens von Anbeginn an tagtäglich mit allem, was wir können und haben, ins Handwerk pfuschen? Modernste Techniken beeinflussen den natürlichen Verlauf von Krankheiten und Unfällen, nur damit am Ende – also dann, wenn es zu dem entscheidenden Akt kommt, der einer medizinischen Hilfe bedürfte – die Beteiligten die Hände in den Schoß legen und sich auf das Begleiten des unabwendbar schicksalhaften Verlaufs zu beschränken.

Vielleicht erklärt sich dieses Dilemma durch eine der grundsätzlichen (Fehl-)Ausrichtungen der modernen Medizin: Diese definiert sich vor allem darüber, was sie alles gegen Dinge tun kann, die das Leben eines Menschen bedrohen. Nur sehr wenig erreicht sie für die Dinge, die ein wirklich gutes Leben ausmachen. Doch die Absurdität einer auf die Behandlung des faktisch eingetretenen Schadens fokussierenden (sog. »broken car«) Medizin wird den Herausforderungen des 21. Jahrhunderts schon lange nicht mehr gerecht. Gesetzliche Krankenversicherungen, die die Übernahme präventiv wirkender Gesundheitsmaßnahmen verweigern und sich diesbezüglich hinter pseudorationalisierenden Zusatznutzenanalysen verstecken, verkennen die entscheidenden Aufgaben der Gesundheitsfürsorge unserer Zeit.

8.2.7 Das Fehlverständnis des Staates

Ein gutes, ein gehaltvolles, ein lustvolles und bejahendes Leben ist eben sehr viel mehr als nur die Abwesenheit von körperlicher Krankheit und seelischem Leid. Es ist nicht nur die objektivierbare Aneinanderreihung und Sammlung von Lebenszeit, krankheits- und beschwerdefreien Tagen und die Erfüllung individueller, familiärer, beruflicher oder gesellschaftlicher Erwartungen, sondern ergibt sich einzig und allein als das subjektive Ergebnis einer individuellen Bilanzierung. Deren Ergebnis ist vom Staat zu respektieren und darf weder auf fremddefinierte Situationen (wie z. B. schwere Krankheitszustände) beschränkt werden, noch darf ein unwiderleglicher Generalverdacht mangelnder Freiheit oder Reflexion unterstellt werden.

In den Ausführungen zum Urteil gegen den § 217 StGB hat das BVerfG genau dieses Recht auf Individualität unterstrichen und verdeutlicht, dass das Ergebnis einer derartigen Bilanzierung von Dritten auch dann zu akzeptieren ist, wenn es negativ ausfällt und nicht nachvollzogen werden kann. Das, was das Leben in der Summe all seiner Komponenten letztlich ausmacht, das, was wir als lebenswert empfinden, all das definiert sich ausschließlich aus der jeweiligen subjektiven Sicht des Einzelnen. Es bedarf keiner kritischen Begutachtung, keiner gesellschaftlichen, religiösen oder wie auch immer sonst gearteten Billigung, sondern ausschließlich der Toleranz und der Achtung der Entscheidungen Einzelner – solange sie nur freiverantwortlich ist.

8.2.8 Eine Entscheidung trifft man immer

Gesellschaft und Gesetzgeber sind also gefordert, die für solche individuellen Entscheidungen notwendigen Rahmenbedingungen zu schaffen. Und jeder einzelne Mensch ist gefordert, für sich zu klären, welchen Weg er wie und wann gehen bzw. ob er die Gestaltung seines Lebensendes aktiv mitgestalten oder passiv erdulden möchte. Letztendlich trifft man jedoch auch mit einer eher passiven Haltung eine Entscheidung, die genauso zu akzeptieren ist, wie die hinsichtlich des Wunsches nach einer aktiven Einflussnahme auf Zeitpunkt und Umstand des eigenen Ablebens.

Dame Cicely Saunders, die »Grande Dame der Palliativmedizin«, hat mit ihrer Forderung, »dem Leben nicht mehr Tage, sondern den Tagen mehr Leben zu geben« für diese subjektive Bilanzierung eine entscheidende Hilfestellung gegeben. Leider wird ihre Forderung gerade in der sie so häufig zitierenden modernen Palliativmedizin auf die Linderung von krankheitsbedingtem körperlichen Leid und Siechtum reduziert, wohingegen echte Würde, Selbstbestimmung und Autonomie bzw. Unabhängigkeit als individuell entscheidende Faktoren von körperlicher und seelischer Lebensqualität in vielen Einrichtungen vernachlässigt bzw. im palliativmedizinischen Kontext gerne relativiert werden.

Viele der mit der Lebensendphase verbundenen Symptome und Beschwerden können heute schmerz- und palliativmedizinisch gelindert und die mit der Lebensendlichkeit verbundenen Ängste rationalisiert bzw. spirituell begleitet werden. Doch würdevoll ist das Sterben an sich bzw. sind die letzten Abschnitte des Lebens nur in den wenigsten Fällen – zumindest aus Sicht vieler Betroffener und deren Zugehöriger.

8.2.9 Zweierlei Maß

Warum der Mensch sich anmaßt, das mit fortgeschrittenem Alter und Krankheit verbundene Leid bei seinen Weggefährten durch die Gnade eines medikamentös induzierten »Einschläferns« fremdbestimmt zu lindern, sich selbst aber dem launischen Schicksal des natürlichen Verlaufs aussetzt bzw. der Selbstbestimmung entzieht, lässt sich in unserem sonst recht liberal aufgestellten und sich als fortschrittlich wahrnehmenden Land nur durch die traditionell starke Einflussnahme christlicher Religionen erklären.

Aber gerade auch hier hat das BVerfG klar Stellung bezogen und erklärt, dass sich »der Wille des Grundrechtsträgers einer Bewertung anhand allgemeiner Wertvorstellungen, religiöser Gebote, gesellschaftlicher Leitbilder für den Umgang mit Leben und Tod oder Überlegungen ›objektiver‹ Vernünftigkeit entzieht.«

8.2.10 Selbst- vs. Fremdbestimmung

Zunehmend wird in Deutschland der Wunsch nach einem selbstbestimmten Lebensende bei Palliativpatient:innen in der unmittelbaren Lebensendphase und zum Teil auch bei Menschen mit einer absehbar lebenslimitierenden, aber akut noch nicht lebensbedrohlichen Erkrankung gesellschaftlich diskutiert. Doch entsprechende Überlegungen von anderweitig nicht lebensbedrohlich (aber eben auch unbehandelbar) chronisch kranken oder gar gesunden Menschen werden in der Gesellschaft unverändert nicht akzeptiert. Im Gegenteil: Betroffenen wird angesichts derartiger Vorstellungen gerne eine psychiatrische Störung mit entsprechender Einschränkung der Freiverantwortlichkeit, mitunter sogar Realitätsflucht oder die Vernachlässigung ihrer Familien unterstellt.

Dabei hat das BVerfG in seinem wegweisenden Urteil vom Februar 2020 auch exakt zu diesem Punkt Stellung bezogen und formuliert, »dass ein umfassendes Recht auf selbstbestimmtes Sterben […] in jeder Phase der menschlichen Existenz« besteht und »dieses Recht nicht auf fremddefinierte Situationen, wie schwere und unheilbare Krankheitszustände oder bestimmte Lebens- und Krankheitsphasen, beschränkt sein« darf.

In diesem Kontext ist das Wort »selbstbestimmt« zentral, denn die gesetzgebende Instanz wird vom BVerfG »berechtigt sicherzustellen, dass die Entscheidung zum Suizid ernsthaft und dauerhaft ist sowie frei und autonom getroffen wird«, um Fremdeinwirkung auszuschließen und der Gefahr der Fremdbestimmung des

Wertes eines Lebens einen notwendigen Riegel vorzuschieben. Dabei darf jedoch nicht außer Acht gelassen werden, dass die in diesem Zusammenhang immer wieder zitierten Menschen mit psychiatrischen Erkrankungen nicht zwangsläufig aufgrund ihrer Erkrankung in ihrem freien Willen eingeschränkt sind. Letztlich ist auch die Entscheidung eines psychiatrisch kranken Menschen bei nachgewiesener Freiverantwortlichkeit zu akzeptieren.

Vor diesem Hintergrund eröffnen sich durch das Urteil des BVerfG für viele Menschen mit schwerwiegenden, chronischen Erkrankungen und entsprechenden Einschränkungen der körperlichen wie seelischen Lebensqualität sowie schweren Einschränkungen der aktiven Teilhabe am privaten, beruflichen, gesellschaftlichen und sozialen Leben nun zumindest formal neue Perspektiven, auf das Ergebnis ihrer individuellen Lebensbilanzierung zu antworten.

8.2.11 Debatte um Selbstbestimmung erfordert breite(re) Teilhabe

Angesichts der fundamentalen Bedeutung der durch das Urteil des BVerfG so prominent ins Bewusstsein gerückten Selbstbestimmungsdebatte verwundert die geringe aktive Teilhabe derjenigen, die es betrifft, nämlich der allgemeinen Öffentlichkeit. Statt breiter, offener gesellschaftlicher Diskussionen erleben wir Stellvertreterdebatten zwischen Angehörigen verschiedener Professionen. Fachleute aus den Bereichen Recht, Ethik, Medizin, Politik, Theologie und viele andere mehr melden sich zu Wort und geben kund, wie aus dieser oder jener Sicht die vom BVerfG geforderte Verpflichtung aller staatlichen Gewalt zu Achtung und Schutz der Selbstbestimmung als Ausdruck der unantastbaren Menschenwürde entsprechend Artikel 1 des Grundgesetzes verstanden und formal ausgestaltet werden müsse.

Aus diesem Grund hat die Deutsche Schmerzliga (DSL) e.V. – Europas größte Dachorganisation für Selbsthilfegruppen rund um Menschen mit chronischen Schmerzen – auf der Grundlage intensiver Diskussionen in ihren Selbsthilfegruppen im Oktober 2021 eine öffentlich frei zugängliche Umfrage zu verschiedenen Aspekten und Fragestellungen rund um die »Selbstbestimmung des Lebensendes« gestartet. Auf dieser Grundlage versucht sie, in bundesweiten Veranstaltungen, die breite (schweigende) Mehrheit der Menschen, die sich selbst nicht in einer palliativen Lebenssituation befinden, zu motivieren und sich aktiv an dieser wichtigen gesellschaftlichen Diskussion zu beteiligen.

8.2.12 Teilergebnisse der Deutschen-Schmerzliga-Umfrage

Bis zum 31.08.2023 beteiligten sich 6.721 Menschen (58,8% weiblich, 40,7% männlich, 0,5% divers) im Alter von 57,2 ± 15,8 (Spannweite: 15–103) Jahre an dieser Umfrage, wobei aufgrund von Laufzeit und Ausmaß der Beteiligung in allen Bundesländern mittlerweile eine so große Anzahl an Menschen teilgenommen hat, dass nicht nur bundesweite Querschnittanalysen, sondern auch Zwischenkohortenanalysen möglich wurden.

Mit 28,4% beteiligten sich an dieser Umfrage auch in nennenswertem Umfang körperlich wie geistig gesunde Menschen. Mit 67,9% gaben zwei Drittel der Befragten an, körperlich (± seelisch) chronisch krank zu sein, und 3,6% dokumentierten eine lebensbedrohlich fortgeschrittene Erkrankung.

Insgesamt bejahten 77,1% der Befragten (n = 5.192) die Frage, ob sie sich schon einmal mit dem Thema beschäftigt haben, wie ihr Leben enden soll, wobei Frauen und kranke Menschen unabhängig von der Art ihrer chronischen bzw. lebensbedrohlichen Erkrankung diese Frage mit 92,2 bzw. 90,6–93,6% signifikant häufiger bejahten als Männer (55,0%) oder Gesunde (39,7%).

Die Ansicht, dass jeder Mensch (unabhängig von seinem Gesundheitszustand) in allen Phasen des Lebens über den Zeitpunkt und die Umstände seines Lebensendes selbst bestimmen können sollte, bejahen nichtbinäre Menschen (100%), Gesunde (85,1%) und Männer (74,7%) am häufigsten, lebensbedrohlich kranke Menschen mit 40,9% am seltensten. Die Einschränkung, dass dieser Grad der Selbstbestimmung nur Schwerkranken zugestanden werden sollte, befürworteten 54,5% der lebensbedrohlich Erkrankten, 33,7% der chronisch Kranken und nur 12,1% der Gesunden. Jegliche Form der Selbstbestimmung wurde von 2,6% abgelehnt.

Mit 68,5% gaben etwas mehr als zwei Drittel der Befragten an, dass sie sich vorstellen können, ihrem Leben selbst ein Ende zu setzen (z.B. im Alter, aufgrund von schwerer Krankheit, langer Pflegebedürftigkeit oder Demenz etc.), wobei der Grad der Zustimmung hier bei nichtbinären Umfrageteilnehmern (35,3%), Gesunden (35,6%) und Männern (53,0%) signifikant niedriger war als der von Frauen (79,4%), chronisch körperlich-seelisch Kranken (78,9% bzw. 83,0%) und lebensbedrohlich Kranken (90,9%).

Die Frage, ob sich die Befragten vorstellen können, dass Menschen des Lebens müde sind und ihm deswegen (also auch unabhängig von hohem Alter, schwerer Krankheit, langer Pflegebedürftigkeit oder Demenz etc.) ein Ende setzen möchten, bejahten mit 77,5% im Mittel drei Viertel, wobei der Grad der Zustimmung hier bei nichtbinären Teilnehmern (100%), Frauen (90,8%) und Kranken weitestgehend unabhängig vom Grad der Beschwerden (89,7–95,5%) deutlich höher war als der von Gesunden (42,5%) und Männern (57,8%).

Auf die Frage nach den bevorzugten Möglichkeiten des Unterstützungsangebotes für die Realisation eines selbstbestimmten Lebensendes gaben nur 13,2% bzw. 12,1% an, dass sie den aktuell diskutierten »assistierten Suizid« (entweder durch die behandelnde Ärzt:in oder eine speziell dafür aufgesuchte Einrichtung) bevorzugen würden. Mit 69,1% bevorzugten mehr als zwei Drittel der Befragten jedoch die unter den Straftatbestand der Tötung auf Verlangen fallende »aktive Assistenz« – entweder durch die behandelnde Ärzt:in (21,9%) oder durch eine entsprechend qualifizierte Einrichtung (47,2%).

Die Kosten für die im Rahmen der (wie auch immer gearteten) Assistenz geleisteten Aufwendungen sollten aus Sicht von sieben von zehn Befragten (71,6%) entweder durch die jeweilige Kranken-/Pflegeversicherung (68,0%) oder eine Art Zusatzversicherung (3,6%) übernommen werden. Nur 9,0% sind der Ansicht, dass diese Aufwendung privat zu erstatten sein sollte, wobei der Anteil derjenigen, die sich entweder über die Frage der Kostenerstattung (noch) keine Gedanken gemacht haben oder eine andere (als die von uns angebotene) Ansicht vertreten, mit insgesamt 19,5 % relativ hoch lag.

Acht von zehn Befragten (79,2 %) gaben an, dass sie, wenn es in Deutschland kein Angebot zur selbstbestimmten Beendigung des eigenen Lebens gibt, entsprechende Alternativangebote im Ausland annehmen würden, wobei die Unterschiede zwischen den verschiedenen Teilnehmerkohorten nur gering ausgeprägt waren.

8.2.13 Konflikt zwischen Recht und Erwartung

Die Ergebnisse der DSL-Umfrage werfen – insbesondere auch bzgl. der Unterschiede zwischen den verschiedenen Kategorien der Befragten – zahlreiche Fragen auf, deren Diskussion den Rahmen dieses Beitrags sprengen würde. Auf einen Punkt soll an dieser Stelle jedoch dezidiert eingegangen werden, nämlich den von zwei Dritteln der Befragten geäußerten Wunsch nach einer Tötung auf Verlangen (gem. § 216 StGB). Hierbei liegt die Tatherrschaft für die aktive Herbeiführung des Todes nicht bei den Suizident:innen, sondern wird von der für die Tat verantwortlichen Person übernommen. Ein Wunsch, der sich mit den aktuellen juristischen Vorgaben an die Straffreiheit der Suizidassistenz nicht in Einklang bringen lässt, letztlich aber offensichtlich Ausdruck des Bedürfnisses der Mehrheit der Befragten nach größtmöglicher Kontrolle und Effizienz einerseits und der offensichtlichen Furcht Vieler vor der Unzuverlässigkeit der Maßnahmen ist, die ihnen im (besten) Fall der Beihilfe zur Selbsttötung zu Verfügung gestellt werden können.

Juristisch aktuell sicherlich nicht nur in Deutschland kein gangbarer, aber zumindest theoretisch zu diskutierender Weg – auch wenn absehbar keine Aufweichung der essenziellen Normen zur Verwirklichung des Lebensschutzes in Deutschland erfolgen wird und damit die Umsetzung der Selbstbestimmung über das eigene Lebensende durch die Tötung auf Verlangen absehbar strafrechtlich relevant bleiben wird.

Unabhängig von den formalen juristischen Rahmenbedingungen sollte der mehrheitliche Wunsch Betroffener nach einer »nebenwirkungsarmen« und vor allem sicheren Vorgehensweise durchaus ernst genommen werden. Sowohl die derzeit praktizierte Form der Bereitstellung toxischer Mengen diverser Barbiturate oder zahlreicher anderer bisweilen reichlich absurder Verfahren, deren Anwendung dann den Suizident:innen überlassen bleibt, wird von zahlreichen Unwägbarkeiten begleitet, die in einem nicht zu unterschätzenden Prozentsatz nicht nur nicht zielführend sind, sondern zu beträchtlichen Beeinträchtigungen der körperlichen und geistigen Gesundheit führen können (s. o.).

Ein Ausweg aus diesem Dilemma wäre die bereits jetzt legale Anlage eines sicheren intravenösen Zugangs und die Bereitstellung einer elektronischen Perfusorpumpe, die die Suizidwilligen dann selbst aktivieren können (oder eben auch nicht). Durch dieses Konstrukt verbliebe die Tatherrschaft bei der suizidwilligen Person und bliebe dementsprechend auch die Beihilfe dazu straffrei und der freiverantwortliche Suizid grundrechtlich geschützt – wenn die sonstigen seitens des BVerfG definierten essenziellen Voraussetzungen der Selbstbestimmtheit wie Entscheidungsfähigkeit und Freiverantwortlichkeit der suizidwilligen Person nachweisbar vorliegen.

8.2.14 Keine Aufgabe für den eigenen Arzt

In diesem Kontext interessant ist der Umstand, dass mit 59,3 % die Mehrheit der an der DSL-Umfrage teilnehmenden Menschen keine Begleitung durch ihre behandelnde Ärzt:in wünschten, sondern stattdessen eine qualifizierte Einrichtung bevorzugen würden. Ein auf den ersten Blick überraschender, letztlich aber durchaus nachvollziehbarer Wunsch, der Ausdruck einer rationalen Aufgabentrennung ist: »die eigene behandelnde Ärzt:in«, die sich mit all ihrer Macht und Kraft der Aufrechterhaltung von Gesundheit, der Prävention drohender Gesundheitsstörungen und der Behandlung eingetretener Krankheiten widmen soll vs. der »fremden Expert:in«, die sich der Besonderheiten des letzten Weges bewusst ist. Letztere begleiten die Betroffenen qualifiziert auf ihrer letzten Reise und tragen dafür Sorge, dass der Übergang von der biologischen Phase in die spirituelle Phase nicht nur harmonisch, sondern auch rechtlich einwandfrei verläuft, berücksichtigen alle individuellen Besonderheiten und beziehen ggf. auch Familienmitglieder und Freund:innen mit ein.

Literatur

Al Rabadi, L., LeBlanc, M., Bucy, Ellis, L. M., Hershman, D. L., Meyskens Jr, F. L., Taylor, L., & Blanke, C. D. (2019). Trends in medical aid in dying in Oregon and Washington. *Journal of the American Medical Association network open, 2*(8), e198648. https://doi.org/10.1001/jamanetworkopen.2019.8648

American Veterinary Medical Association (2020). *AVMA guidelines for the euthanasia of animals: 2020 edition.* https://www.avma.org/sites/default/files/2020-02/Guidelines-on-Euthanasia-2020.pdf (abgerufen am 09.01.2024)

Arora, S. (12.11.2021). Sterbeverfügungsgesetz. Experten zweifeln an Eignung des Medikaments für assistierten Suizid. *Der Standard (Österreich).* https://www.derstandard.de/story/2000131089448/experten-zweifeln-an-eignung-des-medikaments-fuer-assistierten-suizid (abgerufen am 09.01.2024)

Bakewell, F., & Naik, V. (2019). Complications with medical assistance in dying (MAID) in the community in Canada review and recommendations. *Canadian Association of MAiD Assessors and Providers.* https://camapcanada.ca/wp-content/uploads/2022/02/Failed-MAID-in-Community-FINAL-CAMAP-Revised.pdf (abgerufen am 09.01.2024)

Bausewein, C. (2019). Die Begleitung beim Sterben durch die Palliativmedizin. In: O. Mitscherlich-Schönherr (Hrsg), *Gelingendes Sterben. Zeitgenössische Theorien im interdisziplinären Dialog,* S. 153–158. De Gruyter, Berlin

Belopavlovic, M., & Buchthal, A. (1980). Barbiturate therapy in the management of cerebral ischaemia. *Anaesthesia, 35*(3), 271–278. https://doi.org/10.1111/j.1365-2044.1980.tb05095.x

Brazil, E. (1996). *State prepares for switch to lethal injection.* Tageszeitung SFGATE (USA) vom 14.01.1996. https://www.sfgate.com/bayarea/article/state-prepares-for-switch-to-lethal-injection-3160448.php (abgerufen am 09.01.2024)

Bundesverwaltungsgericht (2023). BVerwG 3 C 8.22 – Urteil vom 07. November 2023. https://www.bverwg.de/pm/2023/81 (abgerufen am 09.01.2024)

Deutscher Bundestag (2022a). Drucksache 20/904: Entwurf eines Gesetzes zur Strafbarkeit der geschäftsmäßigen Hilfe zur Selbsttötung und zur Sicherstellung der Freiverantwortlichkeit der Entscheidung zur Selbsttötung (Castellucci et al.); 07.03.2022. https://dserver.bundestag.de/btd/20/009/2000904.pdf (abgerufen am 09.01.2024)

Deutscher Bundestag (2022b). Drucksache 20/2332: Entwurf eines Gesetzes zur Regelung der Suizidhilfe (Helling-Plahr et al.); 21.06.2022. https://dserver.bundestag.de/btd/20/023/2002332.pdf (abgerufen am 09.01.2024)

Deutscher Bundestag (2022c). Drucksache 20/2293: Entwurf eines Gesetzes zum Schutz des Rechts auf selbstbestimmtes Sterben (Künast et al.); 17.06.2022. https://dserver.bundestag.de/btd/20/022/2002293.pdf (abgerufen am 09.01.2024)

Deutscher Bundestag (2023a). Drucksache 20/7624: Entwurf eines Gesetzes zum Schutz des Rechts auf selbstbestimmtes Sterben und zur Regelung der Hilfe zur Selbsttötung sowie zur Änderung weiterer Gesetze vom 06.07.2023. https://dserver.bundestag.de/btd/20/076/2007624.pdf (abgerufen am 09.01.2024)

Deutscher Bundestag (2023b). Drucksache 20/7630: Suizidprävention stärken (Kappert-Gonther et al.); 05.07.2023. https://dserver.bundestag.de/btd/20/076/2007630.pdf (abgerufen am 09.01.2024)

Düber, J. (2019). *Selbstbestimmt Sterben: die Helium-Methode.* Selbstverlag.

Düber, J. (2021). *Selbstbestimmt Sterben mit Natriumnitrit.* Selbstverlag.

Eisenbahn-Bundesamt (2022). *Bericht des Eisenbahn-Bundesamts gemäß Artikel 19 der Richtlinie (EU) 2016/798 über Eisenbahnsicherheit hinsichtlich der Tätigkeiten als Sicherheitsbehörde. Berichtsjahr 2021.* Eisenbahn-Bundesamt. https://www.eba.bund.de/SharedDocs/Downloads/DE/Allgemeines/Sicherheitsberichte/sicherheitsbericht_2021.html (abgerufen am 09.01.2024)

Harty, C., Chaput, A. J., Buna, D., & Naik, V. N. (2018). The oral MAiD option in Canada part 1: medication protocols review and recommendations. *Canadian Association of MAiD Assessors and Providers.* https://camapcanada.ca/wp-content/uploads/2022/02/OralMAiD-Med.pdf (abgerufen am 09.01.2024)

Kontrollkommission Sterbehilfe NL: Jahresbericht 2023. https://www.euthanasiecommissie.nl/binaries/euthanasiecommissie/documenten/jaarverslagen/2023/april/4/jaarverslag-2023/Jahresbericht+2023.pdf

Meier, M. (2013). *Sterbehelferin überlebt eigenen Freitodversuch.* Tagesanzeiger (Schweiz) vom 14.05.20213. https://www.tagesanzeiger.ch/sterbehelferin-ueberlebt-eigenen-freitodversuch-260593440710 (abgerufen am 09.01.2024)

Nitschke, P., Stewart, F., & Gunthorpe, W. (2007). *Peace In a Pill Report (Report No. 1).* Exit International. https://exitinternational.net/docs/PPreport.pdf (abgerufen am 09.01.2024)

Nitschke, P., & Stewart, F. (2011). *Die Friedliche Pille (Peaceful Pill Handbook 4).* Exit International US, Blaine WA, USA.

Neue Zürcher Zeitung (27.09.2024). Staatsanwaltschaft will Untersuchungshaft für Sarco-Kadermann – verschärft die Politik jetzt die Sterbehilfe-Regeln? https://www.nzz.ch/schweiz/staatsanwaltschaft-will-untersuchungshaft-fuer-sarco-kadermann-verschaerft-die-politik-jetzt-die-sterbehilfe-regeln-ld.1850264 (abgerufen am 13.11.2024)

Oregon Health Authority (2021). *Oregon Death with Dignity Act. 2020 Data Summary.* Oregon Health Authority, Public Health Division, Center for Health Statistics. https://www.oregon.gov/oha/PH/PROVIDERPARTNERRESOURCES/EVALUATIONRESEARCH/DEATHWITHDIGNITYACT/Documents/year23.pdf (abgerufen am 09.01.2024)

Quill, T. E. (2007). Legal regulation of physician-assisted death—the latest report cards. *The New England Journal of Medicine,* 356(19), 1911–1913. https//doi.org/10.1056/NEJMp078061

Riepert, T., Iffland, R., & Käferstein, H. (2002). Rückgang der Suizide durch Autoabgase nach Einführung der Katalysatortechnik. *Rechtsmedizin,* 12, 24–27. https://doi.org/10.1007/s00194-002-0127-9

Schneider, A. & Schneider, N. (2019). *Vom Leben und Sterben: Ein Ehepaar diskutiert über Sterbehilfe, Tod und Ewigkeit.* Eintrag »Udo Reiter«. https://books.google.de/books?id=MSWvEAAAQBAJ&pg=PT85&lpg=PT85&dq=Eintrag+%22Reiter,+Udo%22+in+Munzinger

+Online/Personen+-+Internationales+Biographisches+Archiv,+URL:+http://www.munzin ger.de/document/00000017767&source=bl&ots=v5rtl6UZby&sig=ACfU3U0y_6pFE8GL7 TVuABCw0xm1VIgdMQ&hl=de&sa=X&ved=2ahUKEwinr8SolfyBAxV3gP0HHel0A08Q6 AF6BAgNEAM#v=onepage&q=Eintrag%20%22Reiter%2C%20Udo%22%20in%20Munzin ger%20Online%2FPersonen%20-%20Internationales%20Biographisches%20Archiv%2C% 20URL%3A%20http%3A%2F%2Fwww.munzinger.de%2Fdocument%2F00000017767&f= false (abgerufen am 09. 01. 2024)

Sinmyee, S., Pandit, V. J., Pascual, J. M., Dahan, A., Heidegger, T., Kreienbühl, G., Lubarsky, D. A., & Pandit, J. J. (2019). Legal and ethical implications of defining an optimum means of achieving unconsciousness in assisted dying. *Anaesthesia, 74*(5), 630–637. https://doi.org/1 0.1111/anae.14532

Stiftung wozz (2008). *Wege zu einem humanen, selbstbestimmten Sterben.* Vierte überarbeitete Ausgabe (deutsch). Stiftung w o z z, Stiftung zur Erforschung eines humanen, selbstbestimmten Sterbens. https://dignifieddying.nl/publicaties/DE/2008%20Wege%20zum%20hu manen,%20selbestimmten%20Sterben.pdf (abgerufen am 09. 01. 2024)

Tutu, D. (06. 10. 2016). *Archbishop Desmond Tutu: When my time comes, I want the option of an assisted death.* Washington Post. https://www.washingtonpost.com/opinions/global-opini ons/archbishop-desmond-tutu-when-my-time-comes-i-want-the-option-of-an-%20assisteddeath/2016/10/06/97c804f2-8a81-11e6-b24f-a7f89eb68887_story.html?utm_term=.f9b2 0f966490%20[%20http://perma.cc/2ZLC-NAQW%20]%20(abgerufen%20am%2018.% 20April%202018) (abgerufen am 09. 01. 2024)

van Landt, L. (14. 08. 2016). *Op-Ed: My aunt's struggle with assisted suicide: There was death, but not enough dignity.* Los Angeles Times. https://www.latimes.com/opinion/op-ed/la-oe-van-zandtassisted-suicide-20160814-snap-story.html (abgerufen am 09. 01. 2024)

Weisman, R. S., Bernstein, J. N., & Weisman, R. S. (2005). Inadequate anaesthesia in lethal injection for execution. *Lancet, 366*(9491), 1074. https://doi.org/10.1016/S0140-6736(05) 67412-0

World Health Organization (2014). *Preventing Suicide: A global imperative.* WHO Press, Genf. https://iris.who.int/bitstream/handle/10665/131056/9789241564779_eng.pdf?sequence=1 (abgerufen am 09. 01. 2024)

Worthington, A., Finlay, I., & Regnard, C. (2022). Efficacy and safety of drugs used for ›assisted dying‹. *British Medical Bulletin. 142*(1), 15–22. https://doi.org/10.1093/bmb/ldac009

Young, J. E., Jaye, C., Egan, R., Winters, J., & Egan, T. (2021). The discursive context of medical aid in dying: A paradox of control? *Social Science & Medicine, 291*,114501 https://doi.org/10.1 016/j.socscimed.2021.114501

Zimmers, T. A., Sheldon, J., Lubarsky, D. A., Lopez-Munoz, F., Waterman, L., Weisman, R., & Koniaris, L. G. (2007). Lethal injection for execution: chemical asphyxiation?. *PLoS Medicine, 4*(4), e156. https://doi.org/10.1371/journal.pmed.0040156

9 Polizei und Sterbehilfe

Roland Wefelscheid

9.1 Einleitung

Um das Thema »Polizei und Sterbehilfe« darzustellen, sollten vor Beginn folgende Grundgedanken angemerkt werden.

Vor diesem Hintergrund denkt »Polizei« sehr schnell an § 216 StGB, »Tötung auf Verlangen.« Diese Gesetzesnorm stellt unter Strafe, wenn jemand durch ausdrückliches, ernstliches Verlangen des Getöteten zu dessen Tötung bestimmt worden ist und dieses auch umsetzt. Auch bereits der Versuch fällt unter die Strafnorm.

Unstreitig dürfte sein, dass diese Strafvorschrift und die aktive Sterbehilfe nicht Gegenstand der hier zu diskutierenden Gedanken sein sollte.

Zu erörtern ist hier in erster Linie die Begleitung durch eine Ärzt:in bei einem suizidwilligen, schwer erkrankten Menschen (assistierter Suizid). Die Diskussion darüber ist vor allem aufgrund der Entscheidung vom Bundesverfassungsgericht (BVerfG) vom 26.02.2020 zum § 217 StGB, »Geschäftsmäßige Förderung der Selbsttötung«, notwendig geworden.

Der begleitete Suizid entfaltet vor dem Hintergrund der Rechtsprechung und noch nicht umgesetzten Gesetzgebung vielfältige Probleme, einmal im polizeilichen Alltag und im Weiteren bei der Bewertung durch Staatsanwaltschaften und Gerichte.

Um diese Problematiken darstellen zu können, ist es zunächst unentbehrlich, die Abläufe kriminalpolizeilicher Arbeit, im Rahmen eines Todesermittlungsverfahrens, darzustellen.

9.2 Rechtsgrundlagen/Verfahren

9.2.1 Allgemeine Vorschriften

Die Polizei ist für die Verfolgung von Straftaten sowie für die Gefahrenabwehr zuständig. Auf Grundlage des Grundgesetzes und der föderalistischen Struktur der Bundesrepublik Deutschland regelt Art. 30 des Grundgesetzes, dass die Polizei Ländersache ist. Dies wird ausgestaltet durch Gesetze der Bundesländer. Darin werden vor allem die Vorschriften der Polizei außerhalb vom Bundesrecht, vornehmlich die Gefahrenabwehr, geregelt.

Alle Polizeien der Länder sind darüber hinaus an das Bundesrecht gebunden. Dies betrifft vor allem die Strafverfolgung, wobei das Strafgesetzbuch sowie die Strafprozessordnung in erster Linie zu nennen sind. Das Strafgesetzbuch regelt, welche Handlungen in der Bundesrepublik Deutschland unter Strafe gestellt sind und die Strafprozessordnung regelt insoweit, welche Aufgaben und Befugnisse die Polizei bei der strafrechtlichen Verfolgung hat. Beispielsweise obliegt der Polizei nach § 163 StPO die Strafverfolgung (Legalitätsprinzip).

Kriminalpolizeiliche Todesermittlungen, unter denen auch beispielsweise assistierte Suizide fallen, sind aber spezialgesetzlich geregelt. Dabei bedarf es keines Anfangsverdachts einer Straftat, allein die Feststellung einer nicht natürlichen Todesart führt zum Ermittlungsauftrag.

9.2.2 Todesermittlungen nach § 159 StPO

Die sachliche Zuständigkeit im Rahmen eines Sterbefalls, Ermittlungen durch Polizei/Kriminalpolizei durchzuführen, ergibt sich aus § 159 StPO (Anzeigepflicht bei Leichenfund und Verdacht auf unnatürlichen Tod):

- Sind Anhaltspunkte dafür vorhanden, dass jemand eines nicht natürlichen Todes gestorben ist, oder wird der Leichnam eines/einer Unbekannten gefunden, so sind die Polizei- und Gemeindebehörden zur sofortigen Anzeige an die Staatsanwaltschaft oder an das Amtsgericht verpflichtet.
- Zur Bestattung ist die schriftliche Genehmigung der Staatsanwaltschaft erforderlich.

Daraus ist abzuleiten, dass die Polizei Ermittlungen aufnehmen muss, wenn Anhaltspunkte dafür vorliegen, dass jemand eines nicht natürlichen Todes gestorben ist.

Wann liegen Anhaltspunkte für einen nicht natürlichen Tod vor? Für jeden sicherlich eindeutig zu erkennen, wenn beispielsweise jemand durch den Angriff eines anderen getötet worden ist, sei es durch Waffen oder körperliche Gewalt. Ähnliche Beispiele liegen vor bei tödlichen Unfällen wie im häuslichen Umfeld, Arbeitsstellen oder im Straßenverkehr.

Es werden aber eine Vielzahl von Ermittlungsverfahren geführt, bei denen diese Eindeutigkeit nicht sogleich erkennbar ist, die Polizei aber trotzdem Ermittlungen aufnehmen muss, die ausweislich dieser Vorschrift nur durch die Staatsanwaltschaft beendet werden können.

Nach der Rechtskommentierung müssen Anhaltspunkte für den nicht natürlichen Tod konkret sein, zumindest auf die entfernte Möglichkeit einer Straftat hinweisen, insbesondere aber auch bei jungen Menschen kann sogar das Fehlen einer Erklärung für einen natürlichen Tod ausreichend sein. Gemeinhin ist anerkannt, immer dann, wenn die bescheinigende Ärzt:in keine natürliche Todesart im nicht vertraulichen Teil der Todesbescheinigung ankreuzt, hat er oder sie die Polizei hinzuzuziehen.

Als Beispiel: Das Polizeipräsidium Bochum, zuständig für die Städte Bochum, Herne und Witten (insgesamt 628.923 Einwohner) bearbeitet im Jahr etwa 1.700 Todesermittlungsverfahren. Bei einer Gesamtzahl von Sterbefällen in diesen Städten von 8.499 ist das etwa jeder fünfte. Daraus ist schon erkennbar, dass diese Ermittlungen nicht immer einen gewalttätigen Hintergrund haben.

Denn grundsätzlich dürfen nur Ärzt:innen in Deutschland den Tod eines Menschen feststellen (Madea, 2013) und sind damit verpflichtet, eine Todesbescheinigung auszufertigen, die sich aus einem nicht vertraulichen und einem vertraulichen Teil zusammensetzt. Ob Todesermittlungen beginnen, entscheidet sich an der festgestellten Todesart durch die Ärzt:in.

Gibt es keinen Hinweis auf eine nicht natürliche Todesart, so wird eine natürliche Todesart bescheinigt. In diesem Fall kommt es nicht zu polizeilichen Ermittlungen. Wird dagegen eine ungeklärte oder nicht natürliche Todesart festgestellt, muss die Polizei hinzugezogen werden. Ein Todesermittlungsverfahren wird eingeleitet. Streng muss die Todesart (natürlich, nicht natürlich, ungeklärt) von der Todesursache (Diagnosen) unterschieden werden. Leider ist die Praxis mancher Ärzt:in die, wenn er oder sie keine Todesursache findet, eine unklare Todesart zu bescheinigen. Damit werden sehr oft Ermittlungen in Fällen fehlender Hinweise auf nicht natürliche Todesarten eingeleitet.

Bei einem begleiteten Suizid durch eine Ärzt:in wird die Frage, ob es Hinweise auf äußere Einwirkungen gibt, nur mit Ja zu beantworten sein. Insoweit ist in diesen Fällen auch immer die Polizei einzuschalten.

9.2.3 Ablauf der Ermittlungen

- Die Polizei erscheint am Einsatzort und lässt sich in der Regel durch Notärzt:in und Rettungskräfte in die vorgefundene Situation einweisen und erhält die ausgefertigten Dokumente der Todesbescheinigung.
- Durch die Kriminalpolizei werden vor Ort der subjektive und objektive Sachverhalt ermittelt. Im Fokus steht hier, sowohl Hinweise zu finden, die für ein Fremdverschulden sprechen oder Feststellungen zu erlangen, die einen natürlichen Tod erklären könnten.
- Um den objektiven Sachverhalt festzustellen, führen die Beamt:innen eine kriminalistische Leichenschau durch, um etwaige Verletzungen feststellen oder ausschließen zu können. Ebenso wird das Umfeld der Fundsituation dahingehend untersucht, Anhaltspunkte zu finden, die für eine gewalttätige Auseinandersetzung sprechen oder die auf ein Unfallgeschehen hindeuten.
- Zu den subjektiven Ermittlungen gehören dann, Befragungen von Zeug:innen oder weiteren Personen, die dem/der Verstorbenen nahestanden oder sonstige Angaben zu dessen/deren Leben, Vorerkrankungen, Suchterkrankungen, u. v. m. machen können.
- Die Untersuchung durch Beamt:innen der Kriminalpolizei umfasst stets die Betrachtung auch des entkleideten Leichnams und die Fotodokumentation. Da es

sich um einen »potenziellen Tatort« handelt, werden Angehörige des Raumes verwiesen, teils ist ein Abschiednehmen nach Eintreffen der Polizei empfindlich gestört.
- Im Anschluss daran wird der Leichnam sichergestellt und an einen geeigneten Ort überführt. Dies geschieht durch eine von der Behörde ausgewählte Bestatter:in.
- Bis zur Vorlage an die Staatsanwaltschaft werden dann alle weiteren, notwendigen Ermittlungen getroffen, um den Sachverhalt abschließend bewerten zu können. Dazu gehören die Erhebung der Krankenvorgeschichte des Verstorbenen, Lebensumstände, Abhängigkeiten oder vorliegende Unfallereignisse. Mit Vorlage des Ermittlungsvorgangs bei der Staatsanwaltschaft wird ein entsprechendes Votum abgegeben, die Freigabe der Leiche zur Beerdigung zu genehmigen, wenn hinreichend schlüssige Erklärungen für einen natürlichen Tod bestehen. Sollten Unstimmigkeiten vorhanden sein, die die Sorge begründen, dass hier eine Fremdbeteiligung am Todesereignis stattgefunden haben könnte, wird eine Obduktion angeregt.
- Gelangen die Ermittlungen zu dem Ergebnis, dass beispielsweise aufgrund der Krankenvorgeschichte ein natürlicher Tod vorliegen dürfte, und wenn Verletzungsbilder fehlen, wird in der Regel die Beerdigung genehmigt. Die Angehörigen können erst dann, ohne Beteiligung von Behörden, die eigentliche Trauerarbeit und Beisetzung bewältigen. Erst jetzt darf die von den Angehörigen ausgewählte Bestatter:in den Leichnam übernehmen.
- Sollte eine Obduktion durchgeführt werden, ergibt sich danach in der Regel ein klares Ergebnis hinsichtlich der Todesart. Wird bei der Untersuchung ein natürlicher Tod attestiert, wird auch dann das Verfahren beendet.
- Sollten hier Hinweise auf ein fremdes Verschulden gewonnen werden können, wird umfänglich weiter ermittelt.

Ermittlungen dieser Art bedeuten für die Angehörigen der Verstorbenen zum eingetretenen Trauerfall erhebliche Mehrbelastungen. Dies vor allem, wenn man den Sterbezeitpunkt (kurz vor Wochenenden/mehreren Feiertagen) berücksichtigt.

In der Regel wird zuerst die Schutzpolizei zum Einsatzort entsandt, die Erstbefragungen der bescheinigenden Ärzt:in sowie der Angehörigen einleitet und den Ereignisort absichert, bis zum Eintreffen der Kriminalpolizei. Die Beamten der Kriminalpolizei stellen die objektiven und subjektiven Befunde am Sterbeort fest. Dazu gehört die Feststellung, ob es in der Wohnung Hinweise auf ein gewaltsames Betreten oder eine gewaltsame Auseinandersetzung gibt. Dazu zählt auch, ob es Auffälligkeiten in der Wohnung gibt, die gegen die Lebensgewohnheiten des verstorbenen Menschen sprechen.

Zur weiteren Erhebung des objektiven Befundes gehört auch, dass ergänzend zur Notärzt:in eine intensive, kriminalistische Leichenschau durchgeführt wird. Es wird hier insbesondere nach Leichenerscheinungen geschaut, die auf Fremdeinwirkungen hindeuten könnten.

Zur Abklärung des subjektiven Befundes werden hier intensive Befragungen der Angehörigen zur verstorbenen Person, deren Lebensgewohnheiten, deren Vorerkrankungen, letztmalige Kontakte und ggf. suizidale Tendenzen durchgeführt.

Wenn sich keine Hinweise auf das konkrete Vorliegen eines Tötungsdeliktes ergeben, wird durch die Beamt:innen der Kriminalpolizei ein Bestattungsinstitut beauftragt, welches den Leichnam aus der Wohnung verbringt. Erst dann verlassen auch die Beamt:innen den Einsatzort. In Einzelfällen kann es dann auch von Nöten sein, Hinterbliebenen den Zugang zur Wohnung zu verweigern, die Wohnung wird versiegelt.

Dies bedeutet für die Angehörigen, dass sie mitunter 2–3 Stunden mit polizeilichen Maßnahmen konfrontiert sind.

9.3 Assistierter Suizid durch einen Arzt

9.3.1 Nicht natürlicher Tod

Aufgrund der oben dargelegten Zusammenhänge ergibt sich eindeutig, dass es sich bei einem assistierten Suizid um eine nicht natürliche Todesart handelt. Insoweit müssen hier in jedem Fall polizeiliche Ermittlungen erfolgen. Hilft eine Ärzt:in beim Suizid und bescheinigt im Nachgang eine »natürliche Todesart«, so könnte dies erhebliche strafrechtliche Konsequenzen haben (§ 267 StGB Urkundenfälschung, § 277 StGB Ausstellung eines unrichtigen ärztlichen Zeugnisses). Ferner würde dies erhebliche Zweifel an dem rechtmäßig begleiteten assistierten Suizid entfalten.

9.3.2 Kriminalpolizeiliche Ermittlungen beim assistierten Suizid

Die aktuelle Gesetzeslage in Verbindung mit der Entscheidung des BVerfG stellt aktuell hohe Anforderungen an alle Beteiligten. Mit der Entscheidung des BVerfG ist ganz deutlich klargestellt, dass jedermann das Recht hat, über das Ende seines Lebens selbst zu bestimmen und zur Durchführung eines Suizids auch freiwillig angebotene Hilfe hinzuziehen darf.

Mangels einer konkreten Rechtsnorm können insbesondere die durchführenden Ärzt:innen sich derzeit nur auf Hilfskonstruktionen verlassen, um den Patient:innen helfen zu können. Organisationen für Sterbehilfe sowie durchführende, niedergelassene Ärzt:innen handeln hier in der Regel nach ähnlichen Maßstäben, die sich aus vielschichtiger Literatur ergeben. Folgende Merkmale werden dabei in der Regel berücksichtigt und sind von der Kriminalpolizei auch so erwünscht:

Freie Verantwortung der Suizident:in

- Ausschluss einer psychischen Erkrankung/Beeinträchtigung
  Darunter dürften schwere psychische Erkrankungen, fortgeschrittene Demenz und vergleichbare, die eigene Willensbildung ausschließende Störungen fallen. Ebenso dürften schwere Suchterkrankungen hier zu betrachten sein.
- Nachhaltigkeit des Suizidwunsches
  Der Suizidwunsch sollte über einen längeren Zeitraum ohne Schwankungen gegeben, geäußert und dokumentiert sein. Dies könnte angenommen werden, wenn ein derartiger Wunsch mehr als einen Monat, wiederholt und nicht wechselnd der behandelnden Ärzt:in vorgetragen wird.
  Eine Begleitung bei Gemütsschwankungen wie Liebeskummer und vergleichbaren Motiven dürfte mithin nicht in Betracht kommen.
- Information über Alternativen
  Der Suizident:in müssen klare Alternativen dazu bekannt sein und er oder sie muss darüber aufgeklärt sein. Darunter fallen Behandlungsmöglichkeiten vor allem im Rahmen der schmerzlindernden Maßnahmen oder eine palliativmedizinische Begleitung.
- Beeinflussung von außen/anderen
  Abgeprüft sein sollte, dass der nachhaltige Suizidwunsch nicht durch äußere Faktoren begünstigt oder hervorgerufen wird. Die Konstellation, dass Menschen zum Suizid gedrängt werden, dürfte jedoch in der Realität eine Rarität sein.

Wünschenswert, und so hat es sich in der kriminalpolizeilichen Praxis in Zusammenarbeit mit Staatsanwaltschaften gezeigt, ist eine umfängliche Dokumentation des Prozesses, insbesondere bei der noch nicht abschließend geregelten Gesetzeslage. Die Dokumentation sollte über folgende Dinge Auskunft geben:

- Gibt es eine gravierende Grunderkrankung und welcher Art ist diese? Medizinische Berichte; Diagnosen, Labor u.v.m. Insbesondere, wenn keine schwere Grundkrankheit vorliegt, gibt es Staatsanwaltschaften, die mit besonderem Aufwand – etwa psychiatrischen Gutachten – nach die Freiverantwortlichkeit einschränkenden psychiatrischen Erkrankungen ermitteln.
- Liegt die o. g. Freiverantwortlichkeit vor? Ist dies dokumentiert, und wie? Kann dies in der vorgetragenen Art von der Suizident:in tatsächlich so vorliegen?
- Im Regelfall sollten mindestens zwei Ärzt:innen zu dem gleichen Ergebnis kommen, dass diese Voraussetzungen vorliegen.
- Dokumentiert sein müsste, dass die Entscheidung unbeeinflusst von äußeren Faktoren erfolgte und der Mensch über die weiteren Alternativen sachgerecht aufgeklärt worden ist.
- Nicht nur der Sachvortrag der Ärzt:in ist dabei maßgeblich, sondern es sollten auch die Angehörigen dahingehend befragt werden, wie der Wille der/des Verstorbenen war. Zumeist sind diese darauf vorbereitet und können die notwendigen Antworten geben.
- Weil nur eine Ärzt:in Suizidhilfe leisten darf, sollte dann dokumentiert sein, wie die Hilfe erfolgte und wie die Patient:in selbstentscheidend den Suizid durch-

führen konnte. Insoweit ist für die polizeilichen Ermittlungen wichtig, ob der/die Verstorbene im Rahmen seiner/ihrer Erkrankung zu der beschriebenen Handlung noch fähig war, damit nicht eine Tötung auf Verlangen (§ 216) unterstellt werden muss.
- Es sollten genau die verabreichten Medikamente inklusive Dosierung dokumentiert werden.

Wegen der nicht gesetzlich geregelten Rechtslage sollten diese Feststellungen getroffen werden, um einer möglichen Strafverfolgung oder Eröffnung eines Ermittlungsverfahrens vorzubeugen.

9.3.3 Problemstellungen

Vornehmlich aus zwei Gründen ergeben sich bei der kriminalpolizeilichen Sachbearbeitung und Bewertung durch die Staatsanwaltschaften oder Gerichte Probleme, wie mit derartigen Sachverhalten umzugehen ist, nämlich ob ein Ermittlungsverfahren eingestellt oder gar ein Strafverfahren eingeleitet wird.

- Hier stellt das BVerfG in seinen Leitsätzen im Punkt 3.b) darauf ab, dass sich die Entscheidung in einem Spannungsfeld unterschiedlicher Schutzaspekte bewegt. Konkret das Selbstbestimmungsrecht, das eigene Leben beenden zu dürfen sowie im Gegenspiel dazu das hohe Rechtsgut, das Leben zu schützen.
- Weiterhin ist von Tragweite, dass genauso wie bei den verschiedenen Vorlagen im Rahmen der Gesetzesinitiative auch bei Kriminalbeamt:innen und Jurist:innen die verschiedensten Haltungen vorhanden sind. (Ethik, religiöse Einstellungen, grundsätzliche Rechtsauffassungen etc.).

Im kriminalpolizeilichen Alltag sind assistierte Suizide eher eine Seltenheit. Dies liegt mit hoher Wahrscheinlichkeit daran, weil sich die palliativmedizinische Betreuung und Begleitung schwerkranker Menschen bis zum heutigen Tage deutlich verbessert hat. Den Menschen ergeben sich viele Möglichkeiten, am Lebensende würdevoll sterben zu können.

Sicher ist, dass in den verschiedenen Bundesländern diese Sachverhalte nicht landeseinheitlich bearbeitet und auch nicht einheitlich staatsanwaltschaftlich oder gerichtlich bewertet werden.

Weil man sich hier in einem Bereich kriminalpolizeilicher Ermittlungen bewegt, der nicht in eine Kriminalstatistik einfließt, sind keine landeseinheitlichen oder bundeseinheitlichen validen Aussagen zu treffen.

Es ist bekannt, dass in einigen Behörden sehr umfangreich ermittelt wird, hingegen es in anderen Behörden eher zur Einstellung der Ermittlungsverfahren kommt.

Teilweise werden Obduktionen durchgeführt, einmal um den Nachweis einer tatsächlich vorhandenen schweren Erkrankung zu führen. Wobei dann im Weiteren bei einer toxikologischen Untersuchung auch geprüft wird, ob tatsächlich das angegebene Mittel benutzt worden ist. Weiterhin ergehen Ermittlungsaufträge an die

Behörden, Angehörige oder beteiligte Ärzt:innen zu vernehmen, um so sicher die bestehende Erkrankung, den eigenverantwortlichen Willen, die Fähigkeit die Handlung zur Selbsttötung durchzuführen und die Nachhaltigkeit des Suizidwunsches zu ermitteln.

Anhand persönlicher Mitteilungen erscheint es aktuell so zu sein, dass in den größeren Behörden eher die Ermittlungen bei Einhalten der oben skizzierten Sorgfaltsmaßnahmen rasch eingestellt werden.

9.4 Palliative Sedierung/Tötung auf Verlangen

Von Fachverbänden wird teilweise die palliative Sedierung als Alternative zum assistierten Suizid empfohlen (Deutsche Gesellschaft für Palliativmedizin, 2014). Todesermittelnde sind es – auch aufgrund der Ausweitung ambulanter Palliativmedizin – mittlerweile gewohnt, bei Verstorbenen auch im häuslichen Umfeld Infusionslösungen mit hochwirksamen Medikamenten (z. B. Morphin, Midazolam) vorzufinden, die offenkundig bis zum Todeseintritt liefen. Insofern löst dies in aller Regel auch keine nennenswerte zusätzliche Ermittlung aus, da die Situation nachvollziehbar mit Leiden verbunden war, die mit Medikamenten gelindert werden mussten. Ganz anders allerdings stellt sich die Situation dar, wenn Zeugen angeben: »Dann kam der Arzt oder der Pfleger, hat eine Infusion angehängt, und meine Mutter ist sofort verstorben.« Oder aber, wenn es etwa in einem Pflegeheim Hinweise darauf gibt, dass derlei Infusionen vom Pflegepersonal »aus Mitleid« und nicht bedingt durch akute Symptome schneller gestellt werden. Im ersteren Fall wird sich eine Ermittlung wegen des Verdachts auf ein Vergehen gegen § 216 (Tötung auf Verlangen) anschließen, im letzteren möglicherweise sogar wegen § 211, § 212 (Totschlag, Mord).

Hier besteht sehr hohe polizeiliche Aufmerksamkeit, da es in der Vergangenheit in Einzelfällen zu unerträglich langen unentdeckten Patient:innentötungen durch Einzelpersonen kam.

Insofern kann aus polizeilicher Sicht nur dringend angeraten werden, die Technik der palliativen Sedierung außerhalb der offenkundigen Sterbephase nicht in Situationen »existenziellen Leids« oder sonstiger eher schwammiger Indikationen einzuleiten, sondern hier die Indikation nur bei objektiv nachvollziehbaren Leidenszuständen wie Erstickung, Vernichtungsschmerz oder ähnlichem zu stellen. Daher ist Propagierung der palliativen Sedierung als Alternative zum assistierten Suizid aus polizeilicher Sicht mit nicht unerheblichen Rechtsrisiken verbunden.

Welche Belastungen dies für eine Ärzt:in haben kann, ergibt sich aus der Ermittlung gegen die Internistin Dr. Mechthild Bach. In der Paracelsus-Klinik in Langenhagen soll sie 13 Krebspatient:innen durch zu hohe Gaben von Morphium und Diazepam getötet haben. Bach hat diese Vorwürfe stets bestritten. Sie kam zeitweilig in Untersuchungshaft und verlor ihre ärztliche Zulassung. Gutachter auf Seiten der Staatsanwaltschaft war der Bochumer Schmerzmediziner Prof. Michael

Zenz, der ihr vorwarf, die Grundlagen der Tumorschmerztherapie überhaupt nicht zu beherrschen. Daher läge auch keine legale indirekte Sterbehilfe vor.

Nachdem der Vorsitzende Richter am Landgericht Hannover erklärt hatte, dass in zwei der Todesfälle auch eine Verurteilung wegen Mordes in Betracht komme (Fertmann, 2011), nahm sich Bach mit einer Überdosis Morphium das Leben (Wikipedia, 2021).

9.5 Fazit/Ausblick

Mit dem Urteil vom 26.02.2020 hat das BVerfG den bis dahin gültigen Paragrafen 217 StGB für nichtig erklärt. Damit ist Ärzt:innen die Möglichkeit gegeben, einen begleiteten Suizid durchzuführen. Bislang liegen aber nur die Begründung und Leitsätze aus dem Urteil vor sowie der Auftrag an den Gesetzgeber, eine Vorschrift zu schaffen, die dem Spannungsfeld der begleitenden Rechtsgüter entspricht.

Im Juli 2023 konnte die gesetzgebende Instanz dann kein Gesetz verabschieden, um den Auftrag des BVerfG zu entsprechen. Aus Sicht der Verfolgungsbehörden wäre es sicherlich wünschenswert gewesen, dass hier eine klare Regelung geschaffen worden wäre.

Vor dem Hintergrund der nun bestehenden Rechtslage (Entscheidung des BVerfG) kann man annehmen, dass ein begleiteter Suizid in Freiverantwortlichkeit und eigenem Handeln straffrei und von dem höchsten Gericht so gewünscht ist.

Das mag auch zutreffen, wenn sich dieser Umstand am Ende eines Ermittlungsverfahrens (ohne Einleitung eines Strafverfahrens) so bestätigt. Oder wenn im Ergebnis mit Abschluss eines Gerichtsverfahrens festgestellt wird, dass die Hilfe zulässig war. Größere Organisationen, die begleitete Suizide durchführen, werden in der Regel juristisch eng beraten und deren handelnden Ärzt:innen sind mit dem Vorgehen der Ermittlungsbehörden vertraut.

Wenn jedoch einzelne Ärzt:innen, etwa aus dem Bereich der Palliativmedizin, Suizidbegleitungen durchführen, so scheint der Ermittlungsaufwand höher zu sein. Dies hat natürlich keine rechtliche Ursache, einige Staatsanwaltschaften finden das aber so selten und damit auffällig, dass ein größerer Ermittlungsaufwand betrieben wird.

Neben den o. g. Erstbefragungen kann es für Angehörige bedeuten, dass sie teilweise im Auftrag der Staatsanwaltschaft zur Vernehmung vorgeladen werden, um zum Krankheitsverlauf, den sich entwickelnden Sterbewunsch, der Freiverantwortlichkeit und der Fähigkeit des eigenen Handelns befragt zu werden.

Auch die zuständige Ärzt:in kann im Rahmen einer Zeugenvernehmung bei der Polizei befragt und aufgefordert werden, Angaben zu machen. Dies insbesondere zur gesicherten Diagnose einer schweren Erkrankung, der Entwicklung des Sterbewunsches, der Freiverantwortlichkeit sowie der Fähigkeit, ob die/der Betroffene tatsächlich in der Lage war, die letzte Handlung selbstständig vorzunehmen.

Es kann für Angehörige und Ärzt:innen je nach Sicht der zuständigen Ermittlungsbehörden geschehen, dass weitere Gutachten eingeholt werden, aber auch insbesondere eine Obduktion des verstorbenen Menschen angeordnet wird, um die vorgebrachten bestehenden Erkrankungen zu prüfen. Ferner werden auch Untersuchungen durchgeführt, ob das angegebene Präparat, welches bei der Suizidhilfe genutzt worden sein soll, tatsächlich angewandt worden ist.

Dies bedeutet für Angehörige neben der Trauerarbeit extreme zusätzliche Belastung. Ebenso haben niedergelassene Ärzt:innen erhebliche Einschränkungen hinzunehmen. Sie müssen polizeiliche Termine wahrnehmen oder es kommt dazu, dass die Polizei Krankenakten mit Beschlagnahmebeschluss oder Durchsuchungsbeschluss sicherstellt. Hier droht ihnen möglicherweise eine schlechtere Außenwahrnehmung, wenn andere Menschen dies mitbekommen.

Aus diesen Gründen wäre es aus Sicht der Ermittlungsbehörden sehr hilfreich gewesen, wenn eine klare gesetzliche Regelung geschaffen worden wäre. Hier hätte man bestimmte Tatbestandsmäßigkeiten abprüfen können, und es wären klare Regelungen vorhanden, welche Voraussetzungen für den begleiteten Suizid vorliegen müssen.

Literatur

Deutsche Gesellschaft für Palliativmedizin (2014). Ärztlich assistierter Suizid: Reflexionen der Deutschen Gesellschaft für Palliativmedizin. *Medizinrecht*, 32(9), 643–646. https://link.springer.com/article/10.1007/s00350-014-3818-9 (abgerufen am 09.01.2024)

Fertmann, L. (19.01.2011). *Mediziner-Prozess. Richter spricht nun auch von »Mord« durch Krebsärztin.* Hamburger Abendblatt. https://www.abendblatt.de/region/article107935057/Richter-spricht-nun-auch-von-Mord-durch-Krebsaerztin.html (abgerufen am 09.01.2024)

Madea, B. (Hrsg.) (2013). *Die ärztliche Leichenschau. Rechtsgrundlagen, Praktische Durchführung, Problemlösungen.* Springer, Heidelberg.

Wikipedia (2021). Mechthild Bach (Medizinerin). https://de.wikipedia.org/wiki/Mechthild_Bach_(Medizinerin)#cite_note-6 (abgerufen am 09.01.2024)

10 Sterbehilfe aus Sicht der Pflege

Rita Gabler

10.1 Einleitung

10.1.1 Öffentlicher Diskurs zum Thema »assistierter Suizid«

In meinen Rollen als Krankenschwester, Palliative-Care-Fachkraft sowie nun als Hospizleitung beschäftigt mich das Thema »Sterbehilfe« und der damit verbundene Streitpunkt des »assistierten Suizids« seit mehr als 40 Jahren. Fachleute aus Politik, Theologie, Ethik sowie Philosophie werden hierzu häufig befragt, wodurch sie maßgeblich an der Meinungsbildung sowie der Gestaltung von Verhaltensrichtlinien im Umgang mit der Thematik beteiligt sind. Eine Problematik besteht jedoch darin, dass diese Personengruppen oft wenig bis keine praktische Erfahrung im Umgang mit schwer symptombelasteten Menschen in der Endphase des Sterbens haben. Ein informeller Austausch mit den Betroffenen sowie den Direktversorgenden ist in diesem Kontext deshalb von entscheidender Bedeutung.

10.1.2 Die Rolle der Pflege in der Sterbehilfedebatte

Pflegende besitzen einen umfassenden Erfahrungsschatz und spezielle Kenntnisse im Umgang mit Schwerkranken und Sterbenden. In der derzeitigen Debatte um den »assistierten Suizid« wird diese Berufsgruppe jedoch wenig eingebunden. Palliative Haltung steht niemals für sich allein, sondern wirkt immer über größere »Sinneinheiten« (Eurich, 2013), d.h. über Gruppierungen von Menschen, die mit ähnlichen Wertvorstellungen gleiche Ziele verfolgen. Akteure solcher »Sinneinheiten« im Bereich der Palliativversorgung sind Mitarbeitende in ambulanten Palliativteams, stationären Hospizen, Palliativstationen, psychoonkologischen und psychosozialen Beratungsstellen sowie ehrenamtliche Helfergruppen. Die individuelle Lebensgeschichte sowie der berufliche Erfahrungshintergrund der dort agierenden Personen üben dabei entscheidenden Einfluss auf die gemeinsame Haltungsfindung aus. Eine Gruppe Gleichgesinnter kann nur dann eine positive Handlungsenergie entwickeln, wenn sich der Einzelne im angestrebten Zielgebiet mit seinen Wertvorstellungen wiederfindet. Diese Wertvorstellungen gilt es im Vorfeld zu reflektieren, zu respektieren aber auch selbstkritisch im Sinne der Vermeidung einer ideologischen Ausrichtung zu hinterfragen. In Bezug auf das Thema »Sterbehilfe« herrscht hier allerdings ein deutliches Ungleichgewicht. Die Zugrichtung wird derzeit überwiegend durch Ärzt:innen sowie angrenzende akademische Berufsgruppen bestimmt, während Pflegende den körperlich und emotional größeren Anteil der Versorgung zu bewältigen haben und meist auch in einem wesentlich engeren Bezug zu den Betroffenen stehen.

Der folgende Abschnitt soll einen tieferen Einblick aus Sicht der palliativpflegerischen Praxis geben. Anhand meiner beruflichen Entwicklungsgeschichte möchte ich im Folgenden aufzeigen, wie sich meine Einstellung zum Thema Sterbehilfe im Laufe der Jahrzehnte entwickelt hat und weshalb es wichtig ist, dass sich Pflegende aktiv in die Diskussion mit einbringen.

10.2 Sterbehilfe aus Sicht der Pflege – meine persönliche Erfahrung

10.2.1 Kindheit und erste Erfahrungen

Ich wurde in den 1960er Jahren auf einem bayerischen Bauernhof als viertes von fünf Kindern geboren. Mein Vater arbeitete neben der Landwirtschaft in einer Fabrik, während meine Mutter sich um Haushalt, Kinder und den Hof kümmerte. An den Wochenenden ging mein Vater in sein Jagdrevier, während meine Mutter Krankenbesuche bei Nachbarn und Verwandten machte, wobei ich sie begleiten durfte. Ich erinnere mich noch lebhaft an den stechenden Geruch offener, infizierter Wunden, der einem schon beim Eintreten in die alten Häuser entgegenströmte. Unvergessen bleibt mir auch der schwere Dunst in den Schlafkammern alter Menschen, unter deren Betten oftmals noch die ungeleerten Nachttöpfe standen. Gleichzeitig gab es jedoch auch den Duft von Kamillen- und Pfefferminzblättern, die man zum Trocken über den Kachelöfen aufgehängt hatte. Schnell wurde mir bewusst, was es bedeutete, wenn ein besonders süßlicher Geruch in der Luft lag und alle plötzlich sehr leise miteinander sprachen. Wenige Tage danach schlichen wir Kinder zum »Leichenhaus«, um einen kurzen Blick auf den offenen Sarg zu erhaschen.

Das Wort »Krebs« jagte uns damals große Angst ein. Menschen, die daran erkrankten, das wussten wir bereits, waren nicht mehr zu retten und einem langen schmerzhaften Siechtum ausgeliefert. Bei diesem »Krebs«, so unsere bildhafte Vorstellung, musste es sich um ein ganz besonders bösartiges Tier handeln, dass in den Körpern der Kranken wütete und einen von innen auffraß. Bei mir verstärkten sich diese inneren Bilder zusätzlich durch das Zusammentreffen mit den Erkrankten. Ihre schmerzverzerrten Gesichter und ihr Leiden sind mir eindrücklich in Erinnerung geblieben. Nicht selten flehten die Betroffenen meine Mutter an, doch bitte den Vater zu holen, damit er sie mit einem Schuss aus seinem Jagdgewehr erlösen möge. Das einzige Medikament das man damals vom Hausarzt angeboten bekam, war die gute alte Spalt®-Tablette, ein leicht schmerzstillendes Medikament. Für die Wohlhabenderen machte der Hausarzt auch mal eine Ausnahme und verabreichte

Morphium, gerne im Tausch gegen einen großen Räucherschinken und einen Sack Kartoffeln. Zur damaligen Zeit war dies gängige Praxis und wurde allgemein geduldet.

10.2.2 Ausbildung zur Krankenschwester und prägende Berufsjahre

Als ich nach Beendigung meiner Schulzeit eine Ausbildung in der Krankenpflege begonnen habe, erhielt ich einen tiefen Einblick in das Wesen und die Abläufe verschiedener Kliniken der 1970er Jahre. Zu dieser Zeit war es normal, nachts um drei Uhr die halbe Station im Akkord zu waschen, um den Tagdienst zu entlasten. Gute Schmerztherapie gab es nicht oder nur sehr unzureichend und eine Gabe von Opiaten war nur im äußersten Notfall vorgesehen. In einem dieser Krankenhäuser gab es ein bekanntes und gefürchtetes Phänomen: Menschen, die, vermutlich von Schmerzen geplagt, keinen Ausweg mehr sahen oder ohne psychologische Hilfe mit ihrer Verzweiflung allein blieben, gingen hoch in den siebten Stock und sprangen aus dem ungesicherten Fenster. Diese Sprünge endeten immer tödlich und waren für die Angehörigen sowie für das Personal hoch traumatisierend. Diese Suizide waren in den meisten Fällen das Ergebnis einer palliativmedizinischen Mangelversorgung, die sich vermutlich aus dem damals vorherrschenden allumfassenden Glauben an eine kurative Medizin heraus entwickelt hatte. Ein angepasstes Curriculum in der Ärzteausbildung, das Schmerztherapie und Palliativversorgung beinhaltete, gab es noch nicht und Pflegende hatten kein Mitspracherecht. Die Verschlechterung des Zustands einer kranken Person oder gar deren Tod galt oftmals als ärztliches Versagen und wurde entsprechend ausgeblendet. Die Konsequenz war, dass schwer leidende und sterbende Personen wesentlich kürzer oder nicht mehr visitiert wurden und man die Versorgung zuletzt allein den Pflegenden überließ.

10.2.3 »Bitte hilf mir, ich will sterben, ich kann und will nicht mehr«

Einer meiner ersten Einsätze als Schwesternschülerin war auf einer AIDS-Station einer großen Münchner Klinik. Das Thema HIV beherrschte damals die Medien. Die sog. »Schwulenseuche«, wie sie oft herablassend genannt wurde, verbreitete Angst und Schrecken. Die Medizin suchte händeringend nach Therapiemöglichkeiten, ein nachvollziehbares wissenschaftliches Bestreben mit teilweise fatalen Auswirkungen für die Betroffenen. In dieser Zeit habe ich miterlebt, wie junge kranke Personen im Sinne der Wissenschaft nahezu seelisch und körperlich misshandelt wurden. Mehrmalige Blutabnahmen, Punktionen der Leber, des Knochenmarks und Rückenmarkskanals sowie wiederholte indiskrete Fragen zu Privatleben und Sexualpraktiken der Betroffenen waren die Regel. Eine psychologische oder spirituelle Unterstützung war nicht vorhanden. In dieser Zeit begegnete ich einem jungen Patienten im weit fortgeschrittenen Stadium seiner Erkrankung.

Der Fall Michael M.

Michael M. wog nur noch knapp 40 kg. Sein Körper war übersät mit sog. Kaposi-Sarkomen, einer sehr bösartigen Tumorform der Haut und der Schleimhäute, heute bekannt als AIDS-definierende Krebserkrankung. Das Atmen fiel ihm aufgrund eines Toxoplasmose-Befalls der Lunge sehr schwer. Er war geplagt von hohem Fieber und nahm nur noch schluckweise Flüssigkeit zu sich. Seine Familie hatte sich aufgrund seiner Homosexualität bereits vor Jahren von ihm losgesagt. Er bekam niemals Besuch und sah die meiste Zeit nur teilnahmslos aus dem Fenster. Der Krankheitsverlauf spitzte sich zu, als weitere Sarkome im Inneren des Mundes und Rachens auftraten, die zunehmend größer wurden und über kurz oder lang die Atemwege zu verlegen drohten. Neben Schmerzen, Atemnot und Einsamkeit plagte ihn nun auch noch die berechtigte Angst, qualvoll zu ersticken. Eines Abends, als ich bei ihm im Zimmer war, um ihn zu waschen, nahm er mir den Waschlappen aus der Hand und bat mich darum, mich zu ihm zu setzen. Entgegen allen Hygienevorschriften setze ich mich auf sein Bett und nahm seine entgegengetreckten Hände in die meinen. Mit zitternder Stimme und flehendem Blick bat er mich: »Bitte hilf mir, ich will sterben, ich kann und will nicht mehr.« Als ich ihm kopfschüttelnd zu verstehen gab, dass dies für mich unmöglich wäre, drückte er meine Hände noch fester und stieß verzweifelt die Bitte hervor: »Dann sag mir wenigstens, gibt es ein Danach?«

Wie viel Leid und Ablehnung musste dieser junge Mensch bereits erlebt haben, dass er sich eine Schwesternschülerin ausgesucht hatte, um ihr seine Sorgen und Ängste zu schildern und ihr letztlich die existenziellste aller Fragen zu stellen. Die Antwort, die ich ihm gab, kam aus tiefstem Herzen und enthielt in einem Wort all mein damaliges Verständnis über das Werden und Vergehen unseres Daseins. Kaum hatte ich es ausgesprochen, richtete er sich in seinem Bett schwer atmend auf, legte seinen Kopf an meine Schulter und weinte wie ein Kind, während ich ihn mit meinen 22 Jahren wie eine Mutter in meinen Armen hielt. Das Zusammentreffen mit Michael M. war, im Nachhinein betrachtet, nicht nur die Geburtsstunde der Palliativschwester in mir, es war auch mein endgültiger Eintritt ins Erwachsenenalter. Diese Begegnung hat mir verdeutlicht, dass Pflege im Bereich der Palliativversorgung eine elementar wichtige Rolle spielt, vor allem, wenn Raum und Zeit für zwischenmenschliche Begegnung bleibt. Gleichzeitig hat das Zusammentreffen meinen Blickwinkel auf das Thema »sterben wollen, aber nicht sterben dürfen« frühzeitig geschärft.

10.2.4 Intensivmedizin versus Menschlichkeit

Nach Beendigung meiner Ausbildung arbeitete ich in München auf einer großen Intensivstation. Ich liebte die Herausforderung und den Adrenalinkick, der sich im Gehirn breitmachte, wenn ein Notfall durch die Tür geschoben wurde. Auf einer Intensivstation geht es darum, Leben zu retten, schnell zu reagieren und Wissen gezielt und erfolgreich einzusetzen. Ich war fasziniert von der Gerätemedizin und gleichzeitig schockiert, dass die Methoden der Lebensverlängerung oftmals auch zu einer schier unerträglichen Leidensverlängerung führten. Oft waren es die Pflegenden, die manchen Ärzt:innen Einhalt geboten haben, wenn sie nach einer Stunde Reanimation immer noch alles versuchten, um einen totkranken, hochbetagten Menschen nach einem Herzinfarkt wieder ins Leben zu holen. Wie fremdgesteuert wurde dabei oft gehandelt, als gäbe es nur einen Weg, dem es zu folgen galt, auch wenn längst erkennbar war, dass es keine Rettung mehr gab. Der folgende Fall soll dies exemplarisch aufzeigen.

Der Fall Anna P.

Anna P. war 56 Jahre alt und eine überaus hübsche, gepflegte Frau. Sie leitete bis zu diesem Vorfall eine Werbeagentur in München. Ihre beiden Töchter, die sie allein großgezogen hatte, waren bereits erwachsen. Anna P. kam mit Verdacht auf eine zerebrale Blutung zu uns. Bei ihrem Eintreffen bestanden eine Halbseitenlähmung sowie eine irritierende Sehstörung, die dazu führte, dass sie die Augen stets geschlossen hielt. Die Behandlung begann sofort und schien anfänglich erfolgreich zu sein. Zwischen Neurologen und Neurochirurgen wurden heftige Diskussionen geführt, aber man kam zu keinem wirklichen Ergebnis, wie es letztlich weitergehen soll. Immer wieder betonte die Patientin, dass sie keinesfalls an eine Beatmungsmaschine wolle, sollte es zu einer deutlichen Verschlimmerung ihres Zustandes kommen. Ihr Äußeres, auf das sie immer besonderen Wert gelegt habe, und ihre Selbstbestimmung seien ihr »heilig.« Gingen diese verloren, wäre für sie ein Leben nicht mehr lebenswert. Die Töchter waren jeden Tag vor Ort, das Verhältnis war überaus liebevoll.

Nach einer Woche kam es zu einer plötzlichen Verschlechterung ihres Zustandes. Anna P. wurde beatmungspflichtig. Obwohl sie mehrmals deutlich betonte, sie wolle niemals an Maschinen angeschlossen sein, dauerte es nur wenige Minuten, bis sie intubiert wurde. Während die Töchter bei ihrem Eintreffen inständig darum baten, dem Willen der Mutter wie festgeschrieben nachzukommen, bestanden die Ärzt:innen darauf, alle Möglichkeiten auszuschöpfen. Gespräche mit den Töchtern fanden ab diesem Zeitpunkt nur noch sporadisch im Vorbeigehen oder gar nicht mehr statt. Anna P. lag nach dem Beginn der Beatmung knapp fünf Monate auf unserer Intensivstation. Das Gehirn war zu diesem Zeitpunkt bereits irreversibel geschädigt. Als Pflegende waren wir uns unklar darüber, wie wir die weitere Grundversorgung durchführen sollten, zumal sich die Haut beim Waschen mittlerweile vom Körper löste. Die Töchter kamen nicht mehr zu Besuch, da sie den Anblick ihrer Mutter und deren Geruch nicht mehr ertragen konnten, wie sie uns in einem Brief zu verstehen gaben. Irgendwann wurde doch beschlossen, die Beatmung abzustellen. Als sie verstorben war, wussten wir nicht, wie wir sie aus dem Intensivbett heraus in den Kühlraum der Klinik transportieren sollten, da der körperliche Zerfall bereits begonnen hatte. Wir hatten Monate lang eine Frau künstlich am Leben gehalten, die so niemals sterben wollte. Zurück blieben zwei Töchter, für immer belastet mit den Bildern ihrer fast hirntoten Mutter und einem Gefühl der Ohnmacht. Zurück blieb auch ein missachteter Patientinnenwille, ein ignoriertes Recht auf Selbstbestimmung und eine Menschenwürde, die aufs Gröbste verletzt wurde.

10.2.5 »In meiner Schicht darf menschenwürdig gestorben werden«

In den 1980er Jahren lernte ich Dr. Jürgen Bickhardt, internistischer Chefarzt am Krankenhaus Erding, kennen. Ein Arzt, der schon damals andere Wege in der Begleitung Sterbender ging. Er verstand es zuzuhören und auf die geäußerten Bedürfnisse Betroffener einzugehen. Während in anderen Kliniken Sterbende noch in Stationsbäder abgeschoben wurden und zwischen Infusionsständern und Nachtstühlen ihre letzten Stunden verbrachten, befestigte er ein großes Plakat quer über dem Gang seiner Station mit der Aufschrift: »*Auf meiner Station darf menschenwürdig gestorben werden.*« Er optimierte die Schmerztherapie und hatte keine Hemmungen, bei aussichtsloser Lage die Beatmungsmaschine abzustellen, was damals immer wieder für Diskussionen sorgte. Oft genug hörte ich, wie man ihn öffentlich als »romantischen Spinner« bezeichnete. Aus diesen »Spinnereien« entstand jedoch 1994 einer der ersten Hospizvereine in Bayern, aus dessen Wurzeln sich später das Erdinger Palliativteam gründete.

Er war Mitglied im Ethikrat, hielt jahrzehntelang Schulungen für Ärzt:innen zur Palliativversorgung und war wegweisend in der Gestaltung der Broschüre zur Patientenverfügung und Vorsorgevollmacht (siehe »Vorsorge für Unfall, Krankheit, Alter durch Vollmacht, Betreuungsverfügung, Patientenverfügung« des bayerischen Staatsministeriums der Justiz). Den Bau eines regionalen Hospizes in Erding, das letztlich auf seiner Philosophie von einer menschenwürdigen Lebensendversorgung gründete, konnte er leider nicht mehr erleben. Seine letzten Lebensjahre widmete er besonders intensiv dem Selbstbestimmungsrecht von Schwerstkranken und Sterbenden.

Als er im Jahr 2018 mit 83 Jahren an einem unheilbaren Tumor erkrankte, wählte er nach Ausschöpfung aller Therapiemöglichkeiten einen ihm angemessenen Weg des Abschieds. Sehr bewusst und selbstbestimmt gestaltete er seinen letzten Weg. Es war diese Unbeugsamkeit, sich für die Rechte Sterbender und deren Selbstbestimmung einzusetzen, die mich immer wieder beeindruckt und nachhaltig geprägt hat. Einer seiner bekanntesten Sätze wurde 2005 im Bayerischen Ärzteblatt veröffentlich und enthält folgende Botschaft: »[…] dass ärztliche Fürsorge immer in den Respekt vor den Wünschen und dem Willen des Betroffenen eingebettet sein müsse und dass das Recht auf Leben von den Ärzten oftmals fälschlicherweise als Pflicht zum Leben missverstanden würde« (Leder, 2005).

10.2.6 Einstieg in die Palliativversorgung

Nach den Jahren auf einer interdisziplinären Intensivstation folgte eine Ausbildung zur Lehrerin für Pflegeberufe sowie die Lehrtätigkeit an der Hebammenschule der Uniklinik München/Maistrasse. Der im Jahr 1994 von Dr. Jürgen Bickhardt gegründete Christophorus Hospizverein suchte zu dieser Zeit eine Projektleitung für das neu zu gründende ambulante Palliativteam. In der Zwischenzeit war ich Mutter geworden. Meine Familie und die Lehrtätigkeit an der Hebammenschule erfüllten mich mit Zufriedenheit. Davon abgesehen war ich nach den Erfahrungen der vergangenen Jahre der festen Meinung, dass die Medizin weiter denn je von einem menschenwürdigen Umgang mit dem Sterben entfernt war. Trotzdem ließen sich die vielen negativen Erfahrungen, die ich gemacht hatte, nicht einfach ausblenden.

Das Beispiel »Michael M.« und sein Wunsch, sterben zu dürfen, waren mir in den vergangenen Jahren auf ganz unterschiedliche Weise immer wieder begegnet. Nach einer Anfrage des Christophorus Hospizvereins Erding bezüglich des Aufbaus eines Spezialisierten Ambulanten Palliativteams (SAPV) fuhr ich in die Nähe der dortigen Klinik, setzte mich auf eine nahegelegene Bank mit Blick auf das mittlerweile in die Jahre gekommene Klinikgebäude und ließ all die Erlebnisse und Erfahrungen der vergangenen Jahrzehnte Revue passieren. Hatte sich in den letzten 25 Jahren nicht doch etwas zum Besseren verändert? Einerseits gab es wirksamere Medikamente und die Hospizbewegung hatte auch in Deutschland Einzug gehalten, andererseits war palliatives Denken und Handeln in den meisten Kliniken immer noch nicht beheimatet. Sollte ich als Pflegende etwas verändern wollen, dann war jetzt der richtige Zeitpunkt dafür.

Im Januar 2007 gab ich dem damaligen 1. Vorsitzenden des CHV Erding meine Zusage, bei dem geplanten Projekt mitzuwirken. Nach zwei Jahren Planungsphase gründeten wir im Jahr 2011 das SAPV Team Erding. Schnell wuchs die Zahl der von uns ambulant versorgten Patient:innen auf bis zu 500 im Jahr. Entscheidungen wurden in interdisziplinärer Zusammenarbeit getroffen, wobei der Wille der Betroffenen und deren Angehörigen stets als maßgebender Leitfaden angesehen wurde. Nach Jahrzehnten, in denen ich den Glauben an ein Sterben in Würde aufgegeben hatte, erlebte ich endlich, dass man auch andere Wege gehen kann. Das Team entwickelte ein enormes Fachwissen und die Pflegenden innerhalb des Teams ein großes berufliches Selbstbewusstsein. Trotz aller palliativmedizinischer Kompetenz und einem überragenden Engagement aller, gab es jene Krankheitsverläufe, die auch uns deutlich die Grenzen des Machbaren aufzeigten, wie folgender Fall aufzeigen soll.

10.2.7 »Leider ist es nun auch für die Schweiz zu spät«

Der Fall Peter L.

Peter L. war ein stattlicher Mann und leidenschaftlicher Jäger. Er lebte mit seiner Frau in einem idyllischen Haus mit großem Obstgarten. Herr L. hatte vor einem Jahr die Diagnose »amyotrophe Lateralsklerose (ALS)« erhalten. Eine bis heute unheilbare neurologische Erkrankung, bei der es zur Degenerierung von Nervenzellen in Gehirn und Rückenmark kommt, bis hin zur vollständigen Lähmung der Muskulatur bei verbleibendem Bewusstsein. Die größte Sorge der Betroffenen ist der mit einer zunehmenden Schwäche der Atemmuskulatur einhergehende Erstickungstod.

Peter L. hatte sich eingehend informiert und wusste bereits sehr viel über seine Erkrankung. Betreut wurde er bereits über das Friedrich-Baur-Institut in München, eine Forschungseinheit der Ludwig-Maximilians-Universität (LMU) München, die sich intensiv mit neuromuskulären Erkrankungen auseinandersetzt und gerade im Bereich ALS eine führende Rolle einnimmt. Seit einigen Tagen lehnte Peter L. jedoch jede weitere Form der Behandlung ab, worauf hin uns sein Hausarzt kontaktierte. Als wir Peter L. bei unserem ersten Hausbesuch kennenlernten, saß er schon schwach aber immer noch aufrecht in seinem Lehnstuhl. Nachdem wir ihm alle Möglichkeiten der palliativmedizinischen Versorgung bei ALS aufgezeigt und ihm unsere Hilfe und Unterstützung zugesagt hatten, schmunzelte er nur und schrieb auf seinem Sprachcomputer: »Ich weiß, wie diese Krankheit enden wird. Alles, was ich will, ist, dass Sie mir beim Sterben helfen, da ich es selbst nicht mehr schaffe. Leider ist es nun auch für die Schweiz zu spät.« Es herrschte nachdenkliche Stille im Raum als er schon die nächste Botschaft auf seinen Sprachcomputer tippte: »Für mich wäre es am schönsten, ich könnte draußen in meinem Jagdrevier durch meine eigene Waffe sterben, wie ich das auch jedem waidwunden Tier zugestehen würde.«

Geradezu heiter präsentierte er uns die getippten Sätze immer mit einem verschmitzten Lächeln auf den Lippen. Er wusste genau, in welchem moralischen Dilemma wir uns letztlich befanden. Ein psychiatrisches Konsil hatte schon vorher eine Depression ausgeschlossen. Seine Frau befürchtete trotzdem, er könnte sich etwas antun und hatte alle Jagdwaffen aus dem Haus entfernt. Peter L. war zu diesem Zeitpunkt kaum mehr bewegungsfähig und konnte mit dem Rollator nur noch wenige Schritte zurücklegen.

Nach diesem Hausbesuch folgten kontroverse Diskussionen im Team. Als seine Frau eines nachmittags einkaufen ging, hatte er unter Mobilisation all seiner verbleibenden Kräfte eine vorher gut verborgene Handfeuerwaffe aus dem Versteck geholt und sich mit dieser anschließend bäuchlings bis an seinen Lieblingsplatz unter einem Apfelbaum in den Garten geschleppt. An diesen angelehnt gab er sich einen finalen Schuss durch den Mund. Der Knall war im ganzen Dorf zu hören.

Die Wunden, die ein solcher »Abschied« bei Angehörigen und anderen hinterlässt, kann man nur erahnen. In unserem Team blieben nach diesem Vorfall viele Fragen offen, allen voran die Frage nach berechtigter »Sterbehilfe« und wie diese in unserem Land tatsächlich rechtlich umgesetzt werden könnte. All das ereignete sich im Jahr 2017. Sterbehilfe im Rahmen eines »assistierten Suizids« war erst 2015 juristisch wieder stärker reglementiert worden. Hierzu eine kurze Stellungnahme von Elisabeth Schäfer, Vorsitzende der DGM (Deutsche Gesellschaft für Muskelkranke – Landesverband Bayern e.V.):

> »In unserem Selbsthilfeverband gibt es unzählige Betroffene mit neuromuskulären Erkrankungen und hohem Pflegeaufwand. Viele Erkrankungen verlaufen rasch und gehen oft mit einer verkürzten Lebenserwartung einher. Während meiner 30-jährigen ehrenamtlichen Beratungstätigkeit wurde ich immer wieder nach der Möglichkeit des assistierten Suizids gefragt. Die Nachfrage über die Möglichkeiten ist trotz bester Palliativversorgung groß.
>
> Die tatsächliche Zahl der auf diese Weise Verstorbenen können wir nicht benennen, da wir nur selten Rückmeldungen erhalten. Wir haben nach dem Grundgesetz ein Recht auf Leben – nach dem Urteil des BVerfG auch ein Recht auf ein selbstbestimmtes Ende unseres Daseins. Dieses Urteil ist derzeit nur schwierig in der Praxis umzusetzen und wir sind der Ansicht, dass der Weg erleichtert werden sollte, wenn sich jemand für einen assistierten

Suizid entscheidet. Bisher sind mit einem assistierten Suizid hohe Kosten und meist eine Mitgliedschaft in einem dafür eigens gegründeten Verein erforderlich. Für viele Betroffene ist das kein gangbarer Weg. Selbstverständlich muss geprüft werden, ob die Entscheidung freiverantwortlich getroffen worden ist. Aus unserer Sicht ist nicht zwingend ein Gutachten erforderlich, die Einschätzung des behandelnden Arztes müsste genügen.«

10.2.8 Begegnung mit Claus Fussek

Im April 2020 wurde ich von der Süddeutschen Zeitung zum Thema »Wie hat die Corona Krise ihre Arbeit verändert?« zu einem Interview gebeten. Einige Tage nach Erscheinen des Interviews erhielt ich einen Anruf des bekannten Pflegekritikers Claus Fussek. Herr Fussek hat sich ein Leben lang für eine bessere Pflege in Krankenhäusern und Pflegeeinrichtungen eingesetzt und war ein unermüdlicher Kämpfer, wenn es um die Durchsetzung von Patientenrechten ging. Ein Anliegen, das uns beide unabhängig voneinander bereits ein ganzes Berufsleben lang prägte und nun den Grundstein unserer Freundschaft legte.

Wenige Monate nach diesem Telefonat besuchte ich seine Familie. Sie hatten die Mutter mit 91 Jahren zu sich nach Hause geholt, da sie ins Sterben kam. Es folgten intensive Wochen, in denen ich zusammen mit der Hausärztin sowie der Familie die Patientin auf diesem Weg begleiten durfte. In dieser Zeit erhielt ich neben der palliativpflegerischen Versorgung einen tiefen Einblick in die schier unendlich scheinende Ansammlung von Berichten, Briefen und Dokumenten, die Claus Fussek in 40 Jahren Kampf um eine menschenwürdigere Pflege angesammelt hatte. Mehr als 50.000 Dokumente (mittlerweile im Besitz der Robert Bosch Stiftung) hatte er zu diesem Zeitpunkt archiviert. Persönliche Zeilen, in denen Angehörige schilderten, wie ihre Familienmitglieder in Pflegeheimen misshandelt wurden, Bilder und Fotodokumente von unvorstellbar wundgelegenen Patient:innen, Hilferufe Pflegender, die über unzumutbare Arbeitsbedingungen berichteten und Heimbewohner:innen, die in langen Briefen verzweifelt um Sterbehilfe flehten. Bis unter die Decke reichten die Ordner mit Dokumenten. Im August 2022 ließ mir Claus Fussek folgende Zeilen zukommen, die einen weiteren Blickwinkel auf das Thema ermöglichten.

> Liebe Rita,
> obwohl ich nun bereits ein Jahr in Rente bin, erreichen mich weiterhin täglich aus Pflegeheimen und Krankenhäusern dramatische Berichte von verzweifelten Pflegekräften und ohnmächtigen Angehörigen. Das Schlimme daran ist, dass die Verantwortlichen darüber Bescheid wissen aber trotzdem schweigen, weil sie offensichtlich an den Folgen menschenunwürdiger Pflege mitverdienen. Auch aktuelle wissenschaftliche Studien bestätigen die traurige Realität, dass die meisten Pflegeheime und Krankenhäuser nicht auf Sterbende ausgerichtet sind. Während sich im Bereich der Hospizarbeit weiterhin eine Kultur des Abschiednehmens entwickelt, wird das unwürdige Dahinsiechen in den Pflegeheimen bewusst geheim gehalten. Seit Jahrzehnten beklagen wir den unzureichenden Personalschlüssel und wissen um die unverantwortliche Besetzung der Nacht-

dienste in Pflegeheimen und Krankenhäusern. Hilferufe und anonyme Selbstanzeigen von Pflegekräften, Angehörigen, Rettungssanitätern, Notärzten und Bestattern machen deutlich, dass eine würdevolle, individuelle Sterbebegleitung in diesen Einrichtungen nicht stattfindet. Ich habe hierzu immer wieder öffentlich aus Briefen, die mich erreichen zitiert. Man kann es kaum glauben, aber die öffentliche Wirkung, wenn ich über diese menschenunwürdigen Lebens- und Arbeitsbedingungen berichtete, ist minimal. Es gibt keinen »Aufstand der Anständigen«, niemand empört und schämt sich. Das Schweigen der Kirchen und Menschenrechtsinitiativen, die sich doch immer auf das Leben als schützenswertes »Gottesgeschenk« berufen, ist diesbezüglich unerträglich. Das Schicksal und die Wünsche alter und sterbender Menschen interessiert offensichtlich niemand. Warum schaffen wir es nicht, dass in allen Pflegeeinrichtungen ein einklagbares Grundrecht auf palliative Versorgung sowie ein Rechtsanspruch auf selbstbestimmtes Sterben durchgesetzt werden? Hospizkultur und palliative Haltung gehören doch zur Sorgekultur, zum ethischen Profil eines jeden christlichen Leitbildes. Eine Pflegeeinrichtung ohne Palliative Care Ansatz, in der die Wünsche Todkranker missachtet werden, sollte nach meinem Verständnis niemals einen Versorgungsvertrag erhalten. Fehlende und unzureichende palliative Versorgung sowie die Missachtung des Patientenwillens erfüllen den Tatbestand der vorsätzlichen Körperverletzung sowie der unterlassenen Hilfeleistung. Wir werden uns offen und ehrlich in diesem Land mit den Möglichkeiten der Sterbehilfe beschäftigen müssen, ganz abgesehen davon, dass sowieso bald niemand mehr da sein wird, der diese Menschen pflegerisch versorgen kann.

Claus Fussek (Dipl. Sozialpädagoge/FH) München

10.2.9 Leitung eines stationären Hospizes

Im Februar 2022 übernahm ich die Leitung des Sophienhospizes in Erding, in dessen Planung ich bereits ein Jahr zuvor durch die Stifterfamilie miteingebunden wurde. Unser Ziel war es, jenen Menschen ein letztes Zuhause zu schaffen, die wegen ihrer schweren Erkrankung und der damit verbundenen Beschwerden nicht mehr daheimbleiben konnten oder deren soziales Umfeld mit der Situation überfordert war. Seit Eröffnung des Hospizes vor fast zwei Jahren durften wir mehr als 200 Patient:innen auf ihrem letzten Weg begleiten. Rückblickend konnten alle Betroffenen palliativmedizinisch sowie palliativpflegerisch bestens begleitet und versorgt werden. Nichtsdestotrotz bleibt auch hier eine Lücke unübersehbar: Patient:innen, für die weder die beste Palliativmedizin noch ein Hospiz mit all seinen Möglichkeiten etwas tun können. Palliativpatient:innen, die einen langen Weg durch viele belastende Formen der Therapie zurückgelegt haben und zunehmend das Schwinden ihrer Kräfte wahrnehmen, wünschen sich trotz gut kontrollierter Symptome oft nur noch eines, nämlich endlich sterben zu dürfen. Um das Leiden der Patient:innen mit schwerer Symptomlast zu lindern, wird den sterbewilligen Patient:innen im Bereich der Palliativmedizin oftmals die kontinuierliche, tiefe palliative Sedierung in der letzten Lebensphase angeboten.

10.2.10 Herausforderungen im Umgang mit der palliativen Sedierung

Auch wenn Ärzt:innen und Pflegende den berechtigten Wunsch der Patient:innen nach einer kontinuierlichen palliativen Sedierung nachvollziehen können, gilt es dringend zu unterscheiden, ob es sich bei diesem Wunsch um die Erfüllung einer raschen Lebensbeendigung durch Entzug von Nahrung und Flüssigkeit oder um die letzte Möglichkeit der Symptomlinderung bei fehlenden Therapiealternativen handelt. Bei ersterem würde es sich tatsächlich um Tötung auf Verlangen handeln. Im zweiten Fall wäre es eine legale Form der Symptomkontrolle, die sogar zwingend geboten ist und nichts anderes darstellt als die juristisch gesehen völlig legale »indirekte Sterbehilfe«.

Was wir aber als Pflegende in der Praxis häufig erleben ist die Tatsache, dass Menschen, die aus nachvollziehbaren Gründen den Erlösungstod suchen, weil sie ihr Leiden einfach nicht mehr ertragen wollen und können, und die freiwillige, legale und ethische vertretbare Suizidhilfe verweigert wird. Nicht selten wird ihnen nach Äußerung dieses Wunsches sogar nahegelegt, das Pflegeheim oder Hospiz zu verlassen. Alternativ wird der Wunsch nach einem würdevollen Tod zur Beendigung des eigenen Leidens kurzerhand uminterpretiert in »unerträgliches physisches oder psychisches Leid«, welches nur und einzig durch eine Sedierung zu lindern ist. Was für eine nicht zu tolerierende Missachtung des Patient:innenwillens! Diese Entwürdigung hat ihren Ursprung meines Erachtens darin, dass die Verfügungsgewalt über die Beendigung des eigenen Lebens von Ärzt:innen wie Pflegekräften immer noch nicht als Grundrecht anerkannt wird. Die momentan das Thema betreffende heftige Auseinandersetzung der stationären Hospize im Kampf um eine gemeinsame Haltung bestätigt leider auf traurige Weise, dass persönliche Befindlichkeiten sowie institutionelle Haltungen wieder einmal über die Rechte Sterbender gestellt werden.

10.3 Abschließende Gedanken

Mein Beitrag sollte den Blick auf die Thematik der Sterbehilfe aus Sicht der Pflege darlegen. Eine Sichtweise, die sich durch jahrzehntelange Arbeit im direkten Kontakt mit den Betroffenen entwickelt hat. Gleichzeitig war es mir wichtig aufzuzeigen, dass in einer Zeit, in der über die Würde des Menschen am Lebensende intensiv diskutiert wird, tagtäglich in unseren Pflegeeinrichtungen und Krankenhäusern eben diese und damit verbunden das Selbstbestimmungsrecht Betroffener auf grobe Art und Weise verletzt werden. Schon seit langem hat der Wille kranker und sterbender Menschen eine zu geringe Bedeutung, während die Interessen eines auf Ökonomisierung ausgerichteten Gesundheitswesens zunehmend dominieren (Thöns, 2016). Der Verpflichtung der Krankenkassen, sich hier schützend vor ihre

Versicherten zu stellen, wird in keiner Weise nachgekommen. Weiterhin stellt sich für mich die Frage, weshalb die Politik seit Jahrzehnten schweigt, obwohl diese Missstände hinlänglich bekannt sind? Warum die Kirchen das »heilige und unverfügbare Leben« nicht schon vor Schaden bewahren, bevor es zu Ende geht? Wo bleibt in dieser Misere der Aufschrei all jener Ärzt:innen, die immer wieder öffentlich darauf aufmerksam machen, dass sie sich zuvorderst dem Schutz des Lebens verpflichtet fühlen?

Mit welcher Begründung lässt sich einerseits ärztliche Suizidhilfe ablehnen, wenn andererseits langes unnötiges und oft auch ungewolltes Leiden durch sinnlose Übertherapie ganz selbstverständlich akzeptiert und mitgetragen wird. Wie können wir es dulden, dass trotz mittlerweile gut ausgebauter Hospiz- und Palliativnetzwerke die Mehrheit der Menschen in unserem Land immer noch ohne Palliativversorgung in Krankenhäusern und Pflegeheimen stirbt, obwohl es seit 2007 einen gesetzlichen Anspruch auf ambulante Palliativversorgung gibt? Selbst Kliniken, die über Palliativstationen verfügen, müssen mittlerweile auf Grund von Personalmangel Betten sperren. Hospize verfügen über lange Wartelisten, die sich natürlicherweise regelmäßig von selbst »bereinigen«, weil sich Sterben nun mal nicht aufschieben lässt. Und selbst dort, wo eine gute Palliative-Care-Versorgung durch entsprechende Strukturen gewährleistet wird, kommt diese in bestimmten Fällen, wie in den von mir exemplarisch dargestellten, an ihre Grenzen.

Palliativmedizin kann viel, aber eben nicht alles. Ich kenne nicht wenige Kolleg:innen, darunter auch Palliativmediziner:innen, die sich in kleinem Kreise sehr deutlich dazu äußern, was sie zu tun gedenken, sollte sie einmal das Schicksal einer unheilbaren Erkrankung ereilen. Es wäre wichtig, dass gerade jene, die an »vorderster Front« tätig sind, über ihre Erfahrungen, Ängste und moralischen Dilemmata, denen sie oftmals ausgesetzt sind, berichten und damit erst eine ehrliche Diskussion ermöglichen. Vor allem die Pflegenden sollten sich stärker einbringen und ihre Gedanken, Überzeugungen und Erfahrungen öffentlich teilen. Ich sehe es geradezu als ein Gebot der Menschlichkeit an, dass die in der Lebensendversorgung Tätigen sich für die Betroffenen und ihre Wünsche einsetzen, insbesondere dann, wenn diese es selber nicht mehr können.

Letztlich aber kann nur der oder die Betroffene definieren, was für ihn oder sie ein würdevolles Weiterleben und letztlich ein guter Tod bedeutet. Dies zu berücksichtigen und den Wunsch des Individuums als Handlungsmaxime anzunehmen, sollte unser aller oberstes Gebot sein, und am Ende stets höher bewertet werden als eigene religiöse, moralische oder gesellschaftliche Wertvorstellungen. Treffend hat dies Jan Beckmann ausgedrückt: »*Und was den ›Wert eines Lebens‹ angeht – der Ausdruck ist hier gefallen – so gibt es diesbezüglich nur eine einzige kompetente Institution, und das ist das betroffene Individuum selbst; alles andere ist mit der Gefahr der Fremdattribution verbunden*« (Borasio et al., 2017).

Sterben zu dürfen, wenn man sterben möchte, muss ein grundsätzliches Menschenrecht sein. Mit dem Urteil des BVerfG vom 26.02.2020 wurde eine juristische Grundlage geschaffen. Nun geht es um nichts weniger als um die praktische Umsetzung dieses Rechtsanspruchs.

Literatur

Borasio, G. D., Jox, R. J., Taupitz, J., & Wiesing, U. (2017). *Assistierter Suizid: der Stand der Wissenschaft.* Springer, Berlin.

Eurich, C. (2013). *Mensch werden: Ein Appell an unsere Eliten in Wirtschaft und Gesellschaft.* Springer Gabler, Berlin-Heidelberg.

Leder, S. (2005). »Auch mein Wille geschehe ...« Patientenverfügung in der Diskussion. *Bayerisches Ärzteblatt,* 1, 10–11.

Thöns, M. (2016). *Patient ohne Verfügung: Das Geschäft mit dem Lebensende.* Piper, München.

11 Herausforderungen und Tendenzen in der Praxis

Gita Neumann, Matthias Thöns und Tanja Unger

11.1 Einleitung

Bei der Suizidhilfe geht es in diesem Kapitel um ärztliche Assistenz aufgrund einer persönlichen Gewissensentscheidung, in der Regel innerhalb eines Behandlungsverhältnisses zur Patientin oder zum Patienten. Zum anderen geht es auch um die sich parallel dazu entwickelte Praxis der Suizidhilfevereine.

Vom Herausgeber Matthias Thöns wird eine Fallgeschichte vorgestellt, wobei er – als selbst Beschuldigter – Einblick in ein juristisches Nachspiel gewährt. Dieser Bericht wirkt intuitiv und aus medizinethischer sowie rechtspolitischer Perspektive erschütternd. Er dürfte auch für Ärzt:innen nicht nur beunruhigend, sondern teils auch abschreckend sein, wenn sie vielleicht eine Suizidbegleitung bei für sie nachvollziehbar schwer leidenden Patient:innen in Erwägung ziehen. Die grundsätzliche Rechtslage ist und war zwar immer schon klar, dass nämlich bei eingeschränkter Einsichts- und Entscheidungsfähigkeit des oder der Betroffenen die Hilfe zu seiner oder ihrer Selbsttötung als strafbares Tötungsdelikt gilt. Nun aber scheinen die Gesetzesdebatten über prozedural einzuhaltende Schutzkonzepte eine weitere Dimension heraufbeschworen zu haben. Die neue Rechtsnorm der zu gewährleistenden Freiverantwortlichkeit hat die Psychiatrie auf den Plan gerufen. Den Ärzt:innen stellt sich die – zumindest gesetzlich – ungeregelte Frage, welche konkreten Sorgfaltskriterien dafür einzuhalten sein mögen.

Nicht zur Ermutigung beigetragen haben die standespolitischen Vorgaben und Hinweise der Bundesärztekammer zum Umgang mit Todeswunsch und Suizidhilfe, die teils in einem Spannungsverhältnis zur ärztlichen Gewissensfreiheit stehen. Zunächst beleuchtet Gita Neumann, langjährige Patientenberaterin auch im Umfeld von Suizidalität, diese Problematik und schlägt den Bogen zu einer psychiatrisch »übergriffigen« Hauptrichtung von Suizidprävention, die durch unausgesprochene Prämissen wie eine innere Abscheu gegen Selbsttötungen schlechthin geprägt ist.

In die »Angebotslücke« bei stetig steigendem »Nachfrageüberhang« dringen die in Deutschland tätigen Suizidhilfevereine weiter vor. Nach dem verfassungsgerichtlichen Kippen des Verbotsparagrafen 217 StGB, der ursprünglich wesentlich gegen sie gerichtet war, haben sie es zu neuem Ansehen und in einem Fall zu enormem Mitgliederzuwachs gebracht. Ergebnisse einer Recherche zu ihren Entwicklungen, Zugangsvoraussetzungen und selbst definierten Sorgfaltskriterien sowie ihren angebotenen Leistungen und Gebühren werden hier vorgestellt. Einhellig betonen die drei Sterbehilfeorganisationen bisher öffentlich, dass es gegen die in ihren Teams agierenden Ärzt:innen sowie sonstigen Freitodbegleiter:innen noch nie zu einem Strafverfahren gekommen sei. Sie bezogen dies u. a. auf ihre rechtlichen Sicherungsmaßnahmen – diese scheinen allerdings in jüngster Zeit auch keinen absoluten Schutz mehr gewährleisten zu können.

Anlass zu Bedenken geben einige populistisch anmutende »Werbe- und Erfolgsbotschaften« wie die, man habe jeglichen normativen Rechtsrahmen für die ärztliche Suizidhilfe verhindern können und somit die Selbstbestimmung über den eigenen Tod in Deutschland verteidigt. Eine von den Vereinen als unreguliert begrüßte Suizidhilfe-Praxis dürfte dabei nicht zuletzt ihren Expansionsinteressen entsprechen.

11.2 Ärztliche Suizidhilfe im Stillstand – Sterbehilfevereine im Aufwind

Gita Neumann

11.2.1 Einleitung

Ärzt:innen des Vertrauens kommt eine Schlüsselrolle bei der Hilfe zu einer Selbsttötung zu, sofern dabei nicht auf »harte«, unsichere oder qualvolle Methoden zurückgegriffen wird wie etwa Erhängen oder Vergiftung mit Haushaltschemikalien. Sich durch »Erhängen, Erdrosseln und Ersticken« selbst zu töten, ist mit sehr großem Abstand die häufigste unter den zahlreichen Suizidmethoden sowohl bei Frauen als auch vor allem bei Männern. Sie entspricht gut 40 % der in Deutschland pro Jahr offiziell registrierten Selbsttötungen, die für 2023 mit 10.300 Fällen angegeben sind (DESTATIS, 2024) – zuzüglich hoher Dunkelziffer nicht erkannter Selbsttötungen.

Seit Februar 2020 ist die sogenannte »geschäftsmäßige Beihilfe« zu freiverantwortlichen Suiziden wieder erlaubt, das heißt die kompetent durchgeführte ärztliche Assistenz. Dies wurde jedoch von der Bundesärztekammer und medizinischen Fachgesellschaften allenfalls »zähneknirschend« akzeptiert und als ihre Aufgabe zurückgewiesen. Da überrascht es nicht, wenn prinzipiell bereitwillige Ärzt:innen verunsichert und zögerlich sind, selbst wenn es – wie in diesem Kapitel – um die Gruppe schwer und unheilbar Erkrankter oder pflegebedürftiger Hochbetagter geht. Bürger:innen bleibt kaum mehr übrig (sofern sie sich nicht auf eine ärztliche Freitodhilfe im engeren Freundeskreis verlassen können), als vorsorglich Mitglied in einem der in Deutschland tätigen Sterbehilfevereine zu werden. Diese setzen auf vereinsintern entwickelte Sorgfaltsmaßnahmen und erforderliche Transparenz, wobei sie ihre Entwicklungen und Daten mit Jahresrückblicken zugänglich gemacht haben. Nichtsdestotrotz wird ihre strikte Reglementierung auf psychiatrisch-suizidpräventiven Plattformen und Zusammenschlüssen gefordert – wobei diese wiederum undifferenziert jede Selbsttötung als eine zu verhindernde ansehen.

11.2.2 Eindämmung zulässiger Suizidassistenz durch die Bundesärztekammer

Um dem Vorwurf zu begegnen, dass ihre Richtlinie dem Urteil vom Februar 2020 des Bundesverfassungsgerichts (BVerfG) entgegensteht, sah sich die Bundesärztekammer (BÄK) gedrängt, auf dem Ärztetag im Mai 2021 einen bisherigen Verbotspassus in ihrer Musterberufsordnung zurückzunehmen. Nunmehr ist Suizidhilfe gemäß ärztlicher Gewissensfreiheit, das heißt außerhalb ihrer Berufspflicht, in Einzelfällen nicht länger standespolitisch untersagt. Kurz darauf wurden »Hinweise der Bundesärztekammer zum ärztlichen Umgang mit Suizidalität und Todeswünschen nach dem Urteil des Bundesverfassungsgerichts zu § 217 StGB« im Deutschen Ärzteblatt veröffentlicht. Das dortige BÄK-Hinweispapier (Bundesärztekammer, 2021) konkretisiert die Anforderungen an das quasi neue Rechtskonstrukt der Freiverantwortlichkeit anhand von vier Kriterien, welche sich aus den Vorgaben des BVerfG-Urteils (Bundesverfassungsgericht, 2020) ergeben, wie folgt:

- die Fähigkeit der/des Suizidwilligen, ihren/seinen Willen frei und unbeeinflusst von einer akuten psychischen Störung bilden und nach dieser Einsicht handeln zu können;
- die Kenntnis der/des Suizidwilligen von allen entscheidungserheblichen Gesichtspunkten nach Aufklärung, insbesondere von Handlungsalternativen zum Suizid und Folgen seiner möglichen Handlungen;
- die Abwesenheit von Zwang, Drohung oder Täuschung oder einer anderen Form der unzulässigen Einflussnahme;
- die Ernsthaftigkeit des Suizidwunsches, die sich in einer ›gewissen Dauerhaftigkeit‹ und ›inneren Festigkeit‹ dieses Wunsches ausdrückt.

Würde es an einem oder gar mehreren dieser Kriterien fehlen, läge kein freiverantwortlicher Suizidentschluss vor. Dann seien Ärzt:innen »zur Intervention (Lebensrettung)« bei Strafandrohung verpflichtet. Bei Gedanken oder Vorhaben von Patient:innen zur Beendigung ihres Lebens gehöre es zum »Kern der ärztlichen Tätigkeit«, bei ihnen »Anlass, Motive und Hintergründe zu ergründen.« Verpflichtend sei dabei die Beratung und Aufklärung über Alternativen zum Suizid; an einem dann dennoch weiterbestehenden Todeswunsch mitzuwirken, gehöre aber eindeutig »nicht zur Ausübung des ärztlichen Berufes.«

Den von Suizidalität betroffenen Menschen soll mit Gesprächsbereitschaft, Empathie und vermeintlich vorurteilsfreier Akzeptanz begegnet werden. Dieser offene, das heißt tabufreie Umgang zur Entstigmatisierung entspricht dem Primat des Nationalen Suizidpräventionsprogramms (NaSPro) – an den BÄK-Hinweisen hat dessen Repräsentant Prof. Reinhard Lindner mitgewirkt. Er bringt in einer gemeinsamen Erklärung von BÄK, Deutscher Gesellschaft für Palliativmedizin (DGP), NaSPro und der Deutschen Gesellschaft für Psychiatrie und Psychotherapie, Psychosomatik und Nervenheilkunde (DGPPN) die sie verbindende Grundhaltung so auf den Punkt: »Beratungen können nicht ergebnisoffen sein, wenn sie in einem

Kontext zur Suizidhilfe stattfinden« (Deutsche Gesellschaft für Palliativmedizin, 2023).

Die BÄK betont in ihren »Hinweisen«, dass sich an dem dort formulierten ärztlichen Berufs- und Aufgabenverständnis auch dann nichts ändere, »wenn im Rahmen einer künftigen gesetzlichen Regelung die Voraussetzungen für die Inanspruchnahme einer wie auch immer ausgestalteten Suizidhilfe geschaffen werde.« Ganz in diesem Sinne reagierte BÄK-Präsident Klaus Reinhardt wenige Tage vor der Bundestagsabstimmung im Juli 2023. Dort erschien ein liberales Gesetz (Deutscher Bundestag, 2023a) mit staatlich anerkannten klientenorientierten Beratungsstellen zur besseren Ermöglichung ärztlicher Suizidhilfe als nicht aussichtslos. Im ZDF-Beitrag kündigte Reinhardt an: Sollten deren Vertreter:innen »sich im Bundestag durchsetzen, wird die Bundesärztekammer der Ärzteschaft raten, sich nicht zu beteiligen.« Dagegen veröffentlichte eine kleine Gruppe von Kritiker:innen ad hoc eine Protestnote vor allem mit dem Argument, die durch zahlreiche Befragungen nachgewiesene Meinungspluralität innerhalb der deutschen Ärzteschaft würde durch ihren obersten Standesvertreter missachtet (Neumann, 2023).

11.2.3 Hilfe zur freiverantwortlichen Selbsttötung und Suizidprävention

Die rechtsverbindliche Normierung eines Prozedere, das bezüglich der Freiverantwortlichkeit einzuhalten wäre, ist in der Bundestagsabstimmung am 06.07.2023 gescheitert, da von den beiden Gesetzentwürfen keiner die Mehrheit zu erringen vermochte. Diesbezüglich hat sich vor allem durch die Kommentierung in den Medien die Vorstellung einer zumindest teilweise bestehenden Rechtsunsicherheit verbreitet. Dabei galt immer schon, dass Ärzt:innen (und alle anderen) nicht nur bei der Tötung auf Verlangen, sondern auch bei der Hilfe zu einem nicht freiverantwortlichen Suizid mit hohen Haftstrafen rechnen müssen. Doch nun soll sich hier ein ungeregelter Graubereich eröffnet haben oder gar die »Suizidhilfe im Nebel« liegen (ÄrzteZeitung, 2023).

Die Forderung nach einem »Suizidhilfe-Verhinderungs-Gesetz« mit obligatorischer psychiatrischer Begutachtung wird seitens der Suizid(hilfe)gegner:innen befördert durch die Darstellung (Stiftung Deutsche Depressionshilfe und Suizidprävention, 2023), dass von den durch Suizid Verstorbenen – von Ausnahmen abgesehen – fast alle in ihrer Einsichtsfähigkeit von einer psychiatrischen Erkrankung beeinträchtigt gewesen wären (im ▶ Kap. 6.3.2 ist dargelegt, dass Angaben von rund 90 % inzwischen in Frage gestellt werden bzw. widerlegt und jedenfalls nicht unkritisch zu betrachten sind).

Aus psychiatrischer Sicht der DGPPN sind geschäftsmäßig tätige Vereine als »besonders gefahrenträchtig für die autonome Entscheidungsfindung« anzusehen und es sollte »dringend erwogen werden, keine Organisationen zuzulassen, die einseitig auf die Assistenz zur Selbsttötung ausgerichtet sind« (Deutsche Gesellschaft für Psychiatrie und Psychotherapie, Psychosomatik und Nervenheilkunde, 2022). Die Fachgesellschaft macht deutlich, dass sie hinter einem Gesetzentwurf steht, der auch jegliche ärztliche Suizidhilfe rigoros einschränken sollte (Deutsche Gesellschaft für Psychiatrie und Psychotherapie, Psychosomatik und Nervenheilkunde, 2023).

In der Bundestagsdebatte hat am 06.07.2023 – nach Ablehnung der zwei konkurrierenden Gesetzentwürfe zur Suizidhilferegelung – eine überwältigende Mehrheit den gemeinsamen Antrag beider Gruppen mit dem Titel »Suizidprävention stärken« unterstützt (Deutscher Bundestag, 2023b). Das stieß auf allgemeine positive Resonanz – wer möchte dem auch widersprechen wollen. Wohlbegründet ist zudem, die Gefahr vor Augen zu führen, wegen Unterstützung oder Nicht-Hinderung eines Suizids angeklagt zu werden, wenn dieser etwa auf einer vorübergehenden existenziellen Krise oder finanziellen Notlage, gut behandelbaren Depression, Drogen- bzw. Alkoholabhängigkeit, akuter psychischer Störung oder Verlusterfahrung beruht, was zweifellos sehr häufig der Fall ist. Davon betroffene Menschen müssen lebensorientiert unterstützt und behandelt werden. Sie sind vor sich selbst zu schützen, zumal wenn anzunehmen ist, dass ein Suizidversuch bei wiedererlangter Einsichtsfähigkeit von ihnen bedauert wird oder sich im Nachhinein als hilfesuchender Appell an das Umfeld darstellt.

Inhuman – und teils sogar grausam anmutend – ist demgegenüber eine Suizidverhinderung bei schwerkranken und vollaufgeklärten Betroffenen mit dem dringenden Wunsch, einem absehbaren Leidensweg zu entgehen, auf eventuelle Linderungsmöglichkeiten nicht länger vertrauen zu müssen und einen vorgezogenen Todeszeitpunkt selbst zu bestimmen.

Doch für den Psychiater und DGPPN-Präsidenten Prof. Andreas Meyer-Lindenberg ist die Frage in jedem Fall (!) komplex, »ob ein Suizidwunsch auf einem freien Willen beruht oder ob eine psychische Erkrankung die Fähigkeit zumindest vorübergehend eingeschränkt hat.« Wenn es um die vorauszusetzende Freiverantwortlichkeit für eine zulässige ärztliche Suizidassistenz geht, wäre es jedenfalls »unbedingt nötig, Fachleute mit Expertise für psychische Gesundheit … in das Verfahren einzubinden« (in ▶ Kap. 1.5 wurde bereits gezeigt, dass sich aus diesem Personenkreis wohl kaum eine Person in der Praxis finden lässt, die eine derartige Begutachtung ergebnisoffen durchführen würde).

Demgegenüber macht der Medizinethiker Prof. Georg Marckmann deutlich, dass die Suizidassistenz in die Hände von behandelnden Ärzt:innen als deren Aufgabe gehört: »Zunächst erfordert die unverzichtbare Feststellung der Freiverantwortlichkeit ärztliche Kompetenzen, sowohl bei der Feststellung der Selbstbestimmungsfähigkeit als auch bei der Information über alle entscheidungsrelevanten Gesichtspunkte, insbesondere wenn der Suizidwunsch im Zusammenhang mit einer Erkrankung entstanden ist […] Für psychosoziale Unterstützungsangebote kann die Einbeziehung weiterer Berufsgruppen erwogen werden.« Bei Hinweisen auf eine erforderliche Abklärung, »ob der Suizidwunsch die Folge einer psychischen Erkrankung ist, sind entsprechend psychiatrisch geschulte Personen hinzuzuziehen.« (Marckmann, 2022)

11.2.4 Hypermoralische Debatte mit Schieflage und Vernebelungstendenz

Der als human erscheinende Absolutheitsanspruch, das Leben vulnerabler und psychisch kranker Menschen zu schützen, nimmt in seiner Undifferenziertheit in Kauf, die ärztliche Verantwortung ebenso geringzuschätzen wie die Persönlichkeitsrechte von Betroffenen. Wie kann es zu einer sich derart selbst ermächtigenden Grenzüberschreitung der Psychiatrie in den Bereich der Suizidhilfe kommen? Wer den Suizid als solchen ablehnt und umso mehr ein verfassungsgemäßes Recht, dazu Hilfe in Anspruch nehmen zu können, der traut sich kaum noch – außer vielleicht in katholischen Kreisen – das offen auszusprechen. Verborgen bleiben dann die Glaubenssätze, die hinter dem Eintreten für drastisch überzogene Schutzmaßnahmen im Namen der Menschlichkeit stehen.

Die Thematik rührt an ein religiöses, sittliches und soziales Tabu, demzufolge der Mensch doch nicht einfach den Zeitpunkt seines Todes selbst bestimmen können soll. Dessen maßgebliche Festlegung solle besser »höheren« Instanzen überlassen bleiben, sei es einem Gott, den Umständen, Schicksalsfügungen oder dem Ideal des »natürlichen« Sterbens. Unterschiedliche weltanschaulich-ideologischen Prämissen werden – mit ständigen Wiederholungen – hypermoralisch verbrämt, wobei kaum Hinterfragen möglich oder gar Widerspruch zu erwarten ist.

Eine Schieflage ist zum Beispiel mit einer oft im suizidpräventiven Sinne zu hörenden Grundannahme verbunden: Danach soll ein mehr oder weniger subtiler Druck die freie Entscheidungsfähigkeit gefährden – bis hin zur Inanspruchnahme von Hilfe zur Selbsttötung. Dass eine unzulässige Beeinflussung ebenso in die umgekehrte Richtung ausgeübt werden kann, zeigt die Kasuistik im folgenden ▶ Kap. 11.3 eines suizidwilligen krebskranken Hospizbewohners. Er beschreibt, wie ihm die Gabe sedierender Medikamente zum »Dahindämmern« bis in den Tod hinein in Aussicht gestellt wurde, was aber nicht seinen Vorstellungen vom humanen Sterben entsprochen habe. Das wohlwollende Angebot aber doch annehmen zu sollen, wurde ihm so lange »nahegelegt«, bis er sich schlecht gefühlt und schließlich nach einer Überrumpelung nachgegeben habe. Schon die Aufnahme ins Hospiz sei maßgeblich auf subtiles Drängen erfolgt. Dass er schließlich einen – ihm bekannten – Arzt für die Suizidassistenz finden und dazu einen Urlaubsbesuch zu Hause arrangieren konnte, muss als eine enorme Anstrengung gegen Fremdbeeinflussung gelten.

11.2.5 Neustart der Sterbehilfevereine nach dem BVerfG-Urteil

Die Suizidhilfe soll laut Standesvertretung der BÄK keinesfalls eine ärztliche Aufgabe sein. Diese sehen vielmehr die Sterbehilfevereine als ihre ureigenste an. Sie haben durch das BVerfG-Urteil vom Februar 2020 rechtlich freie Bahn erhalten. Die Reise in die Schweiz muss nicht mehr organisiert und angetreten werden. Es kann nun daheim und sogar ggf. in Pflegeeinrichtungen eine stets so genannte Freitodhilfe geleistet werden. Eine vorausgegangene Vereinsmitgliedschaft ist dazu in jedem Fall obligatorisch.

Ansehen hinzugewonnen haben die beiden Vereine DIGNITAS und SterbeHilfe Deutschland durch ihre erfolgreiche Verfassungsklage zur Abschaffung des vor allem gegen sie gerichteten § 217 StGB. Ihr Anliegen war in vom BVerfG angefragten Stellungnahmen des Humanistischen Verband Deutschlands und der Humanistischen Union nachdrücklich unterstützt worden, während die der christlichen Religionsgemeinschaften zusammen mit Ärzte-, Palliativ- und Hospizverbänden sich für eine Beibehaltung der Strafnorm ausgesprochen hatten (Bundesverfassungsgericht, 2020, Rand-Nr. 142).

Als der Verbotsparagraf 217 StGB gut vier Jahre nach seinem Inkrafttreten vom BVerfG für nichtig erklärt worden war, nahmen die Vereine, die eine bis 2015 erlaubte organisierte Suizidhilfe angeboten hatten, ihre Tätigkeit in Deutschland 2020 sofort wieder auf: Der »deutsche Ableger« des Schweizer Vereins »DIGNITAS menschenwürdig leben – menschenwürdig sterben« firmiert seit seiner Gründung 2005 in Hannover. Eine zweite Sterbehilfeorganisation war 2010 unter dem Namen SterbeHilfeDeutschland (jetzt: Verein Sterbehilfe) mit Sitz in Hamburg dazugekommen. In ihrer Gründungsphase waren beide – durch Provokationen nicht ganz unverschuldet – von Kritiker:innen in eine klandestine »Schmuddelecke« gedrängt worden. Das alles ist nun passé; die Ressentiments werden jedoch offen oder unterschwellig weitergetragen. Gegner:innen oder Skeptiker:innen haben bei der organisierten geschäftsmäßigen Suizidhilfe eine Gefahr von kommerzieller Werbung mit idealisierender Stilisierung des Freitods vor Augen.

Die Deutsche Gesellschaft für Humanes Sterben (DGHS) mit Sitz in Berlin entschied sich erst nach dem BVerfG-Urteil, entsprechende Strukturen für Suizidhilfe-Vermittlungen aufzubauen. Sie wurde bereits 1980 in Nürnberg gegründet und ist bei weitem die mitgliederstärkste (als Bürgerrechts- und Patientenschutz-Organisation mit Gemeinnützigkeitsstatus) im Vergleich zu den beiden anderen Vereinen. Alle drei präsentierten sich auf einer gemeinsamen Pressekonferenz zwei Jahre nach dem BVerfG-Urteil als vereint im Sinne ihres gemeinsamen Modells zum selbstbestimmten und humanen Sterben. Jede staatlich finanzierte, das heißt unentgeltliche Suizidkonfliktberatung (▶ Kap. 6.8 und ▶ Kap. 6.9) als regelhafte Voraussetzung für die ärztliche Verschreibung von tödlichen Medikamenten wird von ihnen einhellig abgelehnt: Denn diese stelle eine unwürdige Entmündigung von Suizidwilligen dar. Im Namen aller verteidigte Sandra Martino, Vorsitzende von DIGNITAS Deutschland, den Status quo: Der Staat sollte nicht überflüssige »neue Regularien erlassen, welche die Lage notleidender Menschen zusätzlich erschweren.« Sie erklärte, »dass es dank des seit Jahrzehnten bewährten Prinzips zur Prüfung von Freiverantwortlichkeit und Wohlerwogenheit des Sterbewunsches in den zurückliegenden zwei Jahren bei Freitodbegleitungen in Deutschland keinerlei Probleme gab« (Humanistischer Pressedienst, 2022).

Dies kann allerdings so nicht mehr aufrechterhalten werden. Inzwischen sind Fälle anstehender oder bereits erfolgter Gerichtsprozesse aufgrund psychischer Erkrankungen von Suizidenten, ihrer vermeintlich mangelnden Freiverantwortlichkeit oder aufgrund eines ärztlichen Verstoßes gegen das Betäubungsmittelrecht in Deutschland bekannt. Zwei 2024 verurteilte ärztliche Suizidhelfer waren (außerhalb der Fälle, die nunmehr zur Anklage führten) jahrelang im Rahmen von Sterbehilfevereinen bundesweit in vielen hundert Fällen tätig. Gegen ihre jeweils dreijährigen Haftstrafen haben sie Revision beim Bundesgerichtshof eingereicht und sind mit Auflagen auf freiem Fuß (Neumann, 2024). Ihre erstinstanzlichen Verfahren »vor den Landgerichten Essen und Berlin scheinen den Kritikern gesetzgeberischer Untätigkeit Recht zu geben«, heißt es in der Rheinischen Ärztezeitung, die gleichzeitig eine von mehreren medizinischen Fachgesellschaften initiierte Leitlinie ankündigt. Die in der bestehenden Grauzone herausfordernden Fragestellungen wären demnach: »Wer definiert und bescheinigt nach welchen Kriterien die Freiverantwortlichkeit eines Suizidwunsches? Wer berät nach welchen Kriterien über Alternativen zum Suizid?« (Rheinische Ärztezeitung, 2024).

Am 21. Februar 2022 wurden öffentlichkeitswirksam – am selben Abend zum Beispiel in der Tagesschau – die von den drei Sterbehilfevereinen (erst- sowie letztmalig gemeinsam) zusammengestellten Zahlen zu ihren Freitodbegleitungen verkündet: Im Jahr 2021 waren es insgesamt knapp 350 Fälle, davon bei DIGNITAS Deutschland 97 und den beiden anderen je 120 sowie 129 Fälle (Piwon, 2022). Von weiterem Interesse sind die folgenden, ebenfalls bezüglich des Jahres 2021 angegebenen Daten und Informationen der drei Vereinsrepräsentanten, die alle aus Interviews mit ihnen stammen (Haarhoff, 2021).

Laut seinem Vorsitzenden Roger Kusch hat der Verein Sterbehilfe alle relevanten Informationen akribisch und transparent im Internet aufgelistet: Vereinsstatuten, ethische Grundsätze, Regeln der psychiatrischen Begutachtung und rechtlichen Beratung, Wartefristen und schließlich die Kosten einer juristischen und ärztlichen Suizidbegleitung daheim. Das Prozedere sei klar geregelt: Wünscht ein Vereinsmitglied Suizidhilfe, muss eine verbandseigene Patientenverfügung vorgelegt und ein Antrag gestellt werden. Alle Antragsteller:innen haben sich Sorgfaltspflichten zu unterziehen, die sicherstellen, dass ihre Entscheidung freiverantwortlich getroffen wurde. Bei einer in Anspruch genommenen Freitodhilfe verlange der Verein Sterbehilfe dann einen »Zusatzbeitrag«, der sich je nach Länge und Art der Mitgliedschaft auf 2.000 bis 7.000 Euro belaufe.

Bei der Organisation DIGNITAS Deutschland, die vergleichbar vorgeht, muss dafür nach Angaben ihres Justiziars Dieter Graefe »mit Gebühren zwischen 6.000 und 9.000 Euro« gerechnet werden. Was »nach viel Geld klingen mag«, sagen sowohl Kusch als auch Graefe, decke die tatsächlichen Kosten. Diese entstünden jeweils durch Vorgespräche, medizinische Begutachtung, Rechtsberatung, benötigte Medikamente, Fahrt- und vor allem die Honorarkosten für die Ärzt:innen sowie durch die Verwaltungs-, Unterhaltungs- und Personalkosten der Organisation. Wer sich die Summe nicht leisten könne, für den werde ein Ausweg gefunden, etwa über einen Spendenfond.

Für die DGHS berichtet ihr Präsident Prof. Robert Roßbruch: 4.000 Euro seien dort von Mitgliedern für eine Assistenz zu zahlen, da sich die DGHS offiziell nicht als Sterbehilfeverein verstehe (um ihren Gemeinnützigkeits-Status abzusichern), habe sie selbst mit dem Geld aber nichts zu tun. Es soll zunächst auf ein Anderkonto eines Rechtsanwaltes überwiesen werden, von dem aus es dann zu den vermittelten Ärzt:innen und Jurist:innen gelangt. Es brauche viel Zeit, in der Regel Monate, um Anträge auf Suizidhilfe mit gebotener Sorgfalt zu prüfen – zudem regelhaft erst nach einer bestimmten Dauer der Mitgliedschaft (die zuletzt mindestens ein halbes Jahr beträgt).

Es bedürfe keiner staatlichen Regulierung, denn man halte sich bei der Überprüfung des Todeswunsches ja »streng an die vom BVerfG vorgegebenen Kriterien«, hatte bereits Ende 2021 Wega Wetzel, Sprecherin der DGHS – die nach eigenen Angaben damals knapp 23.000 Mitglieder verzeichnete – im taz-Interview erklärt (Plarre, 2021). Von den 2021 (das heißt im Jahr nach dem BVerfG-Urteil) 120 Menschen, die durch Vermittlung der DGHS in den Freitod begleitet wurden, sei laut Wetzel bei knapp 20% das Motiv durch sogenannte Lebenssattheit geprägt gewesen. Dies treffe vor allem auf Hochaltrige zu, die mehrere Beschwerden und Einschränkungen haben (als Beispiel das Gesuch eines 89-Jährigen u. a. mit Diabetes und starker Sehschwäche: »Ich leide an diversen Krankheiten und Einsamkeit, [so] dass ich aufgrund meiner bevorstehenden Augenoperation, bei der ich befürchte, gänzlich zu erblinden, den Wunsch hege, aus dem Leben zu scheiden…«) – mithin für Menschen, so Wetzel, »die ihr Leben gelebt hätten und wüssten, dass jetzt nur noch das Pflegeheim komme und die das partout nicht wollten.«

11.2.6 Detaillierte Zahlenangaben der Vereine und ein dynamischer Mitgliederzuwachs

In einer medial erneut viel beachteten Pressekonferenz vom 27.02.2024 stellte die DGHS (Deutsche Gesellschaft für Humanes Sterben, 2024b) anhand von Diagrammen folgenden Rückblick auf das Vorjahr vor. Unter ihren 419 Mitgliedern, die 2023 (2022 waren es noch 227) mithilfe von der DGHS organisierten Freitodbegleitung verstarben, hatte die größte Gruppe mit ca. 22% als Hauptmotiv Lebenssattheit angegeben, fast genauso viele (jeweils 21%) in zwei weiteren Gruppen die Motive Multimorbidität oder Krebserkrankung; die restlichen 40% umfassten einzelne Krankheitsbilder (etwa der Augen, des Herzens sowie MS, ALS, Neuralgie oder Parkinson). Die größte Altersgruppe machten wie zuvor die 80–89-Jährigen (mit 45%) aus, gefolgt von den 70–79-Jährigen. Von den Suizident:innen verfügten 50% über Abitur oder Hochschulabschluss. Weitere Angaben betrafen zwölf sogenannte Doppelsuizide von älteren Paaren; 14 begleitete Suizide in Pflegeeinrichtungen; 46 Antragsteller:innen, die vor Ende des Verfahrens verstorben waren und zwölf, die den Solidarfonds in Anspruch genommen hatten (pauschalisierte Kosten sonst regulär 4.000 Euro und 6.000 Euro für eine Doppelbegleitung). Insgesamt seien 34 Anträge wegen fehlender Urteils- und Entscheidungsfähigkeit abgelehnt worden.

Auch der Verein Sterbehilfe stellte einen Rückblick auf das Jahr 2023 auf seiner Internetseite vor (Verein Sterbehilfe, 2024): Ende 2021 hatte er 1.201 Mitglieder; 2.516 im Dezember 2022 und 4.042 am 31.12.2023 (Altersdurchschnitt 70 Jahre und Frauenanteil 58%). 2023 habe der Verein 196 Suizidbegleitungen durchgeführt (im Vorjahr waren es 139, darunter drei Fälle ohne Erkrankung, vier Fälle mit psychischer Erkrankung und vier Doppelsuizide von Ehepaaren). 180 Mitglieder hätten das sogenannte »grüne Licht« erhalten, mit dem versprochen wird, in ihrem geprüften Fall jederzeit auf Wunsch Suizidhilfe zu leisten – solange das von einem neuen § 217 StGB nicht verboten wird.

Dabei muss eine unbefristete Zusage in dem Fall zum Problem werden, wenn beim Mitglied zwischenzeitlich ernsthafte kognitive Einschränkungen auftreten. Zu Irritationen und Konflikten kann es zudem dadurch kommen, dass der erforderliche Beitrag für die Suizidassistenz zum Zeitpunkt der Antragstellung fällig ist. Im Deutschlandfunk Kultur (Straehler-Pohl, 2022) berichteten die Eheleute Johann und Elke aus Hamburg über ihre tiefe Enttäuschung. Denn auf eine Einlösung des Suizidhilfeversprechens habe man die Hoffnung aufgeben müssen und lediglich die auf Rückerstattung der pro Person eingezahlten 7.000 EUR aufrechterhalten können. Sie waren im Herbst 2020 dem Verein Sterbehilfe beigetreten, Johann damals 90 und Elke 79 Jahre alt. Im April 2021 kamen völlig unerwartet die schriftlichen Absagen, wobei es an ihn gerichtet hieß: »Die ärztliche Begutachtung hat gezeigt, dass der Sterbewunsch Ihrem eigenen Bedürfnis nicht entspringt. Darüber hinaus wurde eine mindestens beginnende demenzielle Entwicklung diagnostiziert.« Und bei ihr erkannte der Gutachter eine depressive Verstimmung und eine Persönlichkeitsstörung, wobei »eine psychologisch-therapeutische Behandlung« empfohlen würde.

Der Verein Sterbehilfe hat sein Erscheinungsbild im Internet erneuert sowie noch deutlich stärker die DGHS, die – stets aktualisiert – ein imponierendes Menü mit vielseitigen Serviceangeboten präsentiert. Beide haben unter anderem verbandseigene Schriftenreihen und fachlich anerkannte Publikationen veröffentlicht. Der Verein Sterbehilfe gab ein gut 500 Seiten starkes »Handbuch der Sterbehilfe« (Kusch & Hecker, Books on Demand 2021) heraus und die DGHS wiederholt ihr »Weißbuch Sterbebegleitung 2022« (im Kohlhammer Verlag 2023 und 2024). Beide Organisationen machen zahlenmäßig ihre Vorjahresbilanzen und Mitgliederzuwächse transparent (in Presserklärungen, Publikationen und auf ihren Internetseiten). Zusammengefasst werden als wichtigsten Zuwächse angegeben:

- Bei der DGHS von knapp 23.000 Mitgliedern in 2021 zu 36.000 in 2024 (Stand September); Freitodbegleitungen von 227 Fällen in 2022 zu 419 in 2023.
- Bei Verein Sterbehilfe von 1.201 Mitgliedern in 2021 zu 4.072 am 31.12.2023; Freitodbegleitungen von 139 Fällen in 2022 zu 196 in 2023.

Demgegenüber sind die verbandsinternen Informationen auf der Internetseite von DIGNITAS Deutschland sehr spärlich (was natürlich nichts über die Qualität von deren praktischer Arbeit aussagt) und beschränken sich quasi auf ein Mitgliedsformular. Demnach beträgt dort der Mitgliedsbeitrag jeweils plus Aufnahmegebühr regulär 240 Euro jährlich – gegenüber 80 Schweizer Franken für eidgenössische DIGNITAS-Mitglieder. Zum Vergleich: Als reguläre Jahresbeiträge gelten bei der DGHS 60 Euro und beim Verein Sterbehilfe 50 Euro.

Im Vergleich zu den beiden anderen Sterbehilfeorganisationen zeichnet sich die DGHS angesichts der rasant steigenden Mitgliederzahlen durch eine erhebliche organisatorisch-verwaltungstechnische Transformation aus. Im Leitartikel »Wo wir heute stehen« des DGHS-Magazins (vom 4. Quartal 2024) werden deren Schwierigkeiten bis zur zeitweisen Unerreichbarkeit für Mitgliederanfragen offen thematisiert sowie entschuldigt. Weiter heißt es, der Veränderungsprozess sei begleitet von einer beeindruckende Einflussmacht durch ihre Medienpräsenz: »So ist die DGHS mittlerweile der zentrale Ansprechpartner bei fast allen Leitmedien (ARD, ZDF, RTL, n-tv, MDR, NDR, WDR, Deutschlandfunk, taz, F.A.Z., Süddeutsche Zeitung, dpa, rnd etc.) zum Thema Sterbehilfe« (Deutsche Gesellschaft für Humanes Sterben, 2024b).

11.2.7 Verfahrensweisen, Erfolgsbotschaften und Fragwürdigkeiten

In der Informationsbroschüre der Schweizer »Mutterorganisation« von DIGNITAS sind folgende Beschränkungen nachzulesen (der Text in 12. Auflage scheint seit Jahren kaum geändert worden zu sein): Angeboten werde für ihre (auch in Deutschland wohnenden) Mitglieder die Möglichkeit eines begleiteten Freitods »im Fall von ärztlich diagnostizierten hoffnungslosen oder unheilbaren Krankheiten, unerträglichen Schmerzen oder unzumutbaren Behinderungen.« Für ein entsprechendes Gesuch wäre einzureichen: Persönlicher Brief mit Begründung, Motiv und Angabe gesundheitlicher Beschwerden, ein »Lebensbericht« seit der Kindheit, medizinische Dossiers von der Anamnese bis zur Prognose. Sobald das Gesuch vollständig sei, werde es von DIGNITAS bearbeitet und dann zur Begutachtung an einen oder eine der kooperierenden Ärzt:innen weitergereicht. Wird von deren Seite einer Suizidhilfe zugestimmt, teile DIGNITAS dem Mitglied mit, dass nach Aktenlage für die Verschreibung des oral einzunehmenden Mittels Natrium-Pentobarbital eine vorläufige Zusage gegeben worden sei (DIGNITAS, 2023). Dafür steht der von DIGNITAS geprägte Begriff »das grüne Licht«.

Diesbezüglich teilt der Verein Sterbehilfe in seinem Rückblick mit: »Im Jahr 2023 entschieden sich 180 Mitglieder, nachdem sie *Grünes Licht* bekommen hatten, fürs Weiterleben.« Dies wird von ihm als großer Erfolg seiner Suizidprävention bewertet, wobei eine solche neben der Freitodbegleitung »der zweite Schwerpunkt der Vereinsarbeit« sei. (Verein Sterbehilfe, 2024).

Speziell bei der Zielgruppe gutsituierter Senior:innen kann das Wissen um eine verlässlich begleitete Handlungsmöglichkeit sicherlich den Druck erheblich mindern, der durch ein Gefühl der Ausweglosigkeit verursacht würde. Dies sollte Sterbehilfeorganisationen jedoch nicht zu einer Form von Eigenwerbung verleiten, wie sie von DIGNITAS anlässlich eines Welttags zur Suizidprävention mit dieser Botschaft verbunden war: Wer die Zahl von Suizidversuchen und Suiziden ernsthaft verringern will, solle »am besten« für die Arbeit solcher Organisationen sorgen, »welche in dieser Lage beratend und helfend tätig werden« und »die grundsätzlich ›ja‹ zur Möglichkeit sagen, dass ein Mensch selbst entscheidet, wann und wie er sein Leiden und Leben beenden will« (Humanistische Pressedienst, 2020).

Von (provisorischen) Versprechen gemäß einem grünen Licht ist bei der DGHS nichts zu finden. Sie hat in einem Statement, das bereits in einer Materialmappe zur Pressekonferenz am 21.02.2022 vorliegt (Giordano-Bruno-Stiftung, 2022) ihre Sorgfaltskriterien dargelegt. Danach vermittelt sie »eine Freitodbegleitung nur, wenn die mit der DGHS kooperierenden Ärzte und Juristen bereit sind, die vorgegebenen hohen Sicherheitsstandards zu akzeptieren und umzusetzen. Zu diesen Standards gehört das Vier-Augen-Prinzip. Dies bedeutet, dass ab der Vermittlung jeweils ein Arzt und ein Jurist in getrennten persönlichen Gesprächen mit dem jeweiligen Freitodwilligen die Urteils- und Entscheidungsfähigkeit, die Wohlerwogenheit und die Konstanz des Freitodwunsches abklärt und hierüber jeweils ein Gesprächsprotokoll anfertigt. [...] Auch bei der Freitodbegleitung selbst sind neben den Angehörigen sowohl der freitodbegleitende Arzt als auch ein Jurist als Zeuge im Rahmen des Vier-Augen-Prinzips anwesend. [...] Nach Feststellung des Todes durch den freitodbegleitenden Arzt wird von dem juristischen Zeugen die örtlich zuständige Kriminalpolizei verständigt und dieser alle relevanten Unterlagen [...] übergeben.« Zur Methode gibt die DGHS an: »Die Freitodbegleitung selbst wird in der Regel mittels intravenöser Gabe eines Narkosemittels vorgenommen. Die Infusion mit der letalen Dosis wird von der freitodwilligen Person in Gang gesetzt. Damit hat diese die sogenannte Tatherrschaft über das Freitodgeschehen.«

Die DGHS bedient sich also schon länger des heute in der palliativmedizinisch-ärztlichen Suizidhilfe gebräuchlichen Narkosemittels Thiopental mit unmittelbarer Todesfolge, was die Anwesenheit ärztlicher Helfer:innen erfordert. Es mag erstaunen, dass demgegenüber der Verein Sterbehilfe im Rückblick auf seine 2023 verwendeten Methoden mit verschiedenen Begleitpersonen als überwiegend die »orale« (Einnahme durch den Mund) angibt: »oral/Vereinsmitarbeiter:innen als Sterbehelfende 118 Fälle; oral/Angehörige als Sterbehelfende 21 Fälle; intravenös/Arzt oder Ärztin als Sterbehelfende 75 Fälle« (Verein Sterbehilfe, 2023). Im Dunkeln bleibt, ob dabei noch die lange Zeit gebräuchlichen »Medikamentencocktails« zur oralen Anwendung kommen oder ob der Verein Sterbehilfe Umwege zu beschreiten vermag, das hierzulande bisher nicht verfügbare Natrium-Pentobarbital mittels Schweizer Ärzt:innen in Deutschland einzuführen. Alle bisherigen juristischen Bemühungen, Natrium-Pentobarbital in Deutschland zu legalisieren, wurden zurückgewiesen und bis dato an die Bedingung eines neuen Spezialgesetzes zur Suizidhilfe geknüpft (Legal Tribune Online, 2023).

Das Vier-Augen-Prinzip der DGHS – zunächst das Erstgespräch einer Juristin bzw. einem Juristen (die oder der dann auch beim später ärztlich begleiteten Suizid anwesend ist) mit der suizidwilligen Person und das Zweitgespräch mit eben dem Arzt bzw. der Ärztin – soll sich ausnahmslos bewährt haben. Präsident Roßbruch lässt kaum eine Gelegenheit aus, um diese Bewährtheit herauszustellen, und hat gar eine gesonderte Pressekonferenz damit überschrieben (DGHS, 2024a). Dabei mögen auch die medialen Wiederholungen dazu beigetragen haben, dass er nunmehr im Artikel des DGHS-Magazins hinzufügen kann, dieses Prinzip habe sich »nicht nur bewährt, sondern auch in weiten Kreisen der Justiz und Politik Anerkennung gefunden.« Dabei verweist Roßbruch auch auf das zunehmende Ansehen der DGHS in der Ärzteschaft: »Dies zeigt sich u. a. darin, dass immer mehr Hausärzt:innen und sogar Palliativmediziner:innen ihre Patienten an uns verweisen, wenn diese ihnen gegenüber ihren festen und eindeutigen Wunsch auf eine professionelle Freitodbegleitung zum Ausdruck gebracht haben.« (DGHS 2024b).

Hier bleibt fraglich, warum das meist langwierige und relativ kostspielige Verfahren mit den von der DGHS vermittelten Rechtsanwält:innen zu bevorzugen wäre – außer diese könnten nach Eintreffen der nach einem Suizid zu benachrichtigenden

Polizei dafür sorgen, dass es bei dem förmlich einzuleitenden Todesermittlungsverfahren bleibt und keine weiteren juristischen Folgen zu befürchten sind.

Hingegen bedarf das Vier-Augen-Prinzip für eine zu prüfende Freiverantwortlichkeit und Wohlinformiertheit über Alternativen definitiv keiner juristischen Qualifikation. Dieses Prinzip ist vielmehr dadurch zu gewährleisten, dass ärztliche Suizidhelfer:innen vorher mindestens eine zweite Person aus dem medizinischen und/oder (gegebenenfalls zusätzlich) sozialpsychologischen Berufsumfeld hinzuziehen. Das scheint bisher in Fachdebatten und Anhörungen, wie etwa der fünfeinhalbstündigen im Rechtsausschuss des Deutschen Bundestages vom 28. 11. 2022, unstrittig zu sein (Deutsches Ärzteblatt 2022).

Eine leicht manipulativ-populistische Unterströmung wird auch deutlich, wenn die DGHS-Erfolgsbilanz »Wo wir heute stehen« (DGHS 2024b) ihre Wirkmacht zur 2023 verhinderten gesetzlichen Regelung betont. Sie hebt als äußerst positiv ihre Kampagnenteilnahme hervor unter dem Motto: »Wer die Verfassung nicht versteht, gehört nicht in den Bundestag«. Auf der zur Erinnerung dort noch einmal gezeigten Abbildung ist das damals 90-jährige DGHS-Mitglied Dolly Hüther mit Trillerpfeife im Mund und roter Karte für die Abgeordneten zu sehen. Nun könnte erwidert werden, dass sich diese »Verwarnung« nur auf den restriktiven, wieder im Strafrecht zu verankernden Gesetzentwurf bezieht. Der Textkontext offenbart allerdings eine scheinbar kalkulierte Unbestimmtheit: Von Meinungsführenden aus dem Bundestag will Roßbruch erfahren haben, dass nicht zuletzt die Aktivitäten der DGHS eine folgenreiche »Wirkung hinterlassen und einige Abgeordnete dazu bewogen haben, sich ihrer Stimme zu enthalten.« Also hatten es die DGHS-Strateg:innen auch darauf abgesehen, eine Mehrheit für das liberale Gesetz »zum Schutz des Rechts auf selbstbestimmtes Sterben und zur Regelung der Hilfe zur Selbsttötung« (2023a) zu verhindern.

Entgegen einer wohl offenbaren Selbstüberschätzung sei hier an die Fakten der Abstimmung im Bundestag vom 6. Juli 2023 erinnert: Bei hoher Beteiligung von 690 Abgeordneten stimmten knapp 590 entweder für den einen oder für den anderen Gesetzentwurf (Deutscher Bundestag 2023c). Die überwiegende Mehrheit der Parlamentarier:innen hatte wohl den Appell der DGHS nicht richtig verstanden, dass die Suizidhilfe doch sehr gut geregelt sei und dass kein Gesetz erlassen werden dürfe – damit der freiheitliche Geist des Urteils vom Bundesverfassungsgericht voll erhalten bliebe.

11.2.8 Schlussbetrachtung und Ausblick

Von den Sterbehilfevereinen, die bei relativ geringen Fallzahlen mit dem Status quo offenbar gut zurechtkommen, wird auch ein liberales Regelungskonzept pauschal abgelehnt – paradoxerweise im Einklang mit Vertreter:innen einer verabsolutierten Suizidprävention bzw. -verhinderung. Dabei könnte ein solches Gesetz das Recht aller Menschen fördern, die ernsthaft und nachhaltig Hilfe zur Selbsttötung wünschen. Gleichzeitig würden verlässliche Rahmenrichtlinien für das ärztliche Prozedere (etwa zum Vier-Augen-Prinzip) geschaffen werden sowie Zugangsmöglichkeiten zu entsprechenden Medikamenten im Betäubungsmittelrecht. Doch absehbar dürften die bleibenden Rechtsunsicherheiten durch Richterrecht geklärt werden müssen. Dabei geben die Sterbehilfevereine selbst hohe Hürden für ihre Mitglieder vor.

Sie werden in unserer Gesellschaft zwar durchaus gebraucht, wobei allerdings einer »Marktführerschaft« oder ihrer Alleinvertretung für den assistierten Suizid beherzt entgegenzuwirken ist. Zudem wären sie absehbar angesichts des Bedarfs überfordert, zumal wenn weiterhin selbst die Suizidhilfewünsche schwer leidender Patient:innen von deren Ärzt:innen zurückgewiesen werden. Dabei sind nicht wenige aus der Ärzteschaft grundsätzlich für eine Hilfe zur Selbsttötung offen, fürchten aber die strafrechtlichen Risiken, die durch die fehlende gesetzliche Normierung tatsächlich nur schwer einzuschätzen sind.

Es wird – besonders bei Suizidenten mit psychischen Erkrankungen oder Störungen – um Standards zur Prüfung einer eingeschränkten Freiverantwortlichkeit gehen. Psychiater:innen sollten sich in ihren Gutachten gegen eine suizidpräventive Übergriffigkeit auf die Suizidhilfe verwahren, das heißt Selbsttötungen nicht schlechthin als unheilvoll bewerten mit der Prämisse, sie müssten alle unbedingt verhindert werden.

Schließlich bleibt die Herausforderung, dass Ärzt:innen sich auf ihre von der Bundesärztekammer bescheinigte Gewissensfreiheit berufen und gemäß dort aufgeführter Sorgfaltskriterien auch die Erfüllung eines verbleibenden Todeswunsches als ihre medizinethisch begründete und menschliche Aufgabe ansehen.

11.3 Kasuistik ärztliche Suizidassistenz und juristisches Nachspiel

Matthias Thöns

Nach mehreren direkten und telefonischen Gesprächen half ich einem pensionierten Kollegen bei der Umsetzung seines aufgrund einer Magenkrebserkrankung gefassten Suizidentschlusses. Die vom Bundesverfassungsgericht am 26.02.2020 vorgegebenen vier Mindestvoraussetzungen für einen »freiverantwortlichen Suizid« wurden von zwei Fachärzten vorab unabhängig voneinander geprüft und bejaht, so wie es meine Arbeitsgruppe in der Zeitschrift Schmerzmedizin veröffentlicht und empfohlen hat (Thöns et al., 2021):

1. Die Entscheidungsbildung des Patienten zur Bitte um Suizidhilfe war frei und unbeeinflusst von einer akuten psychischen Störung.
2. Es erfolgte eine umfangreiche Erklärung, Aufklärung und Alternativaufklärung. Der ehemalige Arzt wusste allerdings ziemlich genau über die Folgen seiner Diagnose wie auch die Therapie und Palliativversorgung Bescheid.

3. Der Wunsch bestand schon seit mindestens vier Wochen und war auch nach dem Erstgespräch noch über mindestens 14 Tage beständig.
4. Es gab keinerlei Hinweis auf Druck von außen.

Ganz im Gegenteil versuchte der Sohn des Betroffenen umfangreich, seinen Vater von seinem Vorhaben abzubringen. Man verlegte ihn gegen seinen Willen in ein Hospiz. Dort – so berichtete er mir – sei er vielfach geradezu genötigt worden, den Behandlungen und letztlich einer palliativen Sedierung zuzustimmen, wörtlich schrieb er dazu folgendes:

»Am 03.07. bin ich in das Hospiz in Z von der Pflegestation aus verlegt worden. Ein älterer Palliativmediziner hat schon bald mit mir ein Gespräch geführt zu meinem Sterbewunsch. Er lehnte die Hilfe zur Selbsttötung strikt ab und riet mir zur Gabe von sedierenden Medikamenten. Ich würde dann dahindämmern, bis ich sterbe. Ich entgegnete, dass ich das nicht möchte.

Dann fand ein zweites Gespräch mit dem Kollegen und einem Sozialpädagogen statt. Ich habe mich gefühlt wie vor Gericht, die haben mich richtig fertiggemacht. Ich soll das doch akzeptieren, ich würde Medikamente bekommen, ich würde dann so vor mich hindämmern und dann dadurch bald sterben. Die haben mich so in die Zange genommen, dass ich überrumpelt zugesagt habe. Ich war dann ganz verzweifelt, wollte das gar nicht und habe die Schwestern gebeten, mir noch mal den Kollegen zu schicken, damit ich das widerrufen kann.

Ich habe dann am kommenden Tag mit dem Kollegen gesprochen und das widerrufen.

Die Schwestern im Hospiz waren sehr nett zu mir, die Versorgung sehr gut. Es kam immer wieder zu einem kleinen Plausch und verschiedene Schwester haben bemerkt »was ich so alles wisse«.«

Mir schilderte er im Nachgang: »*In Windeln über mehrere Tage meines Bewusstseins beraubt vor meiner Familie dahinsiechen – das ist erbärmlich, für mich würdelos.*« Es gelang ihm, sich an einem Wochenende vom Hospiz beurlauben zu lassen. Er organisierte, dass die Freundin einer Raumpflegerin ihn zuhause so lange umsorgte, bis ich kam.

Im Folgenden noch ein Auszug aus meinem (um konkrete Daten bereinigten) *Gedächtnisprotokoll*:

Ich habe nach erneuten Telefonaten in der Woche Herrn X auf seinen ausdrücklichen Wunsch hin aufgesucht, um ihn beim Suizid zu unterstützen.

Ich hatte u. a. an mehreren Terminen neben einem unauffälligen psychiatrischen Befund (»Die Entscheidungsbildung des Patienten zur Bitte um Suizidhilfe ist frei und unbeeinflusst von einer akuten psychischen Störung«) die weiteren drei Voraussetzungen (Aufklärung, Nachhaltigkeit, fehlender Druck von außen) aus den tragenden Gründen des Urteils des Bundesverfassungsgerichts vom 26.02.2020 geprüft. Gleiches hat auch der Facharzt für Allgemeinmedizin/psychosomatische Grundversorgung Dr. Y bestätigt. Heute bin ich erneut mit ihm die Voraussetzungen durchgegangen und konnte mich von seinem selbstbestimmten nachhaltigen Entschluss überzeugen. Ich habe ihm das Vorgehen mehrmals erläutert.

Auf seine Aufforderung habe ich ihm einen Venenzugang gelegt und eine Infusion Kochsalzlösung angehängt. Ich habe ihm erklärt, wie man die gestoppte Infusion selbst aufdreht. Dies hat er einmal geübt und fehlerfrei durchgeführt, die Infusion wurde sodann gestoppt. Auf seine Aufforderung und nachdem ich mich nochmals überzeugt hatte, dass die Infusion gestoppt ist, habe ich dann die Infusion mit X g Thiopental angehängt. Ich habe ihm nochmals erläutert, wenn er die Infusion anstellt, wird er noch ca. eine Minute wach sein und dann versterben.

Er hat dann eigenständig die Infusion um 13:05 Uhr aufgedreht, er ist alsbald friedlich eingeschlafen und Minuten später verstorben. Der Herzstillstand trat um 13:15 Uhr ein. Nach Todesfeststellung um 13:45 Uhr habe ich die Polizei informiert.

Nach Notruf 110 kamen zunächst zwei uniformierte Polizisten, die mit mir gemeinsam bis zum Eintreffen der Kriminalpolizei warteten. Ich wurde mehrmals vernommen und schilderte die Umstände wahrheitsgemäß. Ich beließ die Infusion, übergab Arztbriefe sowie Bescheinigungen zur Freiverantwortlichkeit, die leeren Ampullen und verwies auf eine Videoaufzeichnung wie der Suizident die Infusion selbst aufdrehte. Wie in vielen Fällen zuvor gingen alle Polizeibeamten sehr respektvoll mit den Angehörigen und mir um, zeigten viel Verständnis für die Begleitung.

11.4 Rechtliche Anmerkungen zu der von Dr. M. Thöns vorgestellten Kasuistik

Tanja Unger

Der vorgestellte Fall ist exemplarisch für eine ganze Reihe von Ermittlungsverfahren, die von Staatsanwaltschaften nach begleiteten Suiziden in den letzten Jahren geführt wurden. Die obige Darstellung veranlasst folgende rechtliche Bewertung und Hinweise:

Da mit Eintritt des Todes bei einem Suizid eine nicht natürliche Todesart zu bescheinigen ist, musste die Polizei gerufen werden. Anderenfalls würde sich eine Ärzt:in – in Kenntnis des Suizids – wegen Ausstellung eines unrichtigen Gesundheitszeugnisses (§ 278 StGB) oder gar Strafvereitelung (§ 258 StGB) strafbar machen.

Als Tatvorwurf kommen im Ausgangspunkt für ein Ermittlungsverfahren grundsätzlich eine Tötung auf Verlangen gem. § 216 StGB, eine Tötung in mittelbarer Täterschaft nach § 212 StGB oder eine fahrlässige Tötung nach § 222 StGB in Betracht.

Bei der Tötung auf Verlangen müsste seitens der Staatsanwaltschaft der Nachweis einer Fremdtötung durch den/die Suizidhelfer:in geführt werden. In aller Regel und so auch in diesem Fall können Zeugen:innen oder Videoaufnahmen aber beweisen, dass die letzte kausale Handlung für das Sterben der/die Verstorbene selbst durch Öffnen der Infusion durchführte.

Es bleibt aber bei solch unstreitigem Tatbestand immer noch die mögliche Fallkonstellation im Raum, dass die suizidwilligen Personen nicht freiverantwortlich waren und sich somit nicht steuerungsfähig selbst gefährdeten. Ob dies durch angestrebtes Öffnen der Infusion oder Verzicht auf Essen und/oder Trinken geschieht, ist strafrechtlich belanglos. In jedem Fall würde die vollendete Tat bzw. das weitere Unterlassen von Essen und Trinken zum Tod führen, ist also ohne Zweifel »selbstgefährdend« und im Ergebnis tödlich, also Selbsttötung.

Freiverantwortliche suizidwillige Personen üben ihr von der Verfassung geschütztes Grundrecht auf selbstbestimmtes Sterben aus. Hier liegt schon begrifflich keine »Gefährdung« mehr vor. Zu diesem Grundrecht gehört auch das Recht, angebotene Hilfe beim Suizid in Anspruch zu nehmen. Freiverantwortlichen suizidwilligen Personen darf man bei der Vorbereitung helfen, sie darf man nicht abhalten und gegen ihren Willen »retten«. Eine Rettung durch medizinische Maßnahmen entgegen dem selbstbestimmten und freiverantwortlichen Suizidwillen des/der Betroffenen wäre sogar eine rechtwidrige Körperverletzung.

Bei Nichtfreiverantwortlichen ist jedoch jeder zu der ihm zumutbaren Verhinderung der Selbsttötung verpflichtet. Man darf nicht helfen und muss retten! Ansonsten würde man sich wegen unterlassener Hilfeleistung strafbar machen (§ 323 c StGB). Steht man zur nicht freiverantwortlichen suizidwilligen Person zusätzlich in einem Garantenverhältnis (etwa Ärzt:innen, Familienmitglieder oder Pflegekräfte) und weiß positiv um die fehlende Freiverantwortlichkeit, so würde man sich sogar wegen Tötung in mittelbarer Täterschaft strafbar machen. Täter im rechtlichen Sinn ist dann der/die Suizidhelfer:in, die suizidwillige Person ist »willenloses Werkzeug« oder »Tatmittler«. Darauf stehen höchste Freiheitsstrafen.

Alles steht und fällt mithin mit der Freiverantwortlichkeit des Suizidentschlusses!

Für den Tatvorwurf der Tötung auf Verlangen nach § 216 StGB ergeben sich aus der obigen Falldarstellung schon auf der Tatbestandsebene keinerlei Anhaltspunkte, da die suizidwillige Person die letzte kausale Handlung, das Öffnen der todbringenden Infusion, ohne jeden Zweifel selbst ausgeführt hat.

Hinsichtlich des Fehlens der notwendigen Freiverantwortlichkeit und Wohlerwogenheit oder einem unzulässigen Druck von außen ergeben sich aus der obigen knappen Fallschilderung ebenso keine Anhaltspunkte.

Ebenso wenig kommt eine Verfolgung wegen eines strafbaren Unterlassens von Hinderungs- oder Rettungshandlungen in Betracht, da diese nicht entgegen dem freiverantwortlichen Suizidwunsch des Betroffenen erfolgen durften. Die Garantenstellung von Ärzt:innen für das Leben ihrer Patient:innen endet, wenn sie vereinbarungsgemäß nur noch deren freiverantwortlichen Suizid begleiten (vgl. BGH-Urteile v. 03.07.2019, 5 StR 132/18 und 5 StR 393/18).

Zur Prüfung, Bejahung und Belegbarkeit der Freiverantwortlichkeit sollten sich umfangreiche Angaben in der notwendigen Dokumentation einer Suizidbegleitung und -hilfe finden. Hierzu gehört u. a., dass und wie die suizidwillige Person sich mit dem Thema eines selbstbestimmten Endes für den Fall, dass sie ihr Leben einmal nicht mehr lebenswert empfinden sollte, seit langem befasst hat. Oder, dass für den Suizidenten ein kuratives – sprich auf Heilung angelegtes – Therapiekonzept nicht mehr in Betracht kam. Ebenso wichtig ist es, zu thematisieren, dass die suizidwillige Person mit den Optionen eines palliativen Therapiekonzepts vertraut ist.

Sehr überzeugend ist in der vorliegenden Fallschilderung, dass Herr X erst nach weiterer durch die Fachkräfte des Hospizes gestützter Reflexion zu seiner Situation, den Optionen der Palliativmedizin und dem, was er noch auf sich zu nehmen bereit war, für sich abschließend die Entscheidung traf, seinem Leben ein Ende zu setzen.

Aus der Dokumentation muss sich also klar ergeben (z. B. für Staatsanwaltschaft, Kriminalpolizei und sachverständige Personen im nachfolgenden Ermittlungsverfahren), dass die suizidwillige Person sich erst nach sorgfältiger, nachhaltiger Abwägung im Lichte der Diagnose und dem Wissen der damit verbundenen Belastungen dazu entschloss, den Weg des selbstbestimmten Sterbens in Form eines ärztlich assistierten Suizids zu gehen. Eine solch umfassende, sorgfältige Dokumentation beweist die Wohlüberlegtheit und Nachhaltigkeit des Sterbewunsches.

Um dieses Vorhaben auf professionelle, fachgerechte und seiner höchstpersönlichen Würdevorstellung entsprechende Art umzusetzen, wandte sich der Suizidwillige im vorgeschilderten Fall schließlich an Dr. Thöns.

Dr. Thöns nahm Kontakt mit ihm auf, ließ sich seine Situation erläutern und sichtete die Unterlagen der Diagnose stellenden Klinik. Unter Beachtung sämtlicher fachärztlicher und rechtlicher Vorgaben überzeugte er sich in zwei ausführlichen Gesprächen, dass der ehemalige Kollege diesen Entschluss ohne Überstürzung, in Kenntnis bestehender Alternativen wie sozialer oder palliativer Optionen, sowie frei von äußerem oder innerem Druck getroffen hatte. Auch auf Dr. Thöns Anraten sprach der Suizident zusätzlich noch mit dem niedergelassenen Allgemeinmediziner Dr. Y. ausführlich über seinen nach der Karzinomdiagnose gefassten Suizidentschluss.

Es begegnet nach der obigen Fallschilderung keinen rechtlichen Bedenken, dass für beide Ärzte keinerlei Zweifel an der geistigen Gesundheit und Klarheit des Suizidenten bestanden. Beide kamen unabhängig zu dem Ergebnis, dass sein Suizidentschluss frei von Willensmängeln und wohl abgewogen sowie von einer inneren Festigkeit getragen war. Je nach Fallgestaltung können die Ermittler:innen neben der Verwertung der ärztlichen Dokumentation hierzu auch Zeug:innen vernehmen und auf dieser Basis ein fachärztliches/fachpsychiatrisches Sachverständigengutachten zur retrospektiven Beurteilung der Freiverantwortlichkeit des Suizidentschlusses beauftragen.

Der Suizid wurde nach der Fallschilderung mit Thiopental durchgeführt. Hierzu legte Dr. Thöns, nachdem er den Suizidenten im Vorfeld nochmals über das Prozedere, die Wirkung und Risiken aufgeklärt hatte und sich vom Fortbestehen des Sterbewunsches überzeugt hat, einen Zugang. Nach einem Probedurchlauf mit Kochsalz legte er die eigentliche Infusion an. Den Zulauf öffnete Herr X. in voller Kenntnis der Konsequenzen und in Anwesenheit einer neutralen Zeugin und von Dr. Thöns selbst. Im Einvernehmen mit dem Patienten wurde der ganze Vorgang auch mittels Videoaufzeichnung dokumentiert. Dazu rate ich dringend, auch wenn manche suizidbegleitende Personen dies als pietätlos empfinden mögen. Die Beweissicherung zum sicheren strafrechtlichen Schutz der Suizidhelfer:innen vor einem Tötungsvorwurf ist hier absolut vorrangig.

Mit solch sorgfältigem Vorgehen erreicht man, dass die Staatsanwaltschaft am Ende des Ermittlungsverfahrens feststellt: An der Tatsache einer Selbsttötung und der Freiverantwortlichkeit der suizidwilligen Person im Tatzeitpunkt sind keine begründbaren Zweifel erkennbar.

Die beteiligten Ärzt:innen handeln so im Einklang mit geltendem Recht gemäß Urteil des BGH vom 03.07.2019 (NJW 2019, 3092) und des Suizidhilfeurteils des BVerfG vom 26.02.2020 (NStZ – RR 2020, 104; NJW 2020,905). Daher ist in solchen Fällen das Ermittlungsverfahren nach § 170 Abs. 2 StPO einzustellen.

Die strafrechtliche Überprüfung ist somit abgeschlossen. Es kommt zu keiner Anklage zum Strafgericht und zu keinem Strafverfahren.

So viel zu diesem Fall.

Wie eingangs betont, stellt er sozusagen eine neue »Normalität« dar, wie gewissenhafte Ärzt:innen, sei es als Behandelnde der suizidwilligen Personen, sei es als Teil des Teams von Sterbehilfeorganisationen zur medizinischen Absicherung der Suizidbegleitungen, rechtlich korrekt ärztliche Suizidhilfe gewähren. In vergleichbaren von unserer spezialisierten Kanzlei im Voraus abgesicherten und/oder im Nachhinein im Ermittlungsverfahren betreuten Fällen konnten wir bisher immer Verurteilungen abwehren.

Ob die Überprüfung der Fälle durch die Ermittlungsbehörden (Staatsanwaltschaft und Kriminalpolizei) kurz oder lang, knapp oder umfänglich, sachlich oder emotionsgeladen abläuft, ist verschiedenen Umständen geschuldet: So gibt es regionale Unterschiede, verschiedene »Haltungen« (etwa »gegen diese Sterbehilfevereine«), welche mancherorts leitende Staatsanwält:innen vorgeben oder höchst persönliche Emotionen einzelner Ermittler:innen.

Viel häufiger begegnen wir allerdings der erfahrenen Sachlichkeit der Ermittlungsbeamt:innen.

Der wesentliche Faktor für die Intensität und den Umfang des Ermittlungsverfahrens ist aus der anwaltlichen Erfahrung jedoch die Art und Weise, wie die Suizidhilfe geleistet wurde, nach dem Motto: »Der Ton macht die Musik.« Wer als Suizidhelfer:in zur Schau trägt, dass er/sie persönlich oder die Organisation, für die er/sie arbeitet, in geschäftsmäßiger Routine »Fälle abwickelt«; wer nur Checklisten abhakt ohne Ermittlung und Ergebnis der Prüfung der Freiverantwortlichkeit sauber durchzuführen und zu dokumentieren; wer keine psychiatrische oder zumindest ärztliche Zweitmeinung zuzieht; wer in zügiger Schlagzahl bei nur knappem Arbeitseinsatz pro Fall eine Suizidhilfe nach der anderen »abarbeitet«, läuft Gefahr, dass dies von den Ermittlungsbehörden nicht als Ausdruck qualifizierter Routine sondern vielmehr als Zeichen mangelnder Sorgfalt im Einzelfall gewertet wird.

Darum gilt bei der ärztlichen Suizidassistenz wie bei der gesamten ärztlichen Tätigkeit: Sorgfalt walten lassen, die notwendige Zeit nehmen und ordnungsgemäß informieren und dokumentieren!

11.5 Schlusswort

Matthias Thöns

Zur Suizidhilfe gibt es – wie bei den Autor:innen – unterschiedliche Meinungen. Als Palliativmediziner setzte ich mich dafür ein, dass Suizidhilfe bei schwerem Leiden oder am Lebensende nicht durch allzu hohe gesetzliche Hürden, wie etwa eine zwingende psychiatrische Begutachtung am Sterbebett, »verhindert« wird. Von dort wird immer wieder die positive Feststellung der Freiverantwortlichkeit durch fachpsychiatrische Expertise gefordert, dies bedeutet in vielen Fällen faktisch ein Totalverbot und ist mithin verfassungswidrig. Da ist es sehr erfreulich, dass dies in einer aktuellen Leitlinie der Deutschen Gesellschaft für Allgemeinmedizin (DEGAM) anders gesehen wird. Hausärztinnen und Hausärzten wird zurecht eine zentrale Rolle zugeschrieben, wenn es um den Umgang mit dem Wunsch nach Suizidassistenz geht (DEGAM, 2024).

Ich hoffe, eines Tages gehört die Suizidhilfe in das ganz normale Repertoire einer guten Palliativversorgung; auch andere schwere Entscheidungen treffen wir aktuell nach dem 4-Augen-Prinzip. Erste Ansätze dazu gibt es mittlerweile im Palliativgarten in Herne (www.leidfrei-sterben.de).

Suizidhilfe bei körperlicher Gesundheit oder bei psychiatrischen Krankheiten ist dagegen mit dem großen Problem behaftet, dass diese Wünsche in hohem Maße auch durch psychiatrische Willensunfähigkeit bedingt sein können, die Rate wird mit 90–95 % erschreckend hoch angegeben. Hier braucht es Lebensschutz, hier sind strenge gesetzliche Regeln angemessen und sicher auch zumutbar. So sieht es die Mehrheit der Bevölkerung, so sieht es das Bundesverfassungsgericht. Wer aktuell körperlich Gesunden bei der Selbsttötung hilft, muss mit erheblichem Ermittlungsdruck und Anklage rechnen, insbesondere wenn er nicht höchst sorgfältig die Freiverantwortlichkeit dokumentiert. Diesbezüglich wurden zwei Ärzte in erster Instanz zu Freiheitsstrafen ohne Bewährung verurteilt. Es wurde jeweils Revision eingelegt.

Am Ende dieses Buches sollen die letzten Worte eines suizidbegleiteten schwer krebsbetroffenen Menschen stehen, nachdem er die Infusion aufdrehte:

> »Ich habe das immer gemocht, wenn ich eine Operation hatte, wenn man praktisch eingeschlafen ist. Also eine Betäubung, dass man von der Operation nichts mitkriegt. Beim Sterben ist es genau das gleiche. Jeder Mensch sollte die Möglichkeit haben, sein Leben selbst zu beenden, wenn der Punkt gekommen ist. Diese Entscheidung liegt meines Erachtens einzig und allein beim betroffenen Menschen. Ich wünschte mir, dass sich das im Laufe der nächsten Zeit möglichst ändert, dass die Politik das endlich begreift.«

Dann verstummten die Worte. Noch einmal holte er ganz tief Luft. Dann war es still. Sechs Minuten später zeigte sich im EKG eine Nulllinie.

Literatur

ÄrzteZeitung (25.07.2023). Suizidhilfe im Nebel. https://www.aerztezeitung.de/Politik/Suizidhilfe-im-Nebel-441401.html (abgerufen am 09.01.2024)

Bundesärztekammer (2021). Bekanntmachungen – Hinweise der Bundesärztekammer zum ärztlichen Umgang mit Suizidalität und Todeswünschen nach dem Urteil des Bundesverfassungsgerichts zu § 217 StGB; Deutsches Ärzteblatt, 118(8); A1428–1432.

Bundesverfassungsgericht (2020). Urteil vom 26. Februar 2020 zu 2 BvR 2347/15, 2 BvR 2527/16, 2 BvR 2354/16, 2 BvR 1593/16, 2 BvR 1261/16, 2 BvR 651/16. https://www.bundesverfassungsgericht.de/SharedDocs/Downloads/DE/2020/02/rs20200226_2bvr234715.pdf?__blob=publicationFile&v=4 (NJW 2020, 905) (abgerufen am 09.01.2024)

DESTATIS Statistisches Bundesamt (2024). Todesursachen – Suizide. https://www.destatis.de/DE/Themen/Gesellschaft-Umwelt/Gesundheit/Todesursachen/Tabellen/suizide.html (abgerufen am 09.09.2024)

Deutsche Gesellschaft für Allgemeinmedizin (2024). Der Umgang mit dem Wunsch nach Suizidassistenz in hausärztlichen Praxen. DEGAM S1 Handlungsempfehlung AWMF-Register-Nr. 053–063. https://register.awmf.org/assets/guidelines/053-063l_S1_Umgang-mit-dem-Wunsch-nach-Suizidassistenz-Hausarzt-Praxis_2024-08_1.pdf (abgerufen am 10.11.2024)

Deutsche Gesellschaft für Humanes Sterben (2023). Humanes Leben – Humanes Sterben, Magazin der DGHS, 43. Jg, 2023–2, S. 10.

Deutsche Gesellschaft für Humanes Sterben (2024a). Pressekonferenz vom 27.02.2024. Doppeltes Vier-Augen-Prinzip hat sich bewährt. https://www.dghs.de/ueber-uns/presse/presse-erklaerungen/artikel/doppeltes-vier-augen-prinzip-hat-sich-baewaehrt (abgerufen am 09.09.2024)

Deutsche Gesellschaft für Humanes Sterben (2024b). Humanes Leben – Humanes Sterben, Magazin der DGHS, 43. Jg, 2024–4, S. 4–7. https://www.dghs.de/fileadmin/content/05_aktuelles/magazin/pdfs/HLS_2024-04_gesamt.pdf (abgerufen am 09.09.2024)

Deutsche Gesellschaft für Palliativmedizin (2023). Bundesärztekammer, DGPPN, DGP und Nationales Suizidpräventionsprogramm mahnen: Der Suizid darf nicht zur gesellschaftlichen Normalität werden. 28.06.2023. https://www.dgpalliativmedizin.de/dgp-aktuell/bundesaerztekammer-dgppn-dgp-und-das-nationale-suizidpraeventionsprogramm-mahnen-der-suizid-darf-nicht-zur-gesellschaftlichen-normalitaet-werden.html (abgerufen am 09.01.2024)

Deutsches Ärzteblatt (29.11.2022). Suizidhilfe: Umfassende Diskussion über Gesetzentwürfe und Antrag zur Suizidprävention. https://www.aerzteblatt.de/nachrichten/139192/Suizidhilfe-Umfassende-Diskussion-ueber-Gesetzentwuerfe-und-Antrag-zur-Suizidpraevention (abgerufen am 09.01.2024)

Deutscher Bundestag (2023a). Drucksache 20/7624: Entwurf eines Gesetzes zum Schutz des Rechts auf selbstbestimmtes Sterben und zur Regelung der Hilfe zur Selbsttötung sowie zur Änderung weiterer Gesetze vom 06.07.2023. https://dserver.bundestag.de/btd/20/076/2007624.pdf (abgerufen am 09.01.2024)

Deutscher Bundestag (2023b). Drucksache 20/7630: Suizidprävention stärken (Kappert-Gonther et al.); 05.07.2023. https://dserver.bundestag.de/btd/20/076/2007630.pdf (abgerufen am 09.01.2024)

Deutscher Bundestag (2023c). Bundestag lehnt Gesetzentwürfe zur Reform der Sterbehilfe ab. https://www.bundestag.de/dokumente/textarchiv/2023/kw27-de-suiziddebatte-954918 (abgerufen am 09.09.2024)

Deutscher Ethikrat (2022). Suizid – Verantwortung, Prävention und Freiverantwortlichkeit. S. 84. https://www.ethikrat.org/fileadmin/Publikationen/Stellungnahmen/deutsch/stellungnahme-suizid.pdf (abgerufen am 09.01.2024)

Deutsche Gesellschaft für Psychiatrie und Psychotherapie, Psychosomatik und Nervenheilkunde (DGPPN) (2022). Stellungnahme – Eckpunkte für eine Neuregelung der Suizidassistenz. 01.06.2022. https://www.dgppn.de/aktuelles/stellungnahmen-und-positionen/eckpunkte-fuer-eine-neuregelung-der-suizidassistenz.html (abgerufen am 09.01.2024)

Deutsche Gesellschaft für Psychiatrie und Psychotherapie, Psychosomatik und Nervenheilkunde (DGPPN). Pressemitteilung – Suizidbeihilfe muss endlich gesetzlich geregelt werden. 06.07.2023. https://www.dgppn.de/presse/pressemitteilungen/pressemitteilungen-2023/pm-abstimmung-suizidassistenz.html (abgerufen am 09.01.2024)

DIGNITAS (2023). Menschenwürdig leben – menschenwürdig sterben. Informationsbroschüre. http://www.dignitas.ch/images/stories/pdf/informations-broschuere-dignitas-d.pdf (abgerufen am 09.01.2024)

Giordano-Bruno-Stiftung (2022). Materialien zur Pressekonferenz »Zwei Jahre Karlsruher Urteil« vom 21.02.2022. https://www.giordano-bruno-stiftung.de/inhalt/pk-sterbehilfe-2022 (abgerufen am 09.01.2024)

Haarhoff, H. (10.09.2021). Suizidbeihilfe – Sterben im Sommer. Tagesspiegel-Background. Gesundheit & E-Health. Tagesspiegel. https://background.tagesspiegel.de/gesundheit/sterben-im-sommer (abgerufen am 09.01.2024)

Humanistischer Pressedienst (21.02.2022). Berliner Appell (2022). Forderungen für humane Suizidhilfe im Haus der Bundespressekonferenz vorgestellt. Humanistischer Pressedienst. https://hpd.de/artikel/forderungen-fuer-humane-suizidhilfe-im-haus-bundespressekonferenz-vorgestellt-20134 (abgerufen am 09.01.2024)

Humanistischer Pressedienst (10.09.2020). Zum Welttag der Suizidprävention am 10. September. Humanistischer Pressedienst. https://hpd.de/artikel/suizidpraevention-durch-suizidversuchspraevention-ergaenzen-18452 (abgerufen am 09.09.2024

Legal Tribune Online (09.08.2023). OVG NRW bestätigt Einfuhrverbot für Natrium-Pentobarbital. Keine Betäubungsmittel zur Selbsttötung für Patienten. LTO Legal Tribune. https://www.lto.de/recht/nachrichten/n/ovg-nrw-beschluss-9-b-194-23-sterbehilfe-betaeubungsmittel-arzt-patienten-einfuhr/ (abgerufen am 09.01.2024)

Marckmann, G. (2022). Assistierter Suizid – eine ärztliche Aufgabe? – Pro & Kontra. Psychiat Prax 2022; 49: 67–68

Neumann, G. (04.07.2023). Expert*innen verurteilen die Suizidhilfekritik ärztlicher Standesvertreter als inakzeptabel. Online-Magazin diesseits. https://diesseits.de/zur-debatte/2023/experten-verurteilen-suizidhilfekritik-vor-bundestagabstimmung/ (abgerufen am 09.01.2024)

Neumann, G. (03.03.2024). Sterbehelfer Dr. Spittler und Dr. Turowski erneut vor Gericht. Zentralstelle Patientenverfügung/News. https://www.patientenverfuegung.de/sterbehelfer-dr-spittler-und-dr-turowski-erneut-vor-gericht-zur-bedeutung-von-praezedenzfaellen-beim-bgh/ (abgerufen am 09.09.2024)

Piwon, J. (21.02.2022). Zahlen für das Jahr 2021. Sterbehilfevereine halfen bei fast 350 Suiziden. Tagesschau. https://www.tagesschau.de/inland/gesellschaft/sterbehilfe-deutschland-101.html (abgerufen am 09.01.2024)

Plarre, P. (29.11.2021). Suizid-Assistenz in Deutschland. Strategie: Exit. taz. https://taz.de/Suizid-Assistenz-in-Deutschland/!5815551 (abgerufen am 09.01.2024)

Rheinisches Ärzteblatt (2024), Heft 6, S. 37. https://www.aekno.de/aerzte/rheinisches-aerzteblatt/ausgabe/artikel/2024/juni-2024/assistierter-suizid-medizinische-fachgesellschaften-streben-leitlinie-an (abgerufen am 09.09.2024)

Straehler-Pohl, J. (02.06.2022). Gutachten von Sterbehilfe-Verein. Hamburger Ehepaar das »grüne Licht« versagt. Deutschlandfunk Kultur. https://www.deutschlandfunkkultur.de/sterbehilfe-gesetz-regelung-100.html (abgerufen am 09.01.2024)

Stiftung Deutsche Depressionshilfe und Suizidprävention (2023). Suizidalität. https://www.deutsche-depressionshilfe.de/depression-infos-und-hilfe/depression-in-verschiedenen-facetten/suizidalitaet (abgerufen am 09.01.2024)

Thöns, M., Putz, W., Dose, M., Überall, M. A., Cuno, J., Wefelscheid, R., Beck, D., Matenaer, B., & Hilgendorf, E. (2021). Handreichung – Umgang mit nachhaltigen Suizidwünschen bei schwerer Krankheit. Schmerzmedizin, 37(4), 12–15. https://doi.org/10.1007/s00940-021-3145-y

Verein Sterbehilfe. Jahresrückblick in Zahlen 2022. Pressemitteilungen vom 02.01.2023 und vom 02.01.2024. https://www.sterbehilfe.de/jahresrueckblick-2022-in-zahlen/ (abgerufen am 09.09.2023 und am 09.09.2024)

Danksagung

Mein Dank gilt dem fantastischen Autorinnen- und Autorenteam, das trotz steter Aufschiebung und vieler Neuerungen dem Projekt die Stange gehalten hat, dem Kohlhammer Verlag für die Umsetzung und Prof. Borasio für die tolle Begleitung des Projekts. Ein besonderer Dank gilt dem wunderbaren Kollegen Dr. Martin Bornemann, Langenfeld (Rheinland), für umfangreiche Medical-Writing-Dienstleistungen wie die sprachliche Optimierung, das geduldige Korrektorat, die formale und inhaltliche Überprüfung sowie zahlreiche konstruktive Vorschläge bei der Erstellung des komplexen Manuskripts.

Matthias Thöns im Januar 2025